婴儿神经学评估

Neurological Assessment in the First Two Years of Life

原　著　Giovanni Cioni
　　　　Eugenio Mercuri

主　译　李　明　唐久来

主　审　李　明

北京大学医学出版社

YING'ER SHENJINGXUE PINGGU

图书在版编目（CIP）数据

婴儿神经学评估 /（意）吉凡尼·乔尼（Giovanni Cioni），
（意）尤金·莫库里（Eugenio Mercuri）原著；李明，唐久来主译.
—北京：北京大学医学出版社，2022. 8
　　书名原文：Neurological Assessment in the First Two Years of Life
　　ISBN 978-7-5659-2412-5

　　Ⅰ．①婴… Ⅱ．①吉… ②尤… ③李… ④唐… Ⅲ.
①小儿疾病 - 神经学检查 Ⅳ．① R748.04

中国版本图书馆 CIP 数据核字（2021）第 085299 号

北京市版权局著作权合同登记号：图字：01-2019-1769

Neurological Assessment in the First Two Years of Life edited by Giovanni Cioni, Eugenio Mercuri
ISBN：9781898683544
©2007 Mac Keith Press

婴儿神经学评估

主　　译：李　明　唐久来
出版发行：北京大学医学出版社
地　　址：（100191）北京市海淀区学院路 38 号　北京大学医学部院内
电　　话：发行部 010-82802230；图书邮购 010-82802495
网　　址：http://www.pumpress.com.cn
E-mail：booksale@bjmu.edu.cn
印　　刷：中煤（北京）印务有限公司
经　　销：新华书店
责任编辑：阳耀林　　责任校对：靳新强　　责任印制：李　啸
开　　本：710 mm×1000 mm　1/16　印张：16　字数：312 千字
版　　次：2022 年 8 月第 1 版　2022 年 8 月第 1 次印刷
书　　号：ISBN 978-7-5659-2412-5
定　　价：88.00 元

译者名单

主　译：李　明　唐久来

译　者：(按姓名汉语拼音排序)

常燕群　广东省妇幼保健院康复医学科/小儿神经内科

陈艳妮　西安交通大学附属儿童医院儿童保健中心

崔珍珍　安徽医科大学第一附属医院儿科

高立群　北京语言大学语言康复学院

侯新琳　北京大学第一医院儿科

黄燕霞　西安交通大学附属儿童医院综合内科

李碧云　广东省妇幼保健院神经内科

李　明　北京大学第一医院儿科

李瑞英　北京大学第一医院小儿眼科

李　珊　北京大学第一医院儿科

李晓清　北京大学第一医院小儿眼科

梁　熙　首都师范大学心理学院

廖建湘　深圳市儿童医院神经内科

刘玉和　首都医科大学附属北京友谊医院耳鼻喉科

邵　洁　浙江大学医学院附属儿童医院儿童保健科

石　琳　宁夏医科大学总医院儿科

唐久来　安徽医科大学第一附属医院儿科

汪　军　复旦大学附属儿科医院康复科

王　琪　鄂尔多斯职业学院人文管理系

王三梅　中国人民解放军总医院第七医学中心神经发育科

文　静　北京大学第一医院小儿眼科

吴　德　安徽医科大学第一附属医院小儿神经康复中心

武　元　北京大学第一医院儿科

杨　红　复旦大学附属儿科医院康复科

湛恩梅　重庆医科大学附属儿童医院

张　茜　北京大学第一医院儿科

朱　颖　北京大学第一医院医学影像科

原著者名单

Enrico Biagioni Department of Developmental Neuroscience, Stella Maris Scientific Institute, Pisa; Child Neuropsychiatric Service, ASL 3, Toscana Region, Italy

Suzann Campbell Department of Physical Therapy, University of Illinois at Chicago, USA

Anna Chilosi Department of Developmental Neuroscience, Stella Maris Scientific Institute, Pisa, Italy

Giovanni Cioni Department of Developmental Neuroscience, Stella Maris Scientific Institute, Pisa; Division of Child Neurology and Psychiatry, University of Pisa, Italy

Paola Cipriani Department of Developmental Neuroscience, Stella Maris Scientific Institute, Pisa; Division of Child Neurology and Psychiatry, University of Pisa, Italy

Frances Cowan Department of Paediatrics and Neonatal Medicine, Hammersmith Hospital, London, UK

Lilly Dubowitz Department of Paediatrics and Neonatal Medicine, Hammersmith Hospital, London, UK

Christa Einspieler Department of Systems Physiology, Medical University of Graz, Graz, Austria

Janet Eyre Department of Child Health, University of Newcastle, UK

Elisabetta Genovese Audiology and Foniatry Service, University of Modena e Reggio Emilia, Italy

Andrea Guzzetta Department of Developmental Neuroscience, Stella Maris Scientific Institute, Pisa, Italy

Francesco Guzzetta Pediatric Neurology and Child Psychiatry Unit, Catholic University, Rome, Italy

Leena Haataja Department of Paediatric Neurology, University Hospital of Turku, Turku, Finland

Samantha Johnson Division of Child Health, Queen's Medical Centre, Nottingham, UK

Sandra Maestro Department of Developmental Neuroscience, Stella Maris Scientific Institute, Pisa, Italy

Neil Marlow   Division of Child Health, Queen's Medical Centre,
                         Nottingham, UK

Eugenio Mercuri   Department of Child Neurology and Psychiatry,
                         Catholic University of Rome, Rome, Italy; Department
                         of Paediatrics and Neonatal Medicine, Hammersmith
                         Hospital, London, UK

Michael Msall   Developmental and Behavioral Pediatrics, University
                         of Chicago, Chicago, USA

Anthony Norcia   Smith-Kettlewell Eye Research Institute, San
                         Francisco, USA

Paola Paolicelli   Department of Developmental Neuroscience, Stella
                         Maris Scientific Institute, Pisa, Italy

Francesca Pei   Associazione Italiana di Scienze della Visione, Pisa,
                         Italy

Daniela Ricci   Department of Child Neurology and Psychiatry,
                         Catholic University of Rome, Rome, Italy

Mary Rutherford   Department of Paediatrics and Neonatal Medicine,
                         Hammersmith Hospital, London, UK

Francesca Tinelli   Department of Developmental Neuroscience, Stella
                         Maris Scientific Institute, Pisa; Division of Child
                         Neurology and Psychiatry, University of Pisa, Pisa, Italy

Chiara Veredice   Department of Child Neurology and Psychiatry,
                         Catholic University of Rome, Rome, Italy

Laura Zawacki   Department of Physical Therapy, University of Illinois
                         at Chicago, Chicago, USA

目 录

第一章 概 述

Giovanni Cioni · Eugenio Mercuri

20 世纪 50 年代，新生儿重症监护病房的出现显著改变了高危儿的生存景象和预后，同时使确定适当评估工具以对高危儿进行评估的需求增加。

现有的新生儿神经系统检查有多种方法，包括肌张力和反应评估（Saint-Anne Dargassies 1977）、行为评估（Brazelton 1973）、运动评估（Prechtl 1990）以及不同评估方法的整合（Dubowitz et al 1999）。相比之下，对新生儿期以后，或者更普遍的是对生后头几年神经功能评估的关注较少。一些适合婴儿的神经学检查已经被开发出来并应用于临床和科学研究（Touwen 1976，Amiel-Tison and Grenier 1986，Haataja et al 1999）。

以往更多的注意力集中在发育量表上。多年以来，人们就认识到婴幼儿大脑的发育不仅与运动功能有关，还与发育的其他方面有关，如感知觉和认知功能，这些也应该被系统地研究。自从 20 世纪 40 年代 Gesell 的开创性研究以来，经过这么多年的努力，已经有一系列量表被开发出来。这些量表既能够获得发育的整体评估，又涵盖各主要领域评分。此外，也有了针对特定行为方面评估的神经心理测验，主要应用于研究。

现代神经生理学和神经影像技术进一步表明脑发育的复杂性，以及各种神经功能的出现和成熟过程。然而，直到最近，尽管有些技术在大龄儿童和成人中广泛使用，但由于缺乏与年龄相应的常模，尚未在婴儿中得到使用。近期研究利用整合技术，从影像层面上揭示了高危儿特定功能的成熟及其与脑结构成熟发育的关系。

本书由 3 个研究小组（分别在比萨、伦敦和罗马）合作完成，也是他们与欧洲以及美洲其他中心合作的成果。

本书提供适用于 2 岁内婴儿神经发育学评估技术的最新进展。首先简述早期发育的神经生理学基础和早期脑损伤后的重组修复。随后批判性地评价和分析了几种婴儿神经学评估方法，详细地介绍了作者应用于正常婴儿评估的两种不同方法（经典神经学检查和自发运动评估）的经验，并评估它们对于识别可能发生神经系统后遗症的高危婴儿并预测预后的价值。

第 6 ~ 7 章阐述了神经影像学和神经生理学技术的应用价值，叙述了正常早产儿和足月婴儿前两年脑 MRI 的变化，异常 MRI 表现的主要类型及其预后价值，以及神经生理检查结果（脑电图和诱发电位）对脑损伤的预测价值。

第 8～12 章描述用于随访的神经心理学和感知觉 / 交流方面的评估技术，系统地回顾了多领域评估方法（发育量表）和其他特定认知、感知觉能力评估技术。对于正常婴儿以及新生儿期脑损伤婴儿，在听力、语言交流以及视觉和视觉注意发育方面均给予了特别的关注。

最后两章着重在干预方面，描述了如何识别损伤的具体表象特征，从而制订适当的早期干预方案；描述了多中心随访研究数据对识别主要危险因素以及验证新的诊断和治疗方案的潜在意义。

（译者：吴 德 唐久来）

参考文献

Amiel-Tison C, Grenier A (1986) *Neurological Assessment during the First Years of Life.* New York: Oxford University Press.

Brazelton TB (1973) *Neonatal Behavioral Assessment Scale.* Clinics in Developmental Medicine 50. Philadelphia, PA: JB Lippincott.

Dubowitz L, Dubowitz V, Mercuri E (1999) *The Neurological Assessment of the Preterm and Full Term Newborn Infant, 2nd edn.* Clinics in Developmental Medicine 148. London: Mac Keith Press.

Haataja L, Mercuri E, Regev R, Cowan F, Rutherford M, Dubowitz V, Dubowitz L (1999) Optimality score for the neurologic examination of the infant at 12 and 18 months of age. *J Pediatr* 135: 153–161.

Prechtl HFR (1990) Qualitative changes of spontaneous movements in fetus and preterm infants are a marker of neurological dysfunction. *Early Hum Dev* 23: 151–158.

Saint-Anne Dargassies S (1977) *Neurological Development in the Full-Term and Premature Neonate.* Amsterdam: Elsevier.

Touwen B (1976) *Neurological Development in Infancy.* Clinics in Developmental Medicine 58. London: Heinemann

第二章　发育神经生理学基础

Janet Eyre

引言

以往对发育可塑性的认识主要集中于年幼儿在脑损伤时期的保护作用。损伤时年龄较小产生较少和（或）较轻的症状、较快的恢复。目前可以明确的是，早期脑损伤后产生的特定影响会持续存在，并且会产生复杂的和较严重的损害模式，这与在成人脑损伤后所观察到的不同。

对神经可塑性在损伤反应中性质的理解对于促进神经损伤的恢复至关重要，但是把这种潜在的机制当作自我修复机制显然是错误的。这些机制利用所在环境信息演化为正常发育过程中一种神经回路微调机制，可能仅提供一种对损伤反应的副效应。这种认识将有助于我们集中于如何获得最佳效应并避免不良影响。

在 20 世纪 60 年代，Wiesel 和 Hubel 对眼优势柱的开创性研究标志着关于发育中大脑可塑性的大量基础研究的开端（Wiesel and Hubel 1965）。关于神经可塑性的研究在过去 10 年中迅速发展，并揭示了发育中大脑受活动和环境输入影响的巨大潜力。发育系统的重组不仅可以在特定功能模块中发生，而且可以扩展至不同的模块（Rauschecker and Korte 1993），从而导致大脑半球间的功能转移（Eyre 2003b 2004，2005）。

了解正常发育的时程和进程是更好地理解现代康复治疗和制订早期脑损伤儿童治疗新策略的基础。

皮质的发育

皮质的神经发生和发育

皮质神经元产生于脑室区皮质壁和皮质下神经节隆起，并通过径向和切向迁移到达目的地（Rakic 1972，Anderson et al 2002）。在受孕第 5 周，第一次有丝分裂后的神经元立即聚集在软脑膜下的神经上皮表层，形成前板（Rickmann and Wolff 1981）。在受孕第 7 周，最大的前皮质板神经元已经有树突状突起和轴突，其轴突进入中间带并产生皮质的第一个传出连接。

3

尽管前皮质板细胞也是神经元细胞，但不同于那些最终定植在成人成熟皮质 2～6层细胞层中的神经元细胞。2～6层是从皮质板神经元中产生的。在孕8周时，皮质板首先从前板中形成（Meyer et al 2000）。在皮质神经元有丝分裂后，细胞的迁移使前板分为两个部分：一个为表层的边缘区，之后会成为第1层；另一个为深层的底板，底板是仅会在发育过程中短暂出现的结构。此时，底板神经元已经呈锥体状，并且有复杂的树突和轴突，在中间带形成清晰可见的纤维束（Meyer et al 2000）。与发育早期皮质板神经元的未成熟形态和致密性相比，底板神经元有较高的成熟度。中间带在脑室和底板之间形成，由迁移的神经元和其传入传出纤维组成（图2.1）（Marin-Padilla 1971，1972）。

在第一个皮质板神经元到达后，皮质板内各层是由新迁移的神经元由内向外按顺序逐渐形成的，因此，第5、6层是在早期形成的，而第2、3层是最后才形成的（Rakic 1974）。而边缘区最终形成皮质的第1层。

人类生发上皮细胞增殖高峰发生在妊娠早期末。神经元迁移期是在孕8～16周。孕16周前脑室区细胞增殖明显。从这时候开始直至22～24周，脑室区的体积和厚度减小，这时在生殖上皮中只能识别出几排稀疏的细胞（Zecevic et al 1999）。从28周开始直至足月期间，皮质灰质的体积增加了50%（Hüppi et al 1998）。这与皮质神经元的生长和分化、大量从底板迁移到皮质板的传入纤维的到达以及胼胝体和长联合皮质纤维系统的生成有关（Kostovic and Judas 2002）。

底板

底板由一群位于皮质板下方的异质神经元组成，仅在发育过程中存在。结构、免疫细胞化学和电生理证据表明，底板神经元在发育中的皮质板内以广泛的轴突投射整合在一种功能性突触回路中（Kanold 2004）。丘脑皮质轴突最初在底板神经元上形成临时突触（Kostovic and Judas 2002）。底板的缺失或不当分化会导致丘脑皮质神经分布不当，并且妨碍第4层的准确形成。这些数据表明，底板内的分子标志物和电活动模式可能会影响丘脑皮质的轴突形成。

最后，在第5层和第6层神经元多数处于有丝分裂期后以及由脑室区开始迁移之前，底板神经元也将第一个离开皮质的轴突从新皮质延伸到内囊（图2.1）（Meyer et al 2000）。对底板神经元将第一个轴突延伸至内囊的观察，引出了一个有趣的联想，即这些轴突在建立第5层和第6层神经元的离皮质投射中起着先导作用（McConnell 1988，Shatz et al 1990）。然而，在大鼠中，底板轴突的皮质下分布仅限于内囊和丘脑，底板神经元既不投射到上丘，也不从内囊延伸至大脑脚（De Carlos and O' Leary 1992），这表明底板轴突在皮质下深部投射（如皮质脊髓束）中不起中心作用。

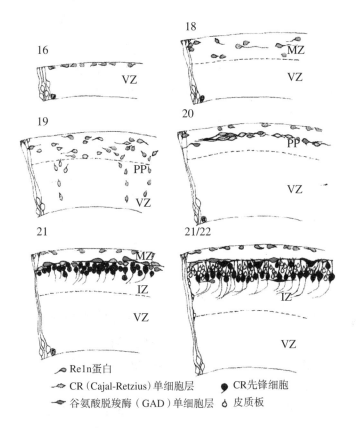

图 2.1 由 Meyers 及其同事提出的新皮质早期发育事件的图示。所有图片都是在投影描绘器的帮助下绘制的。第一个 Re1n 免疫反应神经元出现在 Carnegie 阶段 16（孕 5 周），其数量在 Carnegie 阶段 17～19（孕 6～6.5 周）逐渐增多。第一个 CR 免疫反应神经元出现在 Carnegie 阶段 19（孕 6.5 周），此时可以被称为前皮质板。GAD 免疫反应神经元在阶段 20 开始出现（孕 7 周）。同时，Re1n 免疫反应神经元定植在软脑膜下腔。在阶段 21（孕 7 周），先锋细胞发出第一个离开皮质的纤维。在阶段 21 和 22（孕 8 周），通过初始形成的皮质板将前皮质板分成一个较小的表层和一个较大的深层。（IZ，中间带；MZ，边缘区；PP，前皮质板；VZ，脑室区）
来源：Meyer et al 2000

　　想要将这些观察到的现象推及其他物种尤其是人类身上需要特别谨慎，因为在啮齿动物尤其是大鼠中，底板神经元的数量相对较少。在系统发育更先进的物种中，底板发育得更大更发达。在小鼠和大鼠的发育过程中，底板与皮质板的最大比值仅为 1∶2；在猫中为 1∶1；在猴子中为 3∶1；而在人类中，孕 25 周时比例大约可达 4∶1。在人类和非人类灵长动物中，底板不仅比猫和大鼠的大，而且其在发育过程中持续的时间也要长得多。在人类中，底板是可识别的，但其尺寸在出生后逐渐减小（Mrzljak et al 1988，Meyer et al 2000，Kostovic and Judas 2002）。

有人提出，底板神经元是发育复杂的皮质组织所必需的，因为底板的大小及其突触联系的程度在径向和切向皮质连接增加的物种中更为突出，例如猫、猴子和人类（Kostovic and Rakic 1990，Mrzljak et al 1992）。这个假设与人类发育的相关性建立于在新生大鼠缺氧缺血性损伤模型中可观察到选择性的底板神经元死亡，该模型可产生与人类脑室旁白质软化相关的皮质下损伤的特征模式。这可能可以解释存在脑室旁白质软化婴儿中所观察到高发生率的认知、运动和感觉障碍；而随着胎龄的减小，脑室旁白质软化与更加广泛的皮质发育异常相关（Inder et al 1999）。

新皮质的分化

成人的新皮质分为 6 个主要层，它们的区别在于所构成神经元的形态和密度不同（Brodmann 1909）。即使在所有神经元都生成并且各层开始分化之后，发育中的皮质缺乏像区分成人新皮质那样的许多特征。在皮质发生的过程中，皮质神经元到达的最后的分层似乎在神经元生命早期已确定，可能比在脑室区的最后一次有丝分裂还早（McConnell 1995）。尽管不同层神经元具有独特的树突结构和轴突投射，但大多数（如果不是全部的话）类型的皮质锥体神经元发育的最初形态相同，后来才通过发育雕刻形成其类别和层别的特征树突形状（Koester and O'Leary 1992）。

发育中大脑皮质不同区域的轴突连接的发育与保持在最初或可交换，甚至它们形成复杂和高度组织化神经元集合的能力也是可以交换的（O'Leary et al 1992）。因此，新皮质神经上皮细胞产生大量神经元，这些神经元依赖于与内在和外在模式信息的相互作用，在新皮质发育的不同阶段发挥其各自的和协同作用，以产生其特有的区域特异性特征。内在和外在的皮质模式信息包括：脑室区、底板和成熟的新皮质内在分子因素；底板或新皮质的自发活动模式；后达皮质外在分子因素，例如从传入途径顺行或从传出途径逆行而来的；以及外在驱动的活动模式，包括感觉输入或来自皮质外的自发活动（O'Leary and Nakagawa 2002）。

皮质传出和传入投射发育的时程和模式对于理解皮质发育活动依赖阶段很重要。

躯体感觉传入投射的发育

第一批背根纤维到达并进入发生在孕 2.5 周时，这些轴突在孕 3 周时分成上升和下降的两支投射纤维。Okado 提出，在孕 4.5 周时，原始背角开始形成突触，与此同时，少量轴突也投射到腹侧运动池（Okado 1981）。背根轴突的长上升支在孕 6.5 ~ 8 周时生长成为楔束和薄束。背根和一些上行纤维的髓鞘化在孕 24 周时开始，在孕 31 周时，整个楔束和薄束已经髓鞘化良好（Konstantinidou et al 1995）。

在啮齿类动物中，脊髓内皮肤感觉突触连接的结构和功能发育表现出活动依赖性（Beggs et al 2002）。这可能意味着，例如，在新生儿重症监护期间，由感觉刺激、组织损伤和疼痛引起的感觉输入模式的改变，将扰乱感觉系统中正常突触的形成（Walker et al 2003）。如果是这样的话，与胎儿或新生儿皮肤炎症或损伤有关的异常或过度反应可能会导致感觉加工的长期变化。一些临床研究也支持这个观点，在早产儿重症监护管理期间，与手术和操作性干预相关的疼痛对早产儿生命后期的疼痛行为和感知有长期影响（Porter et al 1999）。

令人惊讶的是，目前还没有人类丘脑背柱核向腹外侧核投射发育相关的文献。在孕 5 ~ 7 周时，丘脑皮质传入投射开始出现（Kultas-Ilinsky et al 2004）。如前所述，这些传入纤维在孕 22 ~ 25 周，也就是进入皮质之前，会与底板神经元形成暂时性突触连接（Kostovic and Judas 2002）。发育中皮质形成丘脑皮质局部形态有序连接的机制尚未阐明。在初期，生长中的丘脑轴突通过大脑皮质内在的分子信号被引导至其相应的皮质靶点。在第二期，形态的有序组织在几个发育中的感觉系统（如视觉和躯体感觉丘脑皮质投射）中被证实为活动依赖性过程（见 O′Leary et al 1995，Penn and Shatz 1999，Levitt 2003 等综述）。如果在这一关键时期，活动的起源发生变化，正常的连接模式的形成就会受到干扰。

体感诱发电位

体感诱发电位可以作为躯体感觉传导通路成熟程度的指标。正中神经电刺激后，可以在 Erb 点和脊髓可靠地检测新生儿的躯体感觉通路。在出生后的前 6 个月，这些皮质下反应比皮质反应更容易被记录。正中神经刺激后的第一个皮质反应，在成人中被称为 N20，在新生儿中被称为 N1。在大多数正常早产儿中，最早在妊娠 7 月起就可以监测到早期 N1 的偏移。然而，尽管 N1 波的整体波形与 N20 波相似，但与成人相比，早产儿波的潜伏期明显更长，波的形态也更小更宽。在早产儿纵向随访研究中，随着年龄的增长，反应潜伏期缩短，反应更强而时程更短，在 2 ~ 3 岁获得成人型反应。

皮质脊髓轴突投射及清除

在我们的人类胚胎大脑发育实验室内的研究证实了 Meyer 及其同事的观察结果，即在孕 6 ~ 7 周时，皮质板尚未形成（Meyer et al 2000）。因此，令人惊讶的是，沿着皮质脊髓束走行的轴突在孕 8 周时即到达延髓，并出现交叉（Humphrey 1960，O′Rahily and Müller 1994）（图 2.2）。这就必须提出这样一个问题：人类早期轴突是否由底板神经元产生的。

在成人中，新皮质的第 5 层是皮质投射神经元到达脊髓和中脑及后脑皮质位点的唯一来源。成年后，投射到每个皮质下位点的第 5 层神经元的分布局限于沿皮质

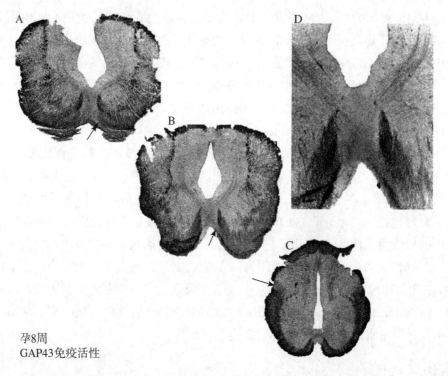

孕8周
GAP43免疫活性

图 2.2 孕 8 周胎儿的脊髓横截面。来自同一胎儿延髓尾端（A，B）和颈髓头端（C）的这三个切片显示了沿着皮质脊髓束走行的神经纤维中 GAP43（轴突生长标志物）的免疫过氧化物酶反应。A 和 B 中的箭头指向延髓腹内侧表面的锥体束，在这个发育阶段锥体束仍非常小。可见 GAP43 阳性的小纤维离开锥体束并在背外侧交叉，表明轴突已经进入皮质脊髓交叉。这在更高分辨率的图中显示得更清楚（D，部分 B 的放大）。脊髓背外侧索（箭头）很小，含有一些 GAP43 免疫活性纤维，这可能是交叉处观察到的轴突的延续

切线方向的特定区域。例如，投射到上丘的皮质顶盖神经元主要存在于视皮质，而皮质脊髓神经元主要局限于初级运动皮质和躯体感觉皮质。然而，在大鼠出生时，投射到脊髓或上丘的第 5 层神经元在整个大脑皮质呈连续分布（图 2.3）。利用逆行荧光示踪剂可以证明第 5 层神经元成熟的局限性分布不是通过细胞死亡而是通过选择性轴突清除实现的（Schreyer and Jones 1982，Stanfield et al 1982，Bates and Killackey 1984）。

随后使用高分辨率顺行追踪 DiI 的研究表明，在发育过程中，第 5 层神经元通过皮质脊髓轴突的侧支支配中脑和后脑的靶区，而作为一个细胞群体，整个大脑皮质的第 5 层神经元最初也会产生一组类似的侧支投射。因此，第 5 层投射神经元可以被认为是在发育起始便共享着相同发育程序的一类神经元，这个发育程序会引导它们向神经系统的尾端投射。为了形成各特定区域皮质在功能上具有相关的成熟的第 5 层投射模式，不同的分支组合随后被选择性地清除。因此，成熟的皮质投射模

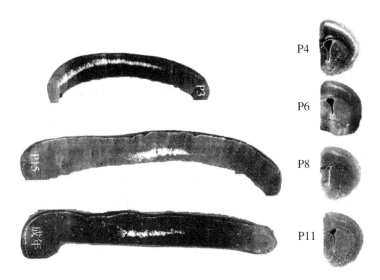

图 2.3 左侧为出生后 3 天（P3）、15 天（P15）和成年大鼠大脑皮质的矢状切片，显示了高颈段脊髓注射固蓝后标记的细胞（改编自 Schreyer and Jones 1982）。右侧为出生后 4 ~ 11 天（P4 ~ P11）大鼠前顶叶皮质的冠状切面，显示了在高颈段脊髓注射辣根过氧化物酶后标记的皮质细胞来源：Adapted from Bates and Killackey 1984，Schreyer and Jones 1988.

式的发育是皮质发生过程的晚期事件（O'Leary and Koester 1993）。

最近的研究为这种轴突修剪的分子过程提供了新的认识（Ehlers 2003，Kantor and Kolodkin 2003）。尽管现有的证据表明感觉的输入对其有调节作用，控制皮质投射最终模式的机制仍不完全清楚。例如，如果躯体感觉信息在轴突清除之前异常地传递到发育中的大鼠的视觉皮质，视觉皮质的第 5 层神经元将永久保留其通常只短暂存在的皮质脊髓轴突投射。同样，从视觉皮质移植到运动皮质的第 5 层神经元将永久性地保留其对脊髓的投射（Stanfield and O'Leary 1985，O'Leary and Stanfield 1989，O'Leary et al 1992）。

在人类，没有数据可以证实或反驳第 5 层神经元最初的轴突投射是否来自整个大脑皮质。在猕猴中，皮质脊髓轴突起源的大脑皮质面积在出生后前 8 个月内减半，此时大脑体积整体增加超过 30%。这些变化与逆行标记的皮质神经元数量减少到原来的 1/3 有关，为非人灵长类动物丰足的皮质脊髓投射和皮质脊髓轴突大量清除提供了令人信服的证据（Galea and Darian-Smith 1995）。

对大鼠的几项研究表明，存在皮质脊髓轴突惊人的过度生长，从第一个轴突的出现到皮质脊髓轴突数量达到峰值之间要经过许多天（Schreyer and Jones 1982，Gribnau et al 1986，Gorgels et al 1989，Gorgels 1990）。轴突侧支投射的消失会持续一段时间，并与皮质脊髓轴突数目的显著减少平行（Schreyer and Jones 1982，Gorgels et al 1989）。

　　人皮质脊髓轴突也存在惊人的过度生长。在孕 8 周时，锥体束非常小。直至孕 15～17 周锥体束的体积出现突然的快速增长之前，锥体束的体积仍保持相对较小。在孕 17～26 周，锥体束的体积进一步增大，但速度较慢，其横截面积增加超过 3 倍（Humphrey 1960）。在孕 18 周时，皮质脊髓轴突最远可达腰膨大（Humphrey 1960）。到孕 40 周时，皮质脊髓轴突已经开始表达神经微丝并经历髓鞘化。

　　一些哺乳动物的皮质脊髓投射在发育早期就形成暂时性的同侧投射，这些投射大多数会在成熟期被清除（Stanfield 1992）。在小猫上已经证明，运动皮质的单侧抑制导致来自未受抑制皮质的同侧皮质脊髓投射冗余的保持，而来自受抑制皮质同侧投射则大大减少（图 2.4）（Martin and Lee 1999，Martin et al 1999）。来自被抑制皮质的皮质脊髓投射减少是由于皮质脊髓投射之间的半球竞争，而不是活动阻滞本身，因为在随后的研究中，在运动皮质的双侧抑制可消除了大脑半球之间的竞争，导致来自两侧半球的正常投射（Martin and Lee 1999，Martin et al 1999）。

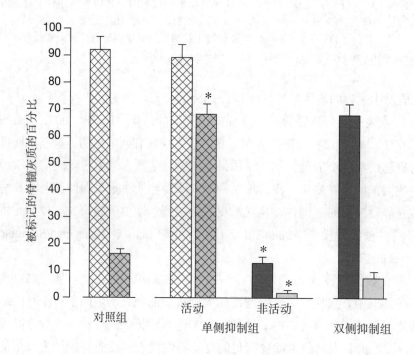

图 2.4　在三组动物中，通过放置在感觉运动皮质前肢区域的标记顺行传送至颈段脊髓中标记脊髓灰质的百分比：四只正常猫（对照组），四只单侧注射了蝇蕈醇的猫（单侧抑制组），四只双侧注射了蝇蕈醇的猫（双侧抑制组）。所有注射均在运动皮质前肢中心软脑膜下 3 mm 进行。在出生后第 3～7 天，即猫生后皮质脊髓末梢进一步完善的时期，进行连续注射。左侧散列和实心条代表标记皮质对侧的颈脊髓，右侧代表标记皮质同侧的颈脊髓。非活动（实心条）：从来自注射了蝇蕈醇的运动皮质标记投射中获得的数据。活动（散列条）：从来自正常运动皮质标记投射中获得的数据。星标数据与对照组数据之间有显著性差异（$P < 0.05$）
来源：Data derived from Martin and Lee 1999，Martin et al 1999.

出生时，婴儿运动皮质局部经颅磁刺激（transcranial magnetic stimulation，TMS）可引起同侧和对侧肌肉的反应，反映出在人类发育过程中，显著地存在着同侧和对侧皮质脊髓投射（Eyre et al 2001）（图 2.5）。在对正常婴儿和儿童的纵向和横断面研究中，神经生理学的发现与出生后 24 个月内皮质脊髓轴突的清除相一致（Eyre et al 2001），且正如在非人灵长类动物中观察到的那样（Galea and Darian-Smith 1995）（图 2.6）。此外，在这段时间内，同侧和对侧投射快速差异性发育，使得在生后 2 岁时，同侧肌肉的反应比对侧肌肉的反应频率更慢、波幅明显更小、起始潜伏期更长、阈值更高。同侧反应的差异性发育与动物皮质脊髓束发育过程中观察到的同侧皮质运动神经投射的清除比对侧更为明显的现象是一致的。在较大儿童和成人中观察到的同侧小而延迟的反应与少量同侧皮质运动神经投射持续存在相关，其轴突传导速度比对侧投射要慢（Eyre et al 2001，Eyre 2005）。

脊髓神经支配

对动物的研究表明，与成年相比，在发育早期，皮质脊髓轴突最初在脊髓灰质内占据更大的终末区域，并与更多的脊髓神经元形成连接（Curfs et al 1994，Martin et al 1999）。在轴突清除的过程中，冗余突触的消除和终末区精细化完善，与所保留轴突亚群的突触增殖同时发生（Li and Martin 2001，2002）。通过这种方式，特异

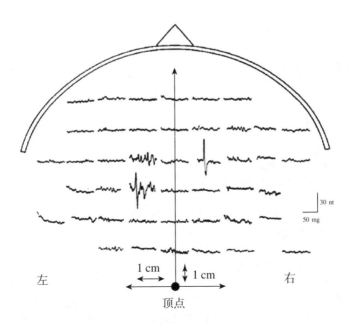

图 2.5　用 TMS 和 8 字形线圈定位右侧肱二头肌诱发反应的起源部位。使用放置在头皮上的 1 cm×1 cm 的乳胶网格定位线圈。患儿 5 周龄。用实心圆标记顶点。描记的是右侧肱二头肌肌电图。在每次描记开始时使用 TMS。刺激同侧和对侧皮质后，右侧肱二头肌都有反应

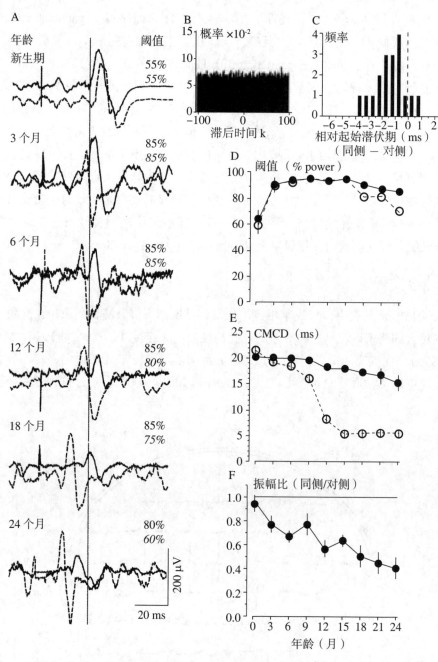

图 2.6 A 为同一正常人在不同年龄段时，左侧皮质 TMS 后记录的一系列同侧和对侧肱二头肌肌电图。实线描记的是同侧（左）肱二头肌，虚线描记的是对侧（右）肱二头肌。刺激标注代表 TMS 的应用。垂直线代表个体出生时出现的同侧反应。反应的阈值记录在描记线条的正上方。斜体字表示对侧反应阈值。B 为图 A 所示同一新生儿右侧肱二头肌和左侧肱二头肌收缩产生的多单位肌电交叉相关图，表明没有证据显示其有共同的运动神经元池驱动。C 显示的是参与研究的 18 名新生儿的同侧和对侧反应的相对起始潜伏期，通过从对侧反应中减去同侧反应的起始时间来计算。这些数据表明在新生儿期同侧反应的起始潜伏期明显较短。D ~ F 为 9 个个体的纵向数据，

图 2.6（续）

包括图 A 中所示的个体，以 3 个月为间隔进行研究。实心标记和连续实线表示同侧反应的数据，空心标记和虚线表示对侧反应的数据。标记表示的均为平均值，垂直线表示平均值的 95% 置信区间。以最大刺激器输出的百分比作为阈值。CMCD 是皮质脊髓束内的中枢传导延迟。振幅比的计算方法是将同侧反应的峰间振幅除以对侧反应的峰间振幅。F 中的水平线表示反应大小相等的比率。这些数据表明，TMS 诱发的同侧反应和对侧反应的发育存在差异性，因此在 15 月龄前，与对侧反应相比，同侧反应具有明显更高的阈值、更长的 CMCD 和更小的振幅

来源：Adapted from Eyre et al 2001.

的皮质脊髓连接是一个动态过程，涉及不恰当连接的清除以及适当连接的加强和延伸，这个过程发生在运动皮质及其皮质下投射部位，包括脊髓。

在人类中，出生前脊髓神经元即有广泛的神经支配，包括对腹侧角 α 运动神经元和抑制性中间神经元的单突触投射（Eyre et al 2000a，2002；Eyre 2003a，2003b）（图 2.7）。在早产和足月婴儿身上的这些观察结果并不意味着皮质脊髓系统在那时能够通过脊髓来控制运动。有人提出早期皮质脊髓神经支配，而非后期的运动控制本身，使皮质脊髓系统产生活动，并连同感觉反馈一起，塑造了运动皮质和脊髓运动中枢的发育（Eyre et al 2000a，2001）。

对猫的研究中有证据表明，在皮质脊髓轴突终末形态发育完善前，皮质脊髓系统对脊髓运动回路的激活还不足以达到控制肢体运动的程度。考虑到活动依赖性对神经连接形成的重要性，这种机制将使皮质脊髓系统发育早期的活动在回路连接的发育中发挥重要的作用，而不影响运动。有间接证据支持猫的这些观察结果也适用于人类。通常在出生后 12 ～ 24 个月，当轴突清除和皮质脊髓连接改善仍有可能发生时（Eyre et al 2001），诱发肌肉动作电位的 TMS 阈值很高，且反应不一致。之后 TMS 阈值下降，对 TMS 的持续反应开始出现，手的技能也相应提高，包括相对独立的手指运动能力（Nezu et al 1997，Eyre et al 2000c）。

发育过程中的皮质脊髓活动也参与脊髓反射的发育。在发育过程中，感觉运动皮质的损伤和（或）在运动皮质上注射蝇蕈醇均可干扰大鼠节段性传入的发育（Gibson et al 2000，Clowry et al 2004）。在围产期皮质脊髓系统受损的儿童中也进行了类似的观察性研究（O′Sullivan et al 1998）。

皮质脊髓束发育的活动依赖性

出生后早期，非灵长类哺乳动物感觉运动皮质或皮质脊髓束的实质性损伤会导致未受损的运动皮质和皮质脊髓束肥大（Hicks and D′Amato 1970，Huttenlocher and Raichelson 1989，Rouiller et al 1991，Jansen and Low 1996，Uematsu et al 1996）。这些变化与未受损半球同侧皮质脊髓投射保持增加有关。诱导出异常同侧轴突的起源

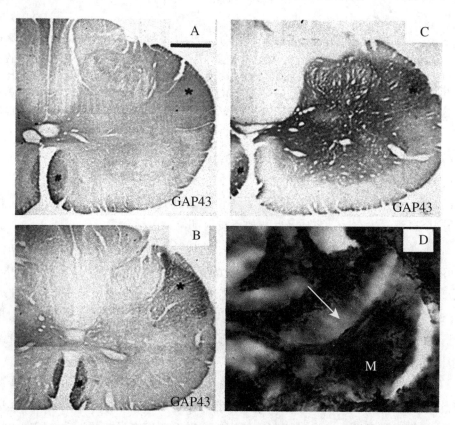

图 2.7　人 C5 ～ C6 脊髓横切面。A，孕 24 周。GAP43 免疫反应广泛存在于白质和灰质中。B，孕 27 周。皮质脊髓束是表达 GAP43 的唯一主要轴突束，较弱的免疫反应从其延伸至中间灰质。C，孕 31 周。免疫反应在中间灰质也很强，并存在于运动神经元池和背角。D，孕 35 周。切片用甲酚紫染色。M，Nissl 染色的运动神经元胞体；箭头，表达 GAP43 的曲张轴突。运动神经元胞体与 GAP43 免疫反应阳性曲张轴突紧密相连。A，B 和 C，比例尺，500 μm。星号标记的是皮质脊髓外侧束，虚线标记的是皮质脊髓前束。D，比例尺，20 μm

来源：Eyre et al 2000a.

细胞较交叉或对侧皮质脊髓投射的起源细胞分布更广，且有明显区别（Huttenlocher and Raichelson 1989，Reinoso and Castro 1989，Stanfield 1992，Jansen and Low 1996）。没有证据表明，半球切除新生动物成年时期脊髓注射荧光示踪剂后，其皮质脊髓神经元存在双重标记（Reinoso and Castro 1989）。因此，从未受损皮质诱导产生同侧投射的皮质脊髓轴突不是作为对侧皮质脊髓投射的分支出现的，而是在发育过程中，轴突延伸到同侧脊髓的神经元中发出的，而在正常情况下其轴突会被清除。

　　在人类中也有一些重复性观察结果，提示产前或围产期皮质脊髓系统损伤后，运动皮质和皮质脊髓投射存在可塑性的证据（Benecke et al 1991；Carr et al 1993；

Cao et al 1994；Lewine et al 1994；Maegaki et al 1995；Muller et al 1997；Nirkko et al 1997；Graveline et al 1998；Muller et al 1998；Hertz-Pannier 1999；Holloway et al 1999；Balbi et al 2000；Eyre et al 2000b，2001；Thickbroom et al 2001）。这些研究发现与动物围产期皮质脊髓系统损伤研究的结果高度一致。

单侧皮质脊髓损伤后对侧皮质脊髓束肥大

发育早期一侧运动皮质受到广泛损害的儿童和成人中，未受损的大脑半球对双侧脊髓运动神经元池的皮质脊髓神经支配持续存在。因此，在未受损运动皮质上局灶性 TMS 可以在同侧和对侧肌肉引起显著反应，且具有相似的潜伏期和阈值（图2.8）。这些现象可以在围产期单侧脑损伤后观察到，这些损伤可以由多种病理学引起，包括梗死、发育不良和动静脉畸形（Benecke et al 1991；Maegaki et al 1995；Eyre et al 2000b，2001）。过了围产期后，在正常人中不会出现短潜期同侧反应。短潜伏期同侧反应也不会发生在成年后获得性单侧皮质损伤的个体中，提示快速同侧反应不是简单由单侧损伤去遮蔽的结果。此外，刺激非损伤侧运动皮质，所诱发的对侧肌肉反应虽然还在所在年龄正常范围内，但却呈现为趋向于短潜伏期和低阈值的异常聚集（Eyre et al 2001）。

总之，这些发现不仅表明运动神经元池有着双侧的神经支配，而且在围产期皮质脊髓系统单侧损伤后，来自完整半球的同侧和对侧快速传导的皮质脊髓轴突数量都有所增加。直接测量尸检延髓锥体皮质脊髓轴突数目的研究支持这一结论。这些测量结果显示，与正常人和成年期受损者相比，痉挛性偏瘫型脑瘫成人从完整半球投射的皮质脊髓轴突，特别是直径更大的轴突，其数量显著增加（Verhaart 1950，Scales and Collins 1972）。

类似的，对早期单侧脑损伤个体的 MRI 研究表明，未受损半球投射的皮质脊髓束体积增大，同时伴随皮质感觉运动功能转移到完整的半球（Cao et al 1994，Lewine et al 1994，Maegaki et al 1995，Muller et al 1997，Nirkko et al 1997，Graveline et al 1998，Muller et al 1998，Hertz-Pannier 1999，Holloway et al 1999）（图2.9）。最后，在 Kallman 综合征患者两侧均观察到的快速起始同侧反应与皮质脊髓束显著的双侧增生有关（Mayston et al 1997）。这些观察结果均支持在发育早期单侧脑损伤后，来自完整半球的同侧和对侧皮质脊髓投射持续存在，但这通常会在以后的发育中被清除。

双侧大脑半球皮质脊髓投射之间活动依赖性竞争的证据

皮质脊髓束单侧和双侧损伤后皮质脊髓系统发育的不同模式已有报道（Eyre et al 1989，2000b，2001）。在痉挛性偏瘫的脑瘫患者中，受损皮质中施加 TMS 要

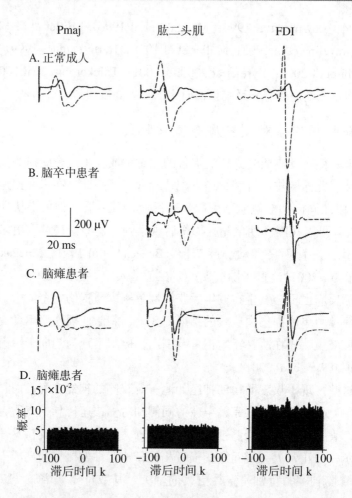

图 2.8 对正常成人左侧大脑半球（A）、脑卒中患者的完整大脑半球（B）和痉挛性偏瘫型脑瘫患者完整大脑半球(C)施加 TMS 后，在其同侧和对侧 Pmaj、肱二头肌和 FDI 肌电图上记录到的反应。A、B、C 中的实线记录的是同侧肌肉的肌电图，虚线记录的是对侧肌肉的肌电图。TMS 是在每次描记开始是进行的。D，为痉挛性偏瘫型脑瘫患者左右 Pmaj、肱二头肌和 FDI 收缩与图 C 中展示的镜面运动的多单位肌电图的相互关系图。图示为右侧肌肉中的事件与左侧肌肉中的事件在滞后时间 k 点相关的概率

么不能引起反应，要么会引起具有异常高阈值和长起始潜伏期的反应。反之，在完整的大脑半球诱发的反应具有相对较短的起始潜伏期和较低的阈值。在痉挛性四肢瘫患者中，来自两个半球的反应大多在正常范围内。这些观察结果与单侧病变患者受损半球皮质脊髓投射的显著减少和完整半球皮质脊髓投射的增加相一致，而双侧病变患者则保留了双侧半球皮质脊髓质量正常的投射。此外，人类的这些观察结果与 Martin 及其同事（Martin and Lee 1999，Martin et al 1999）在研究小猫以证明两个半球皮质脊髓投射之间突触空间活动依赖性竞争的实验结果相似（图 2.4）。

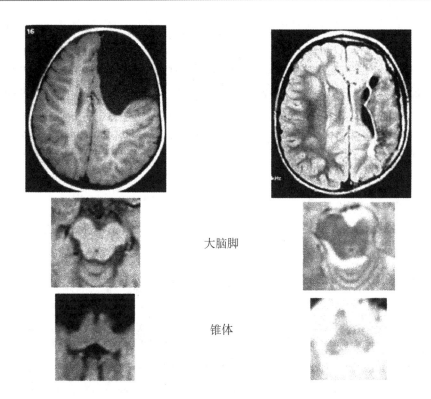

图 2.9 MRI 两侧分别显示的是两个患者的大脑皮质、大脑脚和锥体。两人都患有围产期大面积的右半球梗死，表现为左侧偏瘫。左侧 MRI：梗死半球 TMS 后，患者有持续的对侧反应，但其起始部位比非梗死半球更位于后外侧。这名患者在未受损大脑半球 TMS 后没有快速的同侧反应，而且在 MRI 上没有显示来自该半球的皮质脊髓束肥大的迹象。右侧 MRI：梗死半球 TMS 后无反应，未受损半球 TMS 可诱发同侧和对侧快速反应。MRI 显示未受损半球的大脑脚和锥体肥大

同侧与对侧重组

在发育过程中，控制大脑半球内与半球间重组的确切因素尚不清楚。重组很可能受到损伤发生时整体的皮质发育与环境状况、损伤大小比例、损伤部位相邻皮质是否充分和适合、有无暂时性皮质脊髓投射的存在（Martin and Lee 1999，Martin et al 1999，Eyre et al 2001）以及损伤时系统整体的成熟状态等影响（Eyre et al 2000a）。

目前，同侧和对侧运动皮质及其皮质脊髓投射可塑性的时间界限尚不清楚。但是人类视觉、听觉和身体感觉系统以及语言发育的大量经验依赖性可塑性的关键时期的存在已经被清楚地证明。

通过在不同年龄阶段开始单眼剥夺，Hubel 和 Wiesel（1970）首次发现眼优势的可塑性存在关键时期，猫的这一时期为 3 周到 3 个月大。剥夺诱导的可塑性在关

键期高峰时段迅速出现。在 Hubel 和 Wiesel（1970）最初的研究中，单眼剥夺持续了几个月。在后来的研究中，他们发现，只要 1 周的剥夺就可以观察到强有力的效果。许多其他研究者随后的研究表明，只要 8 小时的剥夺就能在视觉皮质产生突触抑制（Bear and Rittenhouse，1999）。在关键期的高峰，动物 48 小时单眼剥脱后引起的神经生理反应最大。因此，在关键时期，由缺血引起的运动皮质的短暂相对不活动或由癫痫引起的过度活动，可能会导致运动皮质和皮质脊髓投射的发育出现永久性的可塑性变化。

（译者：常燕群　李碧云）

参考文献

Anderson S, Kaznowski C, Horn C, Rubenstein J, McConnell S (2002) Distinct origins of neocortical projection neurons and interneurons in vivo. *Cereb Cortex* 12: 702–709.

Balbi P, Trojano L, Ragno M, Perretti A, Santoro L (2000) Patterns of motor control reorganization in a patient with mirror movements. *Clin Neurophysiol* 111: 318–325.

Bates C, Killackey H (1984) The emergence of a discretely distributed pattern of corticospinal projection neurons. *Dev Brain Res* 13: 265–273.

Bear M, Rittenhouse C (1999) Molecular basis for induction of ocular dominance plasticity. *J Neurobiol* 41: 83–91.

Beggs S, Torsney C, Drew L, Fitzgerald M (2002) The postnatal reorganization of primary afferent input and dorsal horn cell receptive fields in the rat spinal cord is an activity-dependent process. *Eur J Neurosci* 16: 1249–1258.

Benecke R, Meyer BU, Freund HJ (1991) Reorganisation of descending motor pathways in patients after hemispherectomy and severe hemispheric lesions demonstrated by magnetic brain stimulation. *Exp Brain Res* 32: 419–426.

Brodmann K (1909) *Vergleichende Lokalisationslehre der Grosshirnrinde in ihren Prinzipien dargestellt auf Grund des Zellenbaues.* Leipzig: Barth.

Cao Y, Vikingstad EM, Huttenlocher PR, Towle VL, Levin DN (1994) Functional magnetic resonance studies of the reorganisation of human sensorimotor area after unilateral brain injury in the perinatal period. *Proc Natl Acad Sci* 91: 9612–9616.

Carr L, Harrison L, Evans A, Stephens J (1993) Patterns of central motor reorganisation in hemiplegic cerebral palsy. *Brain* 166: 1223–1247.

Clowry G, Davies B, Upile N, Gibson C, Bradley P (2004) Spinal cord plasticity in response to unilateral inhibition of the rat motor cortex during development: changes to gene expression, muscle afferents and the ipsilateral corticospinal projection. *Eur J Neurosci* 20: 2555–2566.

Curfs MHJM, Gribnan AAM, Dederen PJWC (1994) Selective elimination of transient corticospinal projections in the rat cervical spinal grey matter. *Brain Res Dev Brain Res* 78: 182–190.

De Carlos J, O'Leary D (1992) Growth and targeting of subplate axons and establishment of major cortical pathways. *J Neurosci* 12: 1192–1211.

Ehlers M (2003) Deconstructing the axon: Wallerian degeneration and the ubiquintin-proteasome system. *Trend Neurosci* 27: 1–60.

Eyre J (2003a) Developmental plasticity of the corticospinal system. In: Boniface S, Ziemann U, editors. *Plasticity of the Nervous System.* Cambridge: Cambridge University Press, pp. 62–91.

Eyre JA (2003b) Development and plasticity of the corticospinal system in man. *Neural Plast* 10: 93–106.

Eyre J (2004) Developmental plasticity of the corticospinal system. In: Boniface S, Ziemann U, editors. *Plasticity of the Human Brain.* Cambridge: Cambridge University Press.

Eyre JA (2005) Developmental aspects of corticospinal projections. In: Eisen A, editor. *Motor Neuron Diseases Handbook of Clinical Neurophysiology.* Amsterdam: Elsevier.

Eyre J, Gibson M, Koh T, Miller S (1989) Corticospinal transmission excited by electromagnetic stimulation of the brain is impaired in children with spastic hemiparesis but not those with quadriparesis. *J Physiol*

(Lond) 414: 9.

Eyre J, Miller S, Clowry G, Conway E, Watts C (2000a) Functional corticospinal projections are established prenatally in the human foetus permitting involvement in the development of spinal motor centres. *Brain* 123: 51–64.

Eyre J, Taylor J, Villagra F, Miller S (2000b) Exuberant ipsilateral corticospinal projections are present in the human newborn and withdrawn during development probably involving an activity-dependent process. *Dev Med Child Neurol* 82: 12.

Eyre JA, Miller S, Clowry GJ, Conway EA, Watts C (2000c) Functional corticospinal projections are established prenatally in the human foetus permitting involvement in the development of spinal motor centres. *Brain* 123: 51–64.

Eyre J, Taylor J, Villagra F, Smith M, Miller S (2001) Evidence of activity-dependent withdrawal of corticospinal projections during human development. *Neurology* 57: 1543–1554.

Eyre JA, Miller S, Clowry GJ (2002) The development of the corticospinal tract in humans. In: Pascual-Leone A, Davey G, Rothwell J, Wasserman EM, editors. *Handbook of Transcranial Magnetic Stimulation*. London: Arnold, pp. 235–249.

Galea MP, Darian-Smith I (1995) Postnatal maturation of the direct corticospinal projections in the macaque monkey. *Cereb Cortex* 5: 518–540.

Ghosh A, Shatz C (1992) Involvement of subplate neurons in the formation of ocular dominance columns. *Science* 255: 1441–1443.

Gibson CL, Arnott GA, Clowry GC (2000) Plasticity in the rat spinal cord seen in response to lesions to the motor cortex during development but not to lesions in maturity. *Exp Neurol* 166: 422–434.

Gorgels T (1990) A quantitative analysis of axon outgrowth, axon loss and myelination in the rat pyramidal tract. *Dev Brain Res* 54: 51–61.

Gorgels T, De Kort E, Van Aanholt H, Nieuwenhuys R (1989) A quantitative analysis of the development of the pyramidal tract in the cervical spinal cord in the rat. *Anat Embryol* 179: 377–385.

Graveline C, Mikulis D, Crawley A, Hwang P (1998) Regionalized sensorimotor plasticity after hemispherectomy fMRI evaluation. *Ped Neurol* 19: 337–342.

Gribnau A, de Kort E, Dederen P, Nieuwenhuys R (1986) On the development of the pyramidal tract in the rat. II. An anterograde tracer study of the outgrowth of the corticospinal fibers. *Anat Embryol* (Berl): 175: 101–110.

Hertz-Pannier L (1999) Plasticité au cours de la maturation cérébrale: bases physogiques et étude par IRM fontionelle. *J Neuroradiol* 26: IS66–IS74.

Hicks S, D'Amato C (1970) Motor-sensory and visual behaviour after hemispherectomy in newborn and mature rats. *Exp Neurol* 29: 416–438.

Holloway V, Chong W, Connelly A, Harkness W, Gadian D (1999) Somatomotor fMRI and the presurgical evaluation of a case of focal epilepsy. *Clin Radiol* 54: 301–303.

Hubel D, Wiesel T (1970) Laminar and columnar distribution of geniculocortical fibres in the Macaque monkey. *J Comp Neurol* 146: 421–450.

Humphrey T (1960) The development of the pyramidal tracts in human fetuses, correlated with cortical differentiation. In: Tower DB, Schade JB, editors. *Structure and Function of the Cortex. Proceedings of the Second International Meeting of Neurobiologists*. Amsterdam: Elsevier, pp. 93–103.

Hüppi PS, Warfield S, Kikinis R, Barnes PD, Zientara GP, Jolesz FA, Tsuji MK, Volpe JJ (1998) Quantitative magnetic resonance imaging of brain development in premature and mature newborns. *Ann Neurol* 43: 224–235.

Huttenlocher PR, Raichelson RM (1989) Effects of neonatal hemispherectomy on location and number of corticospinal neurons in the rat. *Dev Brain Res* 47: 59–69.

Inder T, Huppi S, Zientara G, Maier S, Jolesz F, di Salvo D, Robertson R, Barnes P, Volpe J (1999) Early detection of periventricular leukomalacia by diffusion-weighted magnetic resonance imaging techniques. *J Pediatr* 134: 631–634.

Jansen EM, Low WC (1996) Quantitative analysis of contralateral hemisphere hypertrophy and sensorimotor performance in adult rats following unilateral neonatal ischemic-hypoxic brain injury. *Brain Res* 708: 93–99.

Kanold P (2004) Transient microcircuits formed by subplate neurons and their role in functional development of thalamocortical connections. *Neuroreport* 15: 2149–2153.

Kantor D, Kolodkin A (2003) Curbing the excesses of youth: molecular insights into axonal pruning. *Neuron* 38: 849–852.

Koester S, O'Leary D (1992) Functional classes of cortical projection neurons develop dendritic distinctions by class-specific sculpting of an early common pattern. *J Neurosci* 12: 1382–1392.

Konstantinidou AD, Silos-Santiago I, Flaris N, Snider WD (1995) Development of primary afferent projection in the human spinal cord. *J Comp Neurol* 354: 1–12.

Kostovic I, Judas M (2002) Correlation between the sequential ingrowth of afferents and transient patterns of cortical lamination in preterm infants. *Anat Rec* 267: 1–6.

Kostovic I, Rakic P (1990) Developmental history of the transient subplate zone in the visual and somatosensory cortex of the macaque monkey and human brain. *J Comp Neurol* 297: 441–470.

Kultas-Ilinsky K, Fallet C, Verney C (2004) Development of the human motor-related thalamic nuclei during the first half of gestation, with special emphasis on GABAergic circuits. *J Comp Neurol* 476: 267–289.

Levitt P (2003) Structural and functional maturation of the developing primate brain. *J Pediatr* 143 (4 Suppl): S35–S45.

Lewine JD, Astur RS, Davis LE, Knight JE, Maclin EL, Orrison WW (1994) Cortical organization in adulthood is modified by neonatal infarct: a case study. *Radiology* 190: 93–96.

Li Q, Martin J (2001) Postnatal development of corticospinal axon terminal morphology in the cat. *J Comp Neurol* 435: 127–141.

Li Q, Martin J (2002) Postnatal development of connectional specificity of corticospinal terminals in the cat. *J Comp Neurol* 447: 57–71.

McConnell S (1988) Development and decision-making in the mammalian cerebral cortex. *Brain Res* 472: 1–23.

McConnell S (1995) Constructing the cerebral cortex: neurogenesis and fate determination. *Neuron* 15: 761–768.

Maegaki Y, Yamamoto T, Takeshita K (1995) Plasticity of central motor and sensory pathways in a case of unilateral extensive cortical dysplasia. Investigation of magnetic resonance imaging, transcranial magnetic stimulation and short latency somatosensory evoked potentials. *Neurology* 45: 2255–2261.

Marin-Padilla M (1971) Early prenatal ontogenesis of the cerebral cortex (neocortex) of the cat (Felis domestica). A Golgi study. I. The primordial neocortical organization. *Z Anat Entwicklungsgesch* 134: 117–145.

Marin-Padilla M (1972) Prenatal ontogenetic history of the principal neurons of the neocortex of the cat (Felis domestica). A Golgi study. II. Developmental differences and their significances. *Z Anat Entwicklungsgesch* 136: 125–142.

Martin JH, Lee SJ (1999) Activity-dependent competition between developing corticospinal terminations. *Neuroreport* 10: 2277–2282.

Martin JH, Kably B, Hacking A (1999) Activity-dependent development of cortical axon terminations in the spinal cord and brain stem. *Exp Brain Res* 125: 184–199.

Mayston M, Harrison L, Quinton R, Stephens J, Krams M, Bouloux P (1997) Mirror movements in X-linked Kallmann's syndrome. I. A neurophysiological study. *Brain* 120: 1199–1216.

Meng Z, Martin J (2003) Postnatal development of corticospinal postsynaptic action. *J Neurophysiol* 90: 683–692.

Meyer G, Schaaps J, Moreau L, Goffinet A (2000) Embryonic and early fetal development of the human neocortex. *J Neurosci* 20: 1858–1868.

Mrzljak L, Uylings H, Kostovic I, Van Eden C (1988) Prenatal development of neurons in the human prefrontal cortex: I. A qualitative Golgi study. *J Comp Neurol* 271: 355–386.

Mrzljak L, Uylings H, Kostovic I, van Eden C (1992) Prenatal development of neurons in the human prefrontal cortex. *J Comp Neurol* 22: 485–496.

Muller RA, Rothermel RD, Behen ME, Muzik O, Chakraborty PK, Chugani HT (1997) Plasticity of motor organization in children and adults. *Neuroreport* 8: 3103–3108.

Muller RA, Watson CE, Muzik O, Chakraborty PK, Chugani HT (1998) Motor organization after early middle cerebral artery stroke: a PET study. *Pediatr Neurol* 19: 294–298.

Nezu A, Kimura S, Uehara S, Kobayashi T, Tanaka M, Saito K (1997) Maturity of corticospinal pathway and problem of clinical application. *Brain Dev* 19: 176–180.

Nirkko AC, Rosler KM, Ozdoba C, Heid O, Schroth G, Hess CW (1997) Human cortical plasticity. Functional recovery with mirror movements. *Neurology* 48: 1090–1093.

Okado N (1981) Onset of synapse formation in the human spinal cord. *J Comp Neurol* 201: 211–219.

O'Leary D, Koester S (1993) Development of projection neuron types, axon pathways, and patterned connections of the mammalian cortex. *Neuron* 10: 991–1006.

O'Leary D, Nakagawa Y (2002) Patterning centers, regulatory genes and extrinsic mechanisms controlling arealization of the neocortex. *Curr Opin Neurobiol* 12: 14–25.

O'Leary D, Stanfield B (1989) Selective elimination of axons extended by developing cortical neurons is dependent on regional locale: experiments utilizing fetal cortical transplants. *J Neurosci* 9: 2230–2246.

O'Leary D, Schlaggar B, Stanfield B (1992) The specification of sensory cortex: lessons from cortical transplantation. *Exp Neurol* 115: 121–126.

O'Leary D, Borngasser D, Fox K, Schlaggar B (1995) Plasticity in the development of neocortical areas. *Ciba Found Symp* 193: 214–230.

O'Rahily R, Müller F (1994) *The Human Embryonic Brain: An Atlas of Developmental Stages.* New York: Wiley-Liss.

O'Sullivan MC, Miller S, Ramesh V, Conway E, Gilfillan K, McDonough S, et al (1998) Abnormal development of biceps brachii phasic stretch reflex and persistence of short latency heteronymous excitatory responses to triceps brachii in spastic cerebral palsy. *Brain* 121: 2381–2395.

Penn AA, Shatz CJ (1999) Brain waves and brain wiring: the role of endogenous and sensory-driven neural activity in development. *Pediatr Res* 45: 447–458.

Porter F, Grunau R, Anand K (1999) Long-term effects of pain in infants. *J Dev Behav Pediatr* 20: 253–261.

Rakic P (1972) Mode of cell migration to the superficial layers of fetal monkey neocortex. *J Comp Neurol* 145: 61–84.

Rakic P (1974) Neurons in rhesus monkey visual cortex: systematic relation between time of origin and eventual disposition. *Science* 183: 425–427.

Rauschecker J, Korte M (1993) Auditory compensation for early blindness in cat cerebral cortex. *J Neurosci* 13: 4538–4548.

Reinoso BS, Castro AJ (1989) A study of corticospinal remodelling using retrograde fluorescent tracers in rats. *Exp Brain Res* 74: 387–394.

Rickmann M, Wolff J (1981) Differentiation of 'preplate' neurons in the pallium of the rat. *Bibl Anat* 19: 142–146.

Rouiller EM, Liang P, Moret V, Wiesendanger M (1991) Trajectory of redirected corticospinal axons after unilateral lesion of the sensorimotor cortex in neonatal rat; a phaseolus vulgaris-leucoagglutinin (PHA-L) tracing study. *Exp Neurol* 114: 53–65.

Scales DA, Collins GH (1972) Cerebral degeneration with hypertrophy of the contralateral pyramid. *Arch Neurol* 26: 186–190.

Schreyer D, Jones E (1982) Growth and target finding by axons of the corticospinal tract in prenatal and postnatal rats. *Neuroscience* 7: 1837–1853.

Schreyer D, Jones E (1988) Topographical sequence of outgrowth of corticospinal axons in the rat: a study using retrograde axonal labeling with Fast blue. *Dev Brain Res* 38: 89–101.

Shatz C, Ghosh A, McConnell S, Allendoerfer K, Friauf E, Antonini A (1990) Pioneer neurons and target selection in cerebral cortical development. *Cold Spring Habour Symp Quant Biol* 55: 469–480.

Stanfield BB (1992) The development of the corticospinal projection. *Prog Neurobiol* 38: 169–202.

Stanfield BB, O'Leary DD (1985) The transient corticospinal projection from the occipital cortex during postnatal development of the rat. *J Comp Neurol* 238: 236–248.

Stanfield BB, O'Leary DDM, Fricks C (1982) Selective collateral elimination in early postnatal development restricts cortical distribution of rat pyramidal tract neurones. *Nature* 298: 371–373.

Taylor M, Boor R, Ekert P (1996) Preterm maturation of the somatosensory evoked potential. *Electroencephalogr Clin Neurophysiol* 100: 448–452.

Thickbroom G, Byrnes M, Archer S, Nagarajan L, Mastaglia F (2001) Differences in sensory and motor cortical organization following brain injury early in life. *Ann Neurol* 49: 320–327.

Uematsu J, Ono K, Yamano T, Shimanda M (1996) Development of corticospinal tract fibres and their plasticity. II Neonatal unilateral cortical damage and subsequent development of the corticospinal tract in mice. *Brain Dev* 18: 173–178.

Verhaart JWC (1950) Hypertrophy of the pes pedunculi and pyramid as a result of degeneration of the contralateral corticofugal fibre tracts. *J Comp Neurol* 92: 1–15.

Walker S, Meredith-Middleton J, Cooke-Yarborough C, Fitzgerald M (2003) Neonatal inflammation and primary afferent terminal plasticity in the rat dorsal horn. *Pain* 105: 185–195.

Wiesel T, Hubel D (1965) Comparison of the effects of unilateral and bilateral eye closure on cortical unit responses in kittens. *J Neurophysiol* 28: 1029–1040.

Zecevic N, Milosevic A, Rakic S, Marin-Padilla M (1999) Early development and composition of the human primordial plexiform layer: an immunohistochemical study. *J Comp Neurol* 412: 241–254.

Zhou C, Qiu Y, Pereira FA, Crair MC, Tsai SY, Tsai MJ (1999) The nuclear orphan receptor COUP-TFI is required for differentiation of subplate neurons and guidance of thalamocortical axons. *Neuron* 24: 847–859.

第三章　正常婴儿的神经学评估

Eugenio Mercuri · Leena Haataja · Lilly Dubowitz

自从 Saint-Anne Dargassies 研发了一套基于主动及被动肌张力的检查方法之后，又出现了很多评估新生儿期后婴儿的神经学及神经行为状态的方法（Andre-Thomas et al 1960，Milani-Comparetti and Gidoni 1967，Touwen 1976，Saint-Anne Dargassies 1977，Baird and Gordon 1983，Ellison et al 1983，Palmer et al 1984，Campbell and Wilhelm 1985，Gorga et al 1985，Amiel-Tison and Grenier 1986，Amiel-Tison and Stewart 1989，Nickel et al 1989，Hempel 1993，Kuenzle et al 1994）。然而，尽管有不少检查方法可用，人们仍在持续探索，以获得一种可以将神经系统检查发现与行为特点及运动里程碑结合起来，且在日常临床工作中易用而又可靠的神经学检查方法（Vohr 1999）。

在已有的测试操作说明和记录表单（Dubowitz and Dubowitz 1981）的基础上，1981 年我们出版了一套关于新生儿的神经学评估方法。这套方法在临床和研究中便于使用，即便评估经验相对欠缺的人员也能够操作和记录。基于相同的原则，我们致力于研发一套新生儿期后至 24 个月婴儿的神经学检查方法。

Hammersmith 婴儿神经学检查的发展

Hammersmith 婴儿神经学检查已经在我们的临床实践中应用多年，并且经历了数次修订。该神经学检查最初包含姿势、主动及被动肌张力在内的数个项目，后来我们陆续增加了其他内容，如脑神经功能、运动、反射及保护性反应等。在最新的版本中（Haataja et al 1999），考虑到行为状态可能会影响到检查结果，我们从 Bayley 量表（Bayley 1993）中选取了一些行为状态的项目进行了修订。增加项目的数量和特性要求符合临床上易操作和易解释的原则。

我们也增加了一些反映粗大及精细运动功能发展的项目。获得运动里程碑的能力是婴儿神经发育重要的内容，其缺失是神经成熟异常的重要征象。这些项目被列在一个单独的部分中。

最终的版本包含 37 个项目，分为 3 个部分。第 1 部分包含 26 项神经学项目，第 2 部分包含 8 项评估运动功能发育的项目，第 3 部分包含 3 项评估行为状态的项目。

效度

该检查方法最初是为 6 月龄以上婴儿随访而设计的一套临床评估工具。我们研发时力求让使用者能够识别出异常的神经学征候，或者至少能够识别出需要进一步评估的征象。

为了使该检查方法能够标准化，我们对 135 名 12 月龄和 18 月龄的低风险的足月婴儿进行了评估。这些婴儿出生时即被纳入研究，出生时没有神经系统异常表现，头颅超声正常，没有围产期高危因素，被认为是理想的研究人群（Dubowitz et al 1998，Mercuri et al 1998，Dubowitz et al 1999）。所有的儿童均在 11 月龄和 19.5 月龄之间完成检查（92 名儿童平均检查年龄为 12.2 月，43 名儿童平均检查年龄为 18.2 月），最终分析计算每一个检查项目的分布频率（Haataja et al 1999）。

第 1 部分的 26 个神经学检查项目根据研究的结果重新排列。栏 1 代表正常人群中最常见的形式（75% 及以上），栏 2 代表正常人群中较为少见的形式（10% ～ 25%），栏 3 和栏 4 代表在人群中小于 10% 的少见形式。孤立地出现栏 1 和栏 2 之外的形式不一定提示神经系统检查异常，但是这种形式在低危人群中较为少见，因此需要再次评估。栏 3 及栏 4 的数目越多，神经系统异常的风险就越高。

我们对 12 月龄和 18 月龄婴儿的研究结果提示在该检查方法主要部分（第 1 部分）中的项目均不存在年龄依赖性（Haataja et al 1999）。我们随后对 10 月龄以下的婴儿进行了效度验证，目的是想探究这些项目到哪个年龄会出现年龄依赖。我们为此纳入 74 名 12 ～ 32 周的健康足月儿童进行检查（Haataja et al 2003）。我们没有对 12 周以下的婴儿进行检查，因为很多项目，比如坐位姿势及头部控制，和发育成熟度相关，在小年龄的婴儿中并不适合。

我们发现 28 ～ 32 周的婴儿和 11 ～ 19 月龄的幼儿之间的检查结果类似，而 6 月龄前的婴儿的检查结果还是存在一些不同，主要与中轴肌张力不成熟以及保护性反应的不完全有关（Haataja et al 2003）。

检查的时间和顺序

检查应该在婴儿清醒和警觉状态时进行。姿势和肌张力检查时最好让婴儿仰卧在毯子上。检查者可以使用一些玩具增加婴儿自信及配合度。除了脑神经检查外，其他检查时应该脱掉衣服，只保留尿裤。检查者最好能够按顺序记录，以防止漏掉检查项目。然而检查流程仍要适应临床情境。如果婴儿不喜欢被摆弄，使得某些项目难以评估，可以短暂休息后重新尝试。

操作和打分

如果婴儿的表现符合某个栏，则在该栏上划圈。如果婴儿的表现不是确切的某一个栏，而是两个栏之间，则在两个栏之间的垂直线上做标记。在遇到左右不对称的情况下，则左右分别标记 [在很多方框中有左（L）和右（R）标记]。表单右侧有一栏空列，如有不对称的情况，也可标注在此。某些特殊的项目的格子中有两个图示，在这种情况下选择和实际情况最相近的图示。如与图示有不同的表现，可以画出来。表单首页有空白的总结区域，检查者可以在此写下检查中的特殊说明或婴儿的躯体状态（如呼吸道感染、用药等）。下面我们对每个项目进行详细定义并对个体神经学异常的标准作出说明。

第 1 部分：神经系统检查

脑神经功能评估（表 3.1）

首先观察婴儿在检查过程中的面部表情来评估婴儿的脑神经功能。观察面部表情时需要注意其整体性及对称性（脑神经 7）。眼球运动和视觉反应（脑神经 2、3、4 和 6）应该通过使婴儿追踪一个环形移动的目标（如红球）来检查。听觉反应（脑神经 8）应该通过在婴儿视线之外发出声音（如摇铃）检查，并观察婴儿的反应。即便婴儿产生了阳性反应，我们还是强烈建议所有婴儿均进行正式的听力测试。通过询问父母来了解婴儿日常喂养过程中可能的吸吮和吞咽问题及其细节，以

表3.1　脑神经功能检查

	栏1（3分）	栏2（2分）	栏3（1分）	栏4（0分）
面部表情（放松时、哭闹时或者被刺激时）	笑，或者刺激后闭眼睛或者出现痛苦的表情		闭上眼睛，但是闭得不紧，面部表情微弱	没有面部表情，对刺激没有反应
眼球运动	正常双眼共轭运动		眼球间断偏移或者不正常运动	眼球持续偏移或者不正常运动
听觉反应（检查对拨浪鼓或者摇铃的反应）	双侧对声音刺激均有反应		对声音刺激反应延迟或者双侧不对称	对声音没有反应
视觉反应（检查对红球或者移动物体的跟踪反应）	能够沿着完整弧线追踪物体		能够沿着部分弧线追踪物体或者左右不对称	不追踪物体
吸吮/吞咽（观察婴儿吸吮乳头或者奶嘴）	吸吮、吞咽良好		吸吮、吞咽欠佳	没有吸吮反射、不会吞咽

及是否存在过度流涎的情况（脑神经 5、7、9、10 和 12）。脑神经检查的项目没有年龄依赖性。

在完整的神经系统检查中，瞳孔对光反射、角膜反射、咽反射和眼底镜检查都应该做。

姿势评估

姿势项目中的"坐位"指的是婴儿双髋少量支持下坐或独坐。

头控制

	1	2	3	4
坐位	头竖直，中线位		轻度偏向一侧，或轻度向前或者向后	明显偏向一侧，或明显向前或者向后

坐位下的头控制由整个检查过程中婴儿的整体表现来评定。

年龄依赖性：该项目随年龄而变化。在我们的研究人群中，16 周时超过 90% 的婴儿能够保持头竖立，下颏在胸部的中央（栏 1）。

躯干姿势

	1	2	3	4
坐位（不稳定者可扶髋）	直背		轻度弯曲或者弯向一侧	非常蜷曲，过度后仰，或者弯曲向一侧

坐位下躯干姿势需要评估是否圆背、非对称性或偏离中线。

年龄依赖性：该项目是年龄依赖的。在我们的队列中，28 周后所有的婴儿均在栏 1（87%）及栏 2（13%）。

上臂姿势

	1	2	3	4
放松时	在中线位，垂直或者轻度弯曲		轻度内旋或者外旋	明显内旋或者外旋或者肌张力障碍、偏瘫姿势

上臂姿势指的是观察到的婴儿自主双臂姿势。

手姿势

	1	2	3	4
	双手打开		间断拇指内收或者握拳	持续拇指内收或者握拳

手姿势是指评估过程中观察到的最常呈现的自发的手姿势。

年龄依赖性：双臂及手姿势不随年龄变化。在任何年龄，我们的队列中超过90%的婴儿都位于栏1。

下肢姿势

	1	2	3	4
坐位		坐位背部伸直，且双下肢伸直或者膝盖轻度弯曲（长坐位）	坐位背部伸直，但是膝盖屈曲15°～20°	膝盖明显弯曲时才能直背坐
仰卧位和站立位	双下肢位于中线位，伸直或者轻度弯曲	轻度外旋	髋部明显内旋或者外旋	髋部和膝盖固定外旋或者伸展或者挛缩

下肢姿势在长坐位下评估，让婴儿坐在平面上，双下肢向前伸直。观察双下肢保持伸直的能力，是否伴膝盖弯曲，记录膝弯曲的角度及伸展状态。

年龄依赖性：该项目随年龄变化。在我们研究的队列中，超过90%的婴儿在28周后位于栏1或者栏2。

足姿势

	1	2	3	4
仰卧位和站立位	足位于中线位 足尖平放	轻度内旋或者外旋	间断踮脚站或足尖向上或足尖向下蜷曲	踝部明显内旋或者外旋；持续踮脚站或者足尖向上或者足尖向下蜷曲

观察足姿势的时候我们经常能够观察到前脚掌有些旋转（栏2），但是这种旋转由自髋部，而不是踝部。足尖持续向上或者向下蜷曲，或者持续踮脚站（栏4）在

任何年龄都是异常的。

足姿势在仰卧位和站立位时都需要观察。婴儿可以为独站或者在扶持下站立（通常婴儿 5 ～ 6 月龄时双下肢能完全支撑自己的体重）。

年龄依赖性：在我们的队列中超过 90% 的婴儿均位于栏 1，无论年龄。

运动评估

运动

	1	2	3	4
数量 仰卧时观察	正常		过多，或者过少	非常少，或者没有
质量	自由的、变化的、平滑的		急动或者轻度震颤	• 痉挛的，同步的 • 伸肌痉挛 • 手足徐动性 • 共济失调性 • 明显的震颤 • 肌阵挛 • 肌张力不全性运动

这些项目基于评估过程中对婴儿自发主动运动的观察。为了使判断更为可靠，婴儿不应当仅仅在仰卧位时进行测评，在其执行自主运动任务时也应当进行观察。检查者应当对运动的数量及质量分别进行评估，因为有些婴儿的运动数量可能是正常的，但是其质量却不正常。在我们的队列中，大多数婴儿无论是运动的质量还是数量均位于栏 1，和年龄无关。

肌张力评估

这部分的检查需要婴儿躺在垫子上。

围巾征

	1	2	3	4
握住婴儿的手，并将婴儿的胳膊向对侧胸部牵拉直到有阻力。注意肘部的位置	范围： R L　　R L		 R L	或 R L　　R L

围巾征评估肩带肌的张力。柔和而稳定地牵拉婴儿的胳膊跨越胸部直到有阻力。婴儿的头要保持在中线位，记录肘部的位置。注意肘部是否达到对侧胸廓

外缘（栏3），还是达到同侧的胸壁中间线、正中线，或是对侧胸壁的中间线（栏1）。

年龄依赖性：这个项目不随年龄变化。在我们的队列中，超过90%的婴儿在12周之后均位于栏1。

被动肩上提

将婴儿的胳膊沿着头部侧方上提，注意肩部和肘部的阻力	1	2	3	4
	有阻力，但可克服 ☺ R L		没有阻力 ☺ R L	有阻力，但是不能克服 ☺ R L

被动肩上提是通过握住婴儿的手腕，沿着头部侧方上提。记录感受到的肩部和肘部的阻力。如果有阻力，但容易克服，为栏1。如果几乎没有阻力，胳膊被伸直举起，为栏3。如果有阻力，且难以克服，为栏4。可尝试2～3次，注意双侧是否存在不对称。

年龄依赖性：这个项目不随年龄变化。在我们的队列中，12～16周的婴儿多位于栏2，之后大多数婴儿位于栏1。

前臂旋前 / 旋后

固定上臂，旋转前臂，注意阻力	1	2	3	4
	可完全旋前和旋后，没有阻力		可完全旋前和旋后，但是有阻力可以克服	不能完全旋前和旋后，有明显阻力

前臂旋前 / 旋后按旋转前臂时感受到的阻力来评分。上臂需要固定。

年龄依赖性：这个项目随年龄变化不大。在我们的队列中，12～16周婴儿栏3相对常见，但是之后大多数婴儿位于栏1。

内收肌角

婴儿的下肢伸直，尽可能打开。记录双腿间的角度	1	2	3	4
	范围：150°～80° R L	150°～160° R L	> 170° R L	< 80° R L

内收肌角检查需要婴儿平卧，最好松开尿布。婴儿下肢需要伸直，且位于中线，轻轻地打开至最大角度。记录双腿间的角度。这个项目可以检查内收肌的张力。

年龄依赖性：这个项目几乎不随年龄变化。在我们的队列中，12周以后大多数位于栏1。

腘窝角

双侧髋部向腹壁屈曲，然后伸展膝关节，直至产生阻力 记录大腿和小腿之间的角度	1 角度：150°～110° R L　R L	2 150°～160° R L	3 ～90°或＞170° R L　R L	4 ＜80° R L

腘窝角是在儿童仰卧位时记录，最好不穿尿布。双髋同时屈曲，大腿向腹壁靠拢，同时应当保持臀部贴着床面（如果臀部离开床面，腘窝角会增大）。双侧小腿尽可能伸展，记录双侧大腿和小腿之间的角度。这个项目可以检查腘绳肌的张力。

年龄依赖性：这个项目随年龄变化；在24周之前栏3相对常见，之后我们的队列中超过90%的婴儿均位于栏1。

足背屈角

膝部伸展，将踝部向背侧弯曲。记录足部和腿之间的角度	1 角度：30°～85° R L　R L	2 20°～30° R L	3 ＜20°或90° R L　R L	4 ＞90° R L

足背屈角需要在腿部伸直的情况下检查。检查者用一只手放在婴儿的膝盖上；同时另一只手放在婴儿的足底，尽量向背侧弯曲。记录足部和腿之间的角度。如果儿童脚故意向前蹬的话，可以多尝试几遍，以能更好发现是否存在双侧的不对称。

年龄依赖性：这个项目不随年龄变化。在我们的队列中超过90%的婴儿在12周之后均位于栏1。

牵拉坐起

	1	2	3	4
抓住婴儿手腕拉坐起				

牵拉婴儿的手腕，缓慢将其拉至坐位。观察在拉坐过程中头（以耳朵为标志）和肩膀以及身体的位置关系。

年龄依赖性：该项目在 16 周之后几乎不随年龄变化。在我们研究的队列中，12 ～ 16 周栏 3 相对常见，之后多数婴儿位于栏 1。

托腹悬空

	1	2	3	4
使婴儿位于托腹悬空位，注意背部、躯干以及头的位置				

双手环抱婴儿的腹部，使其水平抬起。观察四肢的屈曲、背（伸直 / 变圆）和头的位置。

年龄依赖性：这个项目在 12 周后不随年龄变化。在我们的队列中超过 90% 的婴儿位于栏 1。

反射和反应评估

这个部分并未囊括所有婴儿期可检查的反射和反应。经验较少的检查者往往感觉这部分实施起来较为困难，且难以解释；婴儿的状态会影响反应，因此检查者间信度可能低至不可接受。为了尽可能避免上述问题，我们结合自己的临床经验，选择保留了能鉴别出发育偏离且具有临床价值的项目。

腱反射

	1	2	3	4
	容易引出 肱二头肌、膝、踝	轻度活跃 肱二头肌、膝、踝	活跃 肱二头肌、膝、踝	阵挛或引不出 肱二头肌、膝、踝

检查者需在婴儿肢体放松时进行检查。检查者最好使用叩诊锤来进行检查，如果婴儿不配合，可以在婴儿放松时用手指进行叩击。记录腱反射引出的容易程度，如果存在双侧不对称的情况，需要重点记录。

年龄依赖性：这个项目不随年龄变化。

上肢保护反应

婴儿仰卧位，牵拉婴儿的一侧上肢将其拉起，注意对侧的肢体反应	1	2	3	4
	上肢和手伸展 **R L**		上肢半屈曲 **R L**	上肢完全屈曲 **R L**

上肢保护反应是先于侧方支撑的姿势反应。婴儿仰卧位，检查者的一只手放在患儿的一侧髋部，另一只手握婴儿对侧手腕将其拉起，同时观察婴儿自由侧上肢是否伸向地垫/检查床支撑。检查另一侧时采用同样的方法。

年龄依赖性：这个项目随年龄变化。尽管这个反应甚至可在小于 1 月龄的婴儿中观察到，只有 3 ~ 4 月龄后才稳定出现。

对于侧方保护性反应（保护性伸展），尽管在该检查中并不评分，我们仍然建议检查者对 5 月龄后的婴儿进行检查。侧方保护性反应指的是，婴儿坐位突然倒向一侧时，同侧的上肢会向侧方伸展，以支撑自己的身体。上肢保护性反应及侧方保护性反应的持续性不对称均可以为偏瘫的早期体征。

垂直悬空踢腿

托住婴儿的腋下，保证双下肢不触碰到桌面	1	2	3	4
	对称踢腿		一只腿踢得较另一只多，或者双侧踢腿动作少	即使刺激后也不踢腿，或者呈剪刀式姿势

垂直悬空踢腿检查时，双手于腋下抱起婴儿呈垂直悬空位，使其背部朝向检查者，以便面部能够朝向看护人，观察其双腿运动是否对称。有时需要人帮助挠一下婴儿的脚才能引出反应。婴儿年龄较大时（> 18 个月），踢腿可能减少。该检查的目的主要是发现轻微的异常：踢腿是否不对称（栏 3）或者完全缺失（栏 4）。

年龄依赖性：这个项目不随年龄变化，超过 90% 的婴儿均位于栏 1。栏 4 在任何年龄均为异常。

侧方倾斜

使婴儿垂直位，迅速将其倾斜成水平位；注意脊柱、肢体及头的位置（描述侧别）	1	2	3	4
	R L	R L	R L	R L

侧方倾斜检查时，握住婴儿的髋上方一点（不到腋下），使其背部朝向检查者，面对看护人。将婴儿从垂直位侧倒至水平位，观察上面一侧躯干肌肉的反应，以及头和肢体的位置。如果婴儿没有足以对抗重力的肌力及肌张力，则会在侧倒时耷拉下来（栏 4）。

年龄依赖性：该项目随年龄变化。在我们的队列中超过 90% 的婴儿 28 周后位于栏 1 和栏 2。注意该项目存在较大变异，16% 低危婴儿在 12 月龄时位于栏 2（Haataja et al 1999）。

前方降落伞反射

婴儿垂直位，突然使其向前倾斜；注意上肢的反应	1	2	3	4
			部分 / 不对称的反应	
	对称，上肢有反应			没有反应

前方降落伞反射是姿势反射的一种。扶住婴儿的腰部上方，使其向地毯方向前倾，以引出该反射。

年龄依赖性：该项目随年龄变化。该项目在 5 ~ 6 月龄时开始出现，正常婴儿 9 月龄前多可重复测出。检查者也要观察伸展手臂对称性。

对称性

轻度的不对称（最大相差一个栏），尤其在肌张力和反射 / 反应中的项目中，是婴儿期相当常见的一过性异常体征。然而，一次检查中显著的不对称，或者随访中持续存在轻度不对称，都需要重新评估。

第 2 部分：发育里程碑

头控制	不能够保持头部直立（＜3 月龄可为正常）	头部摇晃（4 月龄时为正常）	可以一直保持竖头平稳（5 月龄时为正常）			
坐位	不能坐	扶住髋部时可以坐（4 月龄时为正常）	双手支撑下可坐（6 月龄时为正常）	坐得稳（7 ～ 8 月龄时为正常）	坐位时可自由轴向旋转（9 月龄时为正常）	观察： 报告 （年龄）：
主动抓握	没有抓握	用整只手抓握	拇 - 示 指 抓 握，但不成熟	钳式抓握		观察： 报告 （年龄）：
踢腿能力（仰卧位）	没有踢腿	水平踢腿，双腿不能抬起	双腿上抬（垂直）（3 月龄时为正常）	双手可触及双腿（4 ～ 5 月龄时为正常）	双手触及足尖（5 ～ 6 月龄时为正常）	观察： 报告 （年龄）：
翻身	没有翻身	翻向一侧（4 月时为正常）	从俯卧到仰卧	从仰卧到俯卧		观察： 报告 （年龄）：
爬	不能抬头	双手支撑（3 月龄时为正常）	双上肢伸直支撑（4 月龄时为正常）	腹爬（8 月龄时为正常）	双手和双膝支撑爬行（10 月龄时为正常）	观察： 报告 （年龄）：
站	不能支撑体重	可以支撑体重（4 月龄时为正常）	帮助下可以站立（7 月龄时为正常）	独站（12 月龄为正常）		观察： 报告 （年龄）：
走		弹跳（6 月龄时正常）	东倒西歪地走（携手走）（12 月龄时正常）	独走（15 月龄时为正常）		观察： 报告 （年龄）：

这部分包括 8 个项目来记录发育进程。这些项目不计入总分，但是可以作为临床上的一个备忘录，可以在随访中提供婴儿运动发育进程有价值的信息。这些项目

可以通过两种方式记录：看护人报告和检查者观察。表格的纵列基于发育成熟梯度排列，其正常值基于 Illingworth 发表的文章（Illingworth 1991）改编。由于这些项目是年龄依赖的，且我们只有 12 月龄和 18 月龄的婴儿的频率分布数据，这部分我们很难像第 1 部分那样给每个项目打分。

第 3 部分：行为

意识	不能唤醒	昏昏欲睡	困倦，但容易唤醒	清醒，但无兴趣	没有兴趣	保持兴趣
情绪	易激惹，无法安慰	易激惹，母亲可安慰	触碰时易激惹	淡漠	高兴，微笑	
社会定向	回避的，躲闪的	迟疑的	可接触的	友好的		

该部分包含 3 个评估行为状态的项目，均取自 Bayley 量表（Bayley 1993）。这 3 个项目分别被分为了 4、5、6 栏，并根据其所在的栏计分。

最优分数

在对低危足月儿 12 月龄和 18 月龄时进行效度验证时，我们主要是出于研究目的也制定了最优分数。最优分数基于婴儿 12 月龄和 18 月龄时的得分分布获得。如果婴儿表现位于栏 1，得 3 分；位于栏 2，得 2 分；位于栏 3，得 1 分；位于栏 4，得 0 分。如果婴儿表现位于两栏之间，取两栏得分的平均值（某项目落在 1 分和 2 分之间得 1.5 分）。如果遇到双侧不对称的情况，则双侧分别计分，双侧得分的平均分作为这个项目的最终得分。

该量表对于每个部分（脑神经、姿势、运动、肌张力、反射和反应）都分别计分，最优总分数通过将各个部分的得分相加而得。这样的话，总分数波动范围为 0 ~ 78 分。基于 12 月龄和 18 月龄时婴儿总分的分布情况，≥ 10% 的得分被设定为最优分数，< 10% 的得分被认为欠理想的分数。这样，12 月龄时 ≥ 73 分被认为是理想的，18 月龄时 ≥ 74 分被认为是理想的（Haataja et al 1999）。

我们后续又对 74 名 3 ~ 8 月龄的婴儿进行了检查，以探索该评分系统是否同样适用于年幼的婴儿。结果显示，由于很多项目具有年龄依赖性，该评分系统不应该用于 6 月龄以下的婴儿。在 6 ~ 9 月龄的婴儿使用时也应小心，因为在该年龄段部分项目的变异性也相对较大（Haataja et al 2003）。

（译者：武 元 李 明）

参考文献

Amiel-Tison C, Grenier A (1986) *Neurological Assessment During the First Years of Life*. New York: Oxford University Press.

Amiel-Tison C, Stewart A (1989) Follow up studies during the first five years of life: a pervasive assessment of neurological function. *Arch Dis Child* 64: 496–502.

Andre-Thomas A, Chesni Y, Saint-Anne Dargassies S (1960) *The Neurological Examination of the Infant*. Clinics in Developmental Medicine 1. London: Heinemann.

Baird HW, Gordon EC (1983) *Neurological Evaluation of Infants and Children*. Clinics in Developmental Medicine 84/85. London: Heinemann.

Bayley N (1993) *Bayley Scales of Infant Development, 2nd edn*. San Antonio: The Psychological Corporation (BSID-II).

Campbell SK, Wilheim IJ (1985) Development from birth to 3 years of age of 15 children at high risk for central nervous system dysfunction. *Phys Ther* 65: 463–469.

Dubowitz L, Dubowitz V (1981) *The Neurological Assessment of the Preterm and Full Term Infant*. Clinics in Developmental Medicine 79. London: Heinemann.

Dubowitz L, Mercuri E, Dubowitz V (1998) An optimality score for the neurologic examination of the term newborn. *J Pediatr* 133: 406–416.

Dubowitz L, Dubowitz V, Mercuri E (1999) *The Neurological Assessment of the Preterm and Full Term Newborn Infant, 2nd edn*. Clinics in Developmental Medicine 148. London: Mac Keith Press.

Ellison PH, Browning CA, Larson B, Denny J (1983) Development of a scoring system for the Milani-Comparetti and Gidoni method of assessing neurologic abnormality in infancy. *Phys Ther* 63: 1414–1423.

Gorga D, Stern FM, Ross G (1985) Trends in neuromotor behavior of preterm and fullterm infants in the first year of life: a preliminary report. *Dev Med Child Neurol* 27: 756–766.

Haataja L, Mercuri E, Regev R, Cowan F, Rutherford M, Dubowitz V, Dubowitz L (1999) Optimality score for the neurologic examination of the infant at 12 and 18 months of age. *J Pediatr* 135: 153–161.

Haataja L, Cowan F, Mercuri E, Bassi L, Guzzetta A, Dubowitz L (2003) Application of a scorable neurologic examination in healthy term infants aged 3 to 8 months. *J Pediatr* 143: 546. (Letter.)

Hempel MS (1993) The neurological examination for toddler-age. Thesis, University of Groningen, Holland.

Illingworth RS (1991) *The Normal Child, 10th edn*. Edinburgh: Churchill Livingstone.

Kuenzle C, Baenziger O, Martin E, Thun-Hohenstein L, Steinlin M, Good M, et al (1994) Prognostic value of early MR imaging in term infants with severe perinatal asphyxia. *Neuropediatrics* 4: 191–200.

Mercuri E, Dubowitz L, Paterson-Brown S, Cowan F (1998) Incidence of cranial ultrasound abnormalities in apparently well neonates on a postnatal ward: correlation with antenatal and perinatal factors and neurological status. *Arch Dis Child Fetal Neonatal Ed* 79: F185–F189.

Milani-Comparetti A, Gidoni EA (1967) Routine developmental examination in normal and retarded children. *Dev Med Child Neurol* 9: 631–638.

Nickel RE, Renken CA, Gallenstein JS (1989) The Infant Motor Screen. *Dev Med Child Neurol* 31: 35–42.

Palmer FB, Shapiro BK, Wachtel RC, Ross A, Accardo PJ (1984) Primitive Reflex Profile: a quantitation of primitive reflexes in infancy. *Dev Med Child Neurol* 24: 375–383.

Saint-Anne Dargassies S (1977) *Neurological Development in the Full-term and Premature Neonate*. Amsterdam: Elsevier.

Touwen B (1976) *Neurological Development in Infancy*. Clinics in Developmental Medicine 58. London: Heinemann.

Vohr BR (1999) The quest for the ideal neurologic assessment for infants and young children. *J Pediatr* 135: 140–142. (Editorial.)

第四章　新生儿期脑损伤婴儿经典神经学检查

Eugenio Mercuri · Leena Haataja · Daniela Ricci · Frances Cowan · Lilly Dubowitz

Hammersmith 婴儿神经学检查（Hammersmith Infant Neurological Examination）作为高危新生儿的神经发育随访工具已有 20 余年的历史。高危新生儿包括早产儿、有新生儿脑病的足月儿、先天或获得性脑损伤的足月儿（Dubowitz et al 1998）。作为一种对神经系统发育动态评估的检查方法，该方法操作简单、便于记录，能够帮助医生更好地观察到正常婴儿和有神经基础疾病婴儿的神经体征的演变。使用该临床神经发育评估方法，结合头颅影像学及神经电生理技术，我们可以识别不同类型的脑损伤所对应的临床表现特征（Mercuri et al 1999a，Haataja et al 2001，Frisone et al 2002）。这不仅适用于颅内有明确病灶合并异常体征的婴儿的随访，也适用于一些异常体征已经消失后经过一段"临床静止间期"再次出现明显的脑瘫体征和其他神经学异常的婴儿（Bouza et al 1994）。

这个检查源自一个记录临床体征的检查表，当初旨在识别多种不同的临床体征，其后我们又设计了一个用于临床科研的包含最优分数和不同评分等级的评分系统（Haataja et al 1999）。引入这个定量评分系统，更有利于将神经检查与临床及神经影像学的严重程度进行相关性分析，同时该检查能够预测临床预后。我们的经验主要来自围产期脑梗死、足月新生儿脑病以及伴或不伴颅内病变的早产儿。

新生儿缺氧缺血性脑病

围产期的缺氧缺血是足月新生儿发生新生儿脑病的主要原因（Cowan et al 2003，Pierrat et al 2005）。大部分患儿宫内头颅 MRI 无异常病灶，但与对照组相比，这些新生儿常有围产期缺氧的高危因素，其后监测到头颅 MRI 病灶，提示与其围产期缺氧缺血有关，通常诊断为新生儿缺氧缺血性脑病（hypoxic-ischaemic encephalopath，HIE）（Sarnat and Sarnat 1976）。HIE 的定义是有胎儿窘迫的新生儿在生后 48 小时内出现神经系统异常，其中胎儿窘迫的证据包括羊水粪染、胎心监护异常、低 Apgar 评分（1 分钟评分低于 4 分，5 分钟评分低于 7 分）（Mercuri et al 2002）和脐血低 pH（< 7.1）。

有许多研究结果表明 HIE 新生儿的临床表现和严重程度与头颅 MRI 的病灶类型有关（Rutherford et al 1996，Mercuri et al 1999a），但却很少有研究报道 1 岁之内其临床体征的演变。我们的经验是头颅 MRI 正常或有轻度白质病变的 HIE 新生儿，在生后 2 周内可出现轻微的神经系统异常，如 3 周后及生后 2 年内神经系统检查均正常（Dubowitz et al 1998，Mercuri et al 1999a），则婴儿的预后常常是正常的。而新生儿期基底节严重病变的患儿，无论伴或不伴白质损伤，常在生后前几周，即可表现出轴向的和四肢的肌张力异常、视觉警觉性下降和吸吮能力减弱，并且在 5 ~ 7 周、6 个月和 12 个月复查时，这些异常体征持续存在（图 4.1）（Dubowitz et al 1998，Ricci et al 2006）。

轻度基底节病变或弥漫性脑白质损伤的新生儿，神经体征的演变不尽相同（图 4.2）。尽管这些患儿常在生后前几周内也会出现轴向的和四肢的肌张力减低、视觉警觉性下降以及吸吮力减弱，但是在 5 ~ 7 周复查时他们的四肢肌张力、视觉警觉性和吸吮力均能够显著改善。在 6 ~ 12 个月时他们的吸吮和视觉常常是正常或轻度异常的，四肢肌张力则在 5 ~ 7 周时可正常，但在生后 3 ~ 6 个月时会再次增高。这提示 5 ~ 7 周这个阶段时肌张力的"正常"其实是肌张力由低到高演变过程中的一个暂时表现。

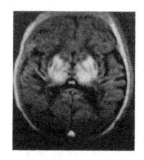

轴向肌张力				四肢肌张力				运动				吸吮				视觉			
1~2 周	5~7 周	6 月	12 月	1~2 周	5~7 周	6 月	12 月	1~2 周	5~7 周	6 月	12 月	1~2 周	5~7 周	6 月	12 月	1~2 周	5~7 周	6 月	12 月
▼	▼	▼	▼	▼	▲	▲	▲	●	●	●	●	●	●	●	●	●	●	●	●

图 4.1 严重基底节病变的一名新生儿在生后 1 ~ 2 周、5 ~ 7 周、6 个月和 12 个月的一系列检查。需要指出的是其轴向肌张力、运动、吸吮和视觉在整个随访过程中持续异常。四肢肌张力也是持续异常，但是前 2 周为肌张力减低，5 周之后转为肌张力增高（○，正常；●，异常；▼，降低；▲，增高）

这些发现表明进行序列的神经系统检查跟踪患儿临床体征演变的重要性，并且提示我们在生后 5 ~ 7 周时向存在这类颅内病变的婴儿的父母解释病情时需要谨慎，因为这个阶段神经系统检查可能仅出现轻微的轴向肌张力降低和轻度异常运动。

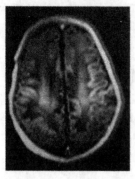

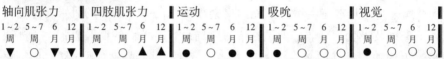

轴向肌张力				四肢肌张力				运动				吸吮				视觉			
1~2周	5~7周	6月	12月	1~2周	5~7周	6月	12月	1~2周	5~7周	6月	12月	1~2周	5~7周	6月	12月	1~2周	5~7周	6月	12月
▼	○	▼	▼	▼	○	▲	▲	●	○	●	●	●	○	○	○	●	○	○	○

图 4.2 严重白质病变的一名新生儿在生后 1~2 周、5~7 周、6 个月和 12 个月的一系列检查。需要指出的是在 1~2 周时轴向肌张力、运动、吸吮和视觉均为异常,但四肢肌张力、吸吮和视觉在 5~7 周时趋于正常。6 个月时四肢肌张力增高,但是此时吸吮和视觉仍然是正常的(○,正常;●,异常;▼,降低;▲,增高)

缺氧缺血性脑病婴儿的最优分数

我们对一组 53 例 HIE 足月儿的队列在 9~14 个月时进行了最优分数的评分(Haataja et al 2001)。评分系统具体详见第三章。

53 例婴儿中有 31 例得到了最优分数(73 分或以上),其余 22 例得分为次优评分(<73 分)。评分的分布与新生儿期头颅 MRI 的病变有关。新生儿期头颅 MRI 正常或轻度异常的婴儿,评分大多数是理想的,随着基底节病变严重程度加重,得分逐渐降低。严重基底节病变合并白质病变的婴儿的评分是最低的,而弥漫性白质损伤但基底节正常的婴儿,评分介于二者之间。表 4.1 显示了在不同影像学表现的亚组之间的评分范围和中位数。

最优分数对于功能预后同样有良好的预测作用。在我们的研究中,总分在 67~78 分的婴儿,在 2 岁时均可以实现独立行走,而总分 40~67 分则有不同程度的行动障碍。40 分以下的婴儿中无人能在 2~4 岁时独坐。

表4.1　新生儿期不同头颅MRI的婴儿的神经学检查评估中位数和得分范围

头颅MRI	中位数	范围
正常（n=16）	78	74.5 ～ 78
中度 WM（n=6）	77.5	75 ～ 78
轻微 BG（n=10）	77.5	70 ～ 78
中度 BG（n=5）	57	40.5 ～ 76
中度 WM 和 BG（n=3）	47.5	26 ～ 69
严重 WM（n=4）	59	45.5 ～ 70
严重 WM 出血（n=2）	52	39 ～ 65
严重 BG 和弥漫性 WM（n=5）	25	15.5 ～ 34.5
严重 BG/ 皮质下 WM（n=2）	14.5	10.5 ～ 18.5

BG，基底节；WM，脑白质

脑梗死

围生期脑梗死，这里主要指动脉缺血性卒中，是指由于动脉血栓或栓子形成，导致动脉供血区的脑组织发生急性、严重缺血性损害，通常累及脑白质和灰质。在过去的 20 年里，随着头颅影像学检查在新生儿中的不断普及，围生期脑梗死的发病率较之前预计的可能更高（Mercuri et al 1999b）。Estan 和 Hope（1997）基于人群的数据提示足月儿的发病率为 1/4000。但该研究基于超声和头颅 CT 提示有脑梗死且需要住新生儿重症监护室的婴儿，显然该结果低估了发病率。De Vries 的数据提示早产儿中脑梗死的发病率为 1/100（de Vries et al 1997）。大脑中动脉支配区域为足月儿最常见的脑梗死部位，和成人脑卒中一样，左侧是右侧的 3 ～ 4 倍。

偏瘫是新生儿期脑梗死患儿的典型的运动后遗症。不同研究报道的脑卒中的婴儿偏瘫的发病率不尽相同，从 8% ～ 100%，发病率的不同与研究人群有关——从我们的经验来看只有半侧大脑半球、基底节和内囊后肢受累的婴儿才会出现偏瘫（Mercuri et al 1999b，2004；Boardman et al 2005）。遗憾的是，很多研究并未描述脑部病变的部位和偏瘫的发生之间的关系。我们的研究并非基于人群的数据，而是纳入有惊厥发作的新生儿，其中 20% ～ 30% 的脑梗死的新生儿会发展为偏瘫。

既往研究报道偏瘫患儿在发育过程中，可能有一个临床静止间期，一直到生后 9 ～ 12 个月才出现典型临床表现（Bouza et al 1994）。对脑梗死的婴儿进行序列神经学检查，可以精确记录各个偏瘫体征的出现时间及顺序，以及最早出现的偏瘫体征（Bouza et al 1994，Dubowitz et al 1998）。在有临床症状的婴儿中，这些症状与围产期的颅内病灶部位相关。

脑梗死的婴儿在新生儿期的神经学检查结果差异很大，从正常到肌张力和运动的显著不对称（Mercuri et al 1999b）。大部分病例表现为全面的肌张力降低，但由于大部分婴儿都因有惊厥发作而使用了抗惊厥药，因此这一体征的临床意义并不确定。在生后数周内，一部分婴儿会表现为肢体肌张力的不对称，通常表现为颅内病灶对侧的肌张力降低而不是肌张力增高。最初的不对称常常在 2 ～ 3 个月时消失，早期的不对称也并不一定后期会出现偏瘫。

偏瘫体征最初出现的时间不尽相同，而且从某种程度上反映了偏瘫的严重程度：通常，偏瘫越重，体征出现的时间越早且越明显。

然而最初的体征往往非常隐匿，需要仔细甄别。在 9 ～ 16 周时可表现为自发运动不对称（Guzzetta et al 2003）。12 周之后常见的异常体征为在垂直悬空体位时踢腿动作的不对称（Bouza et al 1994），受累一侧往往动作相对较少（图 4.3a）。腘窝角的检查也可表现为不对称（图 4.3b），但受累侧并非总是表现为角度减小。其后可以出现的体征包括被动肌张力的不对称，例如髋内收和肩外展的角度，以及侧方倾斜时躯干的主动肌张力的不对称（图 4.4）。在 4 个月后，仰卧位时单侧手臂拉起时的上肢保护反射，在偏瘫的婴儿中常表现为不对称（图 4.5）（Bouza et al 1994）。

其他肌张力或运动的不对称，例如前臂旋前 / 旋后、足踝背屈，通常在 9 ～ 12 个月开始明显出现。

9 个月之后功能性的不对称越发明显。到 12 个月时所有婴儿均表现出了明显的用手偏好（图 4.6），对于严重的偏瘫婴儿，这种偏好 4 个月时就可以明显表现出来。即使物体放置在受累手一侧，偏瘫的儿童也会倾向于用未受累的手去抓。手和

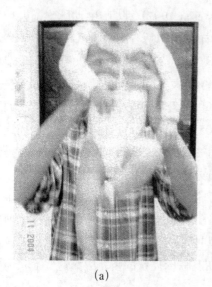
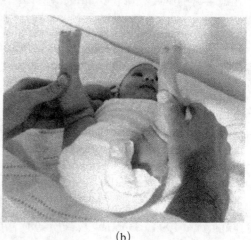

(a)　　　　　　　　　　　　　(b)

图 4.3 （a）踢腿动作的不对称；（b）腘窝角的不对称

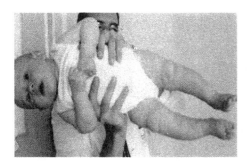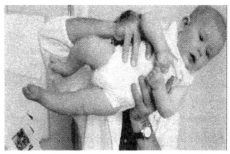

图 4.4　侧方倾斜时的不对称

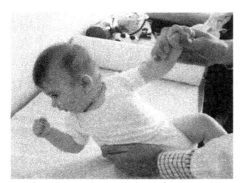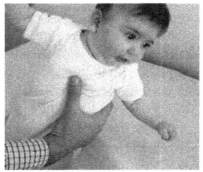

图 4.5　上肢保护反射的不对称

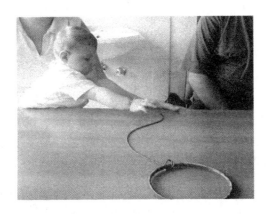

图 4.6　左侧偏瘫的儿童用未受累的手抓物体

握拳的肌张力不全的姿势常常在 5 ~ 6 个月出现，但是往往在严重偏瘫的婴儿中才会出现。

12 个月后，随着膝过伸的不对称步态的出现，脑梗死的婴儿之后容易出现用脚尖走路，同时伴随足内翻的姿态。

脑梗死婴儿的最优分数

针对偏瘫儿童的序列神经学评估，有助于对这些儿童的不对称的体征以及其他神经系统体征进行系统的随访。相比其他双侧或对称性病变如 HIE，最优分数在偏瘫婴儿的应用有一定的局限性。偏瘫婴儿即便出现某些异常，也往往仅仅表现为肌张力和姿势的不对称。目前的评分系统中，当某个项目两侧肢体的肌张力或姿势的评分不同时，得分为两侧分数的平均值。

虽然这种评分会降低总分，但总分很少会非常低，这些婴儿的总分常常和最优分数十分接近。这也许是因为非患侧的评分代偿了患侧的低评分，或者两侧的评分虽然有差别，但却均在最优分数范围内。在这组婴儿中，不对称项目的数量和持续时间需要分别记录。对于 HIE 的婴儿，最优分数被证明是 2 岁时独走的有效预测指标。几乎所有偏瘫的婴儿 2 岁时都可以独走，行走能力显著落后的婴儿和严重偏瘫婴儿的总分仅仅略低一些（未发表数据）。

早产儿

婴儿神经发育评估在早产儿随访中已经应用了超过 20 年，特别是对有严重脑部病变的早产儿，例如囊性脑室旁蛋白质软化（cystic periventricular leukomalacia，cPVL）、脑室内出血（intraventricular haemorrhage，IVH）和出血后脑实质梗死（haemorrhagic parenchymal infarction，HPI）。对于显著单侧病变的早产儿，例如 HPI，序列的神经发育评估有助于发现可能的左右不对称及其他异常体征，并随访其演变。根据既往足月儿脑梗死的报道，患儿需要到矫正至足月数月之后才会出现明显的表现（de Vries et al 1990）。

对于病灶相对弥漫的婴儿来说，序列神经发育评估有助于随访肌张力和其他体征随时间的演变。很多早产儿脑部病灶在其矫正至足月前数周就已经出现并且持续存在，矫正至足月时的神经发育评估，已经可以对其神经系统异常的类型及其严重程度提供很多有用的信息，这和受损部位的类型有关。例如，我们既往报道过严重 cPVL 的婴儿矫正至足月时可出现下肢伸肌张力增高、上肢屈肌张力增高、躯干和头部伸肌张力增高、异常的手指姿势、视觉注意力降低（取决于 cPVL 的病灶部位）和易激惹的表现。这些异常在矫正至足月时即可出现，在后续的随访中也会观察到（图 4.7a ~ c），并且一旦出现，其预后往往更差（de Vries et al 1990）。与之相反，大量 IVH 的婴儿则通常表现为正常或轻度的轴向和肢体肌张力降低、相对更好的视觉注意（尽管在某些婴儿也可表现为落后）和相对不易激惹。

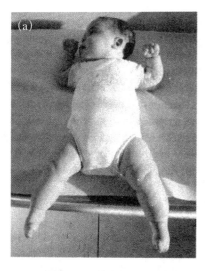
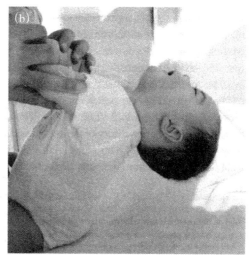
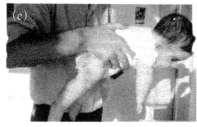

图 4.7 下肢伸肌张力增高同时上肢屈肌张力增高（a），轴向伸肌张力增高（b 和 c）

早产儿的最优分数

早产儿的最优分数系统在一组由 74 例早产儿组成的队列中进行了研究，这组早产儿胎龄从 24 周到 30.5 周不等（Frisone et al 2002）。在生后 9～18 个月对其进行了神经系统检查（矫正 6～15 个月）。这一研究结果在后续一个包含同样胎龄但规模更大的队列中得到了证实（Mercuri et al 2003）。

研究的主要目的，不仅是建立对运动功能有预测意义的最优分数，也包括明确低危早产儿和低危足月儿的得分范围是否存在区别。

有严重脑部病灶的早产儿的最优分数范围，对运动功能预后的预测比头颅超声更佳。cPVL（2、3 度）（de Vries et al 1992）和 IVH 这样的严重病变，既可以出现最优分数，也可以出现次优评分，且伴随不同的预后。在 2 岁时未能独坐或独走的婴儿，最优分数常低于 52 分；而 2 岁时可独坐但不能独走的婴儿，最优分数则介于 52 和 64 之间。在生后 9 月龄和 15 月龄时最优分数高于 64 分对 2 岁时独走的预测灵敏度和特异度分别是 98% 和 85%。

与低危足月儿相比，影像学正常或轻度异常且运动功能正常的早产儿，其评分的范围更大。在这些 2 岁时运动功能正常的孩子中，有 1/3 的孩子为次优评分（尽管其分数大于 64 分）。在这些婴儿中，评分较低的项目通常为反映成熟度的项目，例如轴性肌张力和保护性反应（表 4.2）。

表4.2　总分为次优的运动功能正常的婴儿常见的次优评分项目列表

项目	次优评分
侧方倾斜	75%
被动肩外展	60%
躯干姿势	40%
下肢姿势	35%
前方降落伞反射	33%
上肢保护反应	25%
腘窝角	25%
足背屈角	23%

研究结果表明，对于极早产儿，标准化的神经学检查最早可以在生后 9 月龄时进行，且能预测 2 岁时的大运动水平。虽然结果显示，得分与早产儿胎龄和检查时的年龄在统计学无明显的相关性，但对于有严重神经系统异常和发育迟滞高危因素的早产儿，这些结果非常有意义。因为对于这些婴儿来说，运动功能的早期预测常常非常困难。虽然高水平的早期、序列性的超声检查（de Vries et al 2004）对于早产儿的脑瘫也有良好的预测作用，矫正至足月时的 MRI 检查对伴有 HPI 的早产儿有更好的预测作用，但这些检查在临床日常工作中常常难以反复多次进行，尤其是在低级别的医疗中心。而父母们常常对于自己的脆弱的、大运动存在一些落后的早产儿，将来是否能够独立行走此事倍感焦虑。在临床中通过使用这个简单而且标准化的神经学检查评分系统，无需花费很多的时间，也无需进行昂贵的检查，医生就可以做出确定且可靠的预测。

其他应用

在过去的几年间，该评分系统在不同的环境中得到了广泛应用，不仅仅结合临床信息和高端的仪器设备应用于科研领域，同时也在发展中国家有限的资源环境下试用。我们专门针对农村地区建立了一套简化版的神经系统评估方法——Shoklo 神经学评估。该评估旨在对 9 ~ 36 月龄内的严重感染及药物、毒物损害后的短期和长期不良反应进行随访（Haataja et al 2002）。

这个检查包含了一些针对手协调性的项目以及 Hammersmith 婴儿神经学检查

中 8 个评估肌张力和行为的项目。我们选取了即使经验不足的辅助医务人员也可以准确评估的项目。这个检查得到了一个伦敦的低危足月儿队列的验证，该检查与 Griffiths 发育量表有良好的相关性。为了检验 Shoklo 神经学评估在资源有限场景下的应用，在缅甸克伦邦的难民营中，该评估方法被应用于 128 例婴儿组成的队列当中。经过训练后，在质量控制上，辅助医务人员可以完成评估，且检查者间一致性达到了 95%。因此，这个检查可以在资源有限的条件下用于临床和科研（Haataja et al 2002）。

（译者：李 珊 武 元 侯新琳）

参考文献

Boardman JP, Ganesan V, Rutherford MA, Saunders DE, Mercuri E, Cowan F (2005) Magnetic resonance image correlates of hemiparesis after neonatal and childhood middle cerebral artery stroke. *Pediatrics* 115: 321–326.

Bouza H, Rutherford M, Acolet D, Pennock JM, Dubowitz LM (1994) Evolution of early hemiplegic signs in full-term infants with unilateral brain lesions in the neonatal period: a prospective study. *Neuropediatrics* 25: 201–207.

Cowan F, Rutherford M, Groenendaal F, Eken P, Mercuri E, Bydder GM, Meiners LC, Dubowitz LM, de Vries LS (2003) Origin and timing of brain lesions in term infants with neonatal encephalopathy. *Lancet* 361: 736–742.

de Vries LS, Pierrat V, Minami T, Smet M, Casaer P (1990) The role of short latency somatosensory evoked responses in infants with rapidly progressive ventricular dilatation. *Neuropediatrics* 21: 136–139.

de Vries LS, Eken P, Dubowitz L (1992) The spectrum of leukomalacia using cranial ultrasound. *Behav Brain Res* 49: 1–6.

de Vries L, Groenendal F, Eken P, van Haastert IC, Rademakers KJ, Meiners LC (1997) Infarcts in the vascular distribution of the middle cerebral artery in preterm and fullterm infants. *Neuropediatrics* 28: 88–96.

de Vries LS, Van Haastert IL, Rademaker KJ, Koopman C, Groenendaal F (2004) Ultrasound abnormalities preceding cerebral palsy in high-risk preterm infants. *J Pediatr* 144: 815–820.

Dubowitz L, Dubowitz V, Mercuri E (1998) *The Neurological Assessment of the Preterm and Full-term Newborn Infant, 2nd edn.* Clinics in Developmental Medicine 148. Cambridge: Mac Keith Press.

Estan J, Hope P (1997) Unilateral neonatal cerebral infarction in full term infants. *Arch Dis Child Fetal Neonatal Ed* 76: F88–F93.

Frisone MF, Mercuri E, Laroche S, Foglia C, Maalouf EF, Haataja L, Cowan F, Dubowitz L (2002) Prognostic value of the neurologic optimality score at 9 and 18 months in preterm infants born before 31 weeks' gestation. *J Pediatr* 140: 57–60.

Guzzetta A, Mercuri E, Rapisardi G, Ferrari F, Roversi MF, Cowan F, Rutherford M, Paolicelli PB, Einspieler C, Boldrini A, Dubowitz L, Prechtl HF, Cioni G (2003) General movements detect early signs of hemiplegia in term infants with neonatal cerebral infarction. *Neuropediatrics* 34: 61–66.

Haataja L, Mercuri E, Regev R, Cowan F, Rutherford M, Dubowitz V, Dubowitz L (1999) Optimality score for the neurologic examination of the infant at 12 and 18 months of age. *J Pediatr* 135: 153–161.

Haataja L, Mercuri E, Guzzetta A, Rutherford M, Counsell S, Frisone MF, Cioni G, Cowan F, Dubowitz L (2001) Neurologic examination in infants with hypoxic-ischemic encephalopathy at age 9 to 14 months: use of optimality scores and correlation with magnetic resonance imaging findings. *J Pediatr* 138: 332–337.

Haataja L, McGready R, Arunjerdja R, Simpson JA, Mercuri E, Nosten F, Dubowitz L (2002) A new approach for neurological evaluation of infants in resource-poor settings. *Ann Trop Paediatr* 22: 355–368.

Mercuri E, Guzzetta A, Haataja L, Cowan F, Rutherford M, Counsell S, Papadimitriou M, Cioni G, Dubowitz L (1999a) Neonatal neurological examination in infants with hypoxic ischaemic encephalopathy: correlation with MRI findings. *Neuropediatrics* 30: 83–89.

Mercuri E, Rutherford M, Cowan F, Pennock J, Counsell S, Papadimitriou M, Azzopardi D, Bydder G,

Dubowitz L (1999b) Early prognostic indicators of outcome in infants with neonatal cerebral infarction: a clinical, electroencephalogram, and magnetic resonance imaging study. *Pediatrics* 103: 39–46.

Mercuri E, Rutherford M, Barnett A, Foglia C, Haataja L, Counsell S, Cowan F, Dubowitz L (2002) MRI lesions and infants with neonatal encephalopathy. Is the Apgar score predictive? *Neuropediatrics* 33: 150–156.

Mercuri E, Guzzetta A, Laroche S, Ricci D, vanHaastert I, Simpson A, Luciano R, Bleakley C, Frisone MF, Haataja L, Tortorolo G, Guzzetta F, de Vries L, Cowan F, Dubowitz L (2003) Neurologic examination of preterm infants at term age: comparison with term infants. *J Pediatr* 142: 647–655.

Mercuri E, Barnett A, Rutherford M, Guzzetta A, Haataja L, Cioni G, Cowan F, Dubowitz L (2004) Neonatal cerebral infarction and neuromotor outcome at school age. *Pediatrics* 113: 95–100.

Pierrat V, Haouari N, Liska A, Thomas D, Subtil D, Truffert P, Groupe d'Etudes en Epidemiologie Perinatale (2005) Prevalence, causes, and outcome at 2 years of age of newborn encephalopathy: population based study. *Arch Dis Child Fetal Neonatal Ed* 90: F257–F261.

Ricci D, Guzzetta A, Cowan F, Haataja L, Rutherford M, Dubowitz L, Mercuri E (2006)

Sequential neurological examinations in infants with neonatal encephalopathy and low Apgar scores: relationship with brain MRI. *Neuropediatrics* 37: 148–153.

Rutherford M, Pennock J, Schwieso J, Cowan F, Dubowitz L (1996) Hypoxic-ischaemic encephalopathy: early and late magnetic resonance imaging findings in relation to outcome. *Arch Dis Child Fetal Neonatal Ed* 75: F145–F151.

Sarnat HB, Sarnat MS (1976) Neonatal encephalopathy following fetal distress. A clinical and electroencephalographic study. *Arch Neurol* 33: 696–705.

第五章 神经学评估的其他方法

Giovanni Cioni・Christa Einspieler・Paola Paolicelli

引言

近年来，许多临床医生开始对新生儿和小婴儿的神经学评估感兴趣，他们开始越来越关注最新的神经系统评估方法。这些方法主要是基于这样一种认识，即从怀孕的头几周开始，人类神经系统就具有许多复杂而迅速变化的功能。不同学科（心理学、神经科学、儿科学）的相继发现已经改变了人们对"机能不全"和发育不成熟新生儿的传统看法。

现在人们普遍认为新发育的神经系统（胎儿、新生儿或小婴儿的神经系统）不是简单的反射集合，而是一个能够产生大量自发性行为的复杂有机体，能够利用这些行为来满足自身的适应需要，并与环境相互作用。

人们已经做了许多尝试来整合这些发现，引进新的项目，并运用于探索更复杂的运动、感知、认知和交流功能，使之能用于新生儿和小婴儿的神经学评估。然而，这些尝试在临床实践中的实际贡献，在许多情况下还没有被完全确定。

为了真正有用，神经学评估的新方法必须满足 Prechtl（1990）明确指出的一系列基本要求。项目必须与特定发育时期的中枢神经系统的全套功能完全相关，这在产前和产后早期都变化得非常快。新的功能出现并逐渐取代其他功能。生物体适应特定年龄环境需要的个体发生适应的概念（Oppenheimer 1981）可能是神经功能迅速转变的原因。

然而，并不是所有的年龄特异的婴儿功能都适用于临床评估。诊断工具必须是非侵入性的，并且不耗费时间。这两个条件都要可以反复纵向观察，特别是对于早产儿等脆弱个体。此外，这些方法的可靠性和预测价值必须经过仔细的考证。使用满足上述条件的新方法，对新生儿和婴儿进行功能评估，有助于预测脑成像技术所显示的大脑损伤可能带来的后果。

迄今为止，对于建立新的方法来临床评估胎儿、新生儿和婴儿的运动，Prechtl及其同事的工作贡献的价值最大。下文将进一步描述这些工作。

全身运动评估

全身运动观察的目标和目的

为了能够从功能上评价发育早期的神经系统，人们可以观察和评估一种特定模式自发运动的质量，即所谓全身运动（general movement，GM），因为人们已经证明这些运动是早期脑损伤和功能障碍的一个最佳标志（Prechtl 1990）。年幼的人类神经系统会自发地产生（即不被特定的感觉输入所持续触发）各种各样的运动模式，如惊跳、全身运动、单独肢体运动、猛拉、牵伸、打哈欠和呼吸运动等。它们最早出现在妊娠后的 9 ~ 12 周（de Vries et al，1982），无论何时出生，这些运动模式不会改变，并在出生后继续存在（Prechtl 2001a）。

从胎儿到小婴儿的发育过程中会出现许多不同的运动模式，其中对年幼神经系统功能评估最有效的是 GM。它们很复杂，出现频繁，并且持续时间足够长，可以被准确地观察到（Prechtl 2001b）。GM 涉及整个身体包括臂、腿、颈和躯干以变化运动顺序的方式参与的全身运动。在运动强度、力量和速度等方面具有高低起伏的变化，运动的开始和结束都具有渐进性。沿四肢轴线的旋转和运动方向的轻微改变使整个运动流畅、优美，并产生一种复杂多变的印象（Prechtl 1990）。而在足月前，我们称这些运动为胎儿或早产儿全身运动（Einspieler et al 2004），在足月到 6 ~ 9 周的时候，它们被称为扭动运动（Hopkins and Prechtl 1984；图 5.1）。

尽管胎儿或早产儿阶段和扭动运动阶段会由于月龄不同而存在细小差别，但是大体上 GM 从胎儿早期至足月后第 2 个月结束，都表现相似。足月 6 ~ 9 周后，具有扭动特征的 GM 逐渐消失，不安运动则开始出现（Hopkins and Prechtl 1984，Prechtl et al 1997a；图 5.1）。不安运动会持续到接近半岁结束，接下来有目的和抗重力运动开始逐渐占主导地位。

早产阶段的全身运动

观察发现胎儿期和早产阶段的 GM 十分相似，无论是出生后重力作用的增加还是个体的发育过程都不会对 GM 的表现产生影响。早产阶段的 GM 偶尔会表现幅度较大，且往往速度偏快（Cioni and Prechtl 1990，Prechtl et al 1997b，Einspieler et al 2004）。

扭动运动

从足月至足月后的 2 个月为扭动运动阶段。扭动运动的特征为小至中等幅度、缓慢至中等速度的运动，呈现出典型的椭圆形运动轨迹，给人带来一种扭动特征的

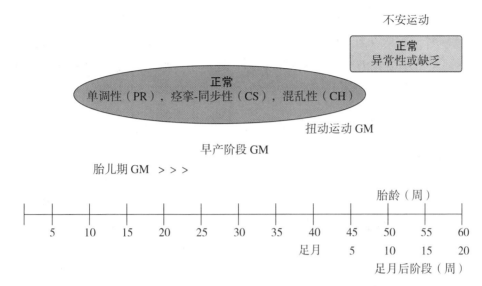

图5.1 正常和异常全身运动的发育历程

印象（Hopkins and Prechtl 1984，Cionietal 1989，Prechtl et al 1997b，Einspieler et al 2004）。肌电图记录显示，早产阶段 GM 的动作电位时相脉冲宽度明显比扭动运动阶段的长。然而从早产阶段 GM 到扭动运动 GM 的波幅值和强直性背景数值没有发生改变（Hadders-Algra and Prechtl 1992）。

在足月6～9周后，扭动运动逐渐消失，不安运动逐渐呈现（Hopkins and Prechtl 1984，Cioni and Prechtl 1990，Hadders-Algra and Prechtl 1992，Prechtl et al 1997a，1997b；图5.1）。

不安运动

不安运动是一种小幅度中速运动，遍布颈、躯干和四肢，发生在各个方向，运动加速度可变。在清醒婴儿中该运动持续存在，打嗝及哭闹时除外（Prechtl et al 1997a，1997b，Einspieler et al 2004）。肌电图的记录（Hadders-Algra et al 1992）与3D 运动分析（Coluccini et al 2002）显示运动的速度、幅度以及强直性背景活动度在扭动运动向不安运动过渡期间均减低。

不安运动可同时伴随各种其他的运动，例如上臂的来回摆动、挥动，双手相碰手指互玩，抓弄衣服，伸手够和触摸；伴有或不伴手膝相触的抬腿，躯干的旋转和翻身等（Hopkins and Prechtl 1984，Einspieler et al 2004）。

由于 GM 包括来自颈髓至腰髓所有节段的活动，所以产生 GM 的神经结构最可能位于脊髓以上的神经中枢（Prechtl 1997）。由于 GM 在妊娠后 9～10 周已经出现，所以不可能存在脑干以上的更高级中枢结构的参与。有假设认为扭动运动与不

49

安运动是不同的中枢模式发生器（central pattern generators）产生的。两种运动模式转化的短暂重叠期（图 5.1）支持了这种假设的可能性（Prechtl 1997，2001b）。已经达 6 月龄的小婴儿仍然可以在睡眠中观察到扭动运动，提示该中枢模式发生器会延长保留至不安运动阶段，甚至之后仍然存在（Einspieler et al 1994）。

当神经系统受损伤时，全身运动的质量将发生改变

高、低风险或脑损伤婴儿的 GM 发生率，即 GM 数量，并无不同（Prechtl and Nolte 1984，Ferrari et al 1990）。GM 的质量很可能受如皮质脊髓束和网状脊髓束调控，如果这些结构受损，就会对 GM 质量产生影响。缺氧缺血性损害或出血所致的脑室周围放射冠或内囊等损害就会使皮质脊髓投射受到破坏，导致 GM 质量异常（Prechtl 1997）。因此，早产阶段和扭动运动阶段 GM 失去了它们的复杂性和多变性，而出现单调性、痉挛 - 同步性或混乱性，不安运动呈现为异常性或缺乏（图 5.1）。所有正常和异常模式的 GM 都在教学录像盘（Prechtl et al 1997b）和光盘上（Einspieler et al 2004）进行展示。

单调性全身运动

各连续性运动成分的顺序单调，不同身体部位的运动失去了正常 GM 的复杂性（Ferrari et al 1990，Prechtl et al 1997b）。颅脑超声检查异常的婴儿往往常见单调性 GM。如继续随访到不安运动阶段，可以表现为正常不安运动、异常性不安运动和不安运动缺乏。因此，单调性 GM 的预测价值相对较低（Prechtl et al 1997a，Einspieler et al 2004，Nakajima et al 2005）。

痉挛 - 同步性全身运动

运动僵硬，失去正常的流畅性，所有肢体和躯干肌肉几乎同时收缩和放松（Ferrari et al 1990，Prechtl et al 1997b）。如果该异常模式在数周内持续被观察到，那么其对后期发展为痉挛型脑瘫有很高的预测价值（Ferrari et al 2002）。

混乱性全身运动

所有肢体运动幅度大，顺序混乱，失去流畅性或平滑性。动作总是表现出突然性（Bos et al 1997a，Ferrari et al 1997）。混乱性 GM 相当少见，常在数周后发展为痉挛 - 同步性 GM（Einspieler et al 2004）。

异常性不安运动

看起来与正常不安运动相似，但在动作幅度、速度以及不平稳性方面是夸大

的（Prechtl et al 1997a，1997b）。该异常模式少见，预测价值较低（Einspieler et al 2004）。

不安运动缺乏

如果在足月后 9～20 周一直未观察到不安运动，称之为不安运动缺乏。但是通常仍可观察到其他运动（Prechtl et al 1997a，1997b）。不安运动缺乏对于后期发展为中枢神经功能障碍，尤其是脑性瘫痪，具有高预测价值（Prechtl et al 1997a，Cioni et al 2000，Einspieler et al 2002，Guzzetta et al 2003）。

全身运动的评估程序

为了获得 GM 的可靠评估结果，应当采取标准化的录像程序（Einspieler et al 1997，2004）。录像时婴儿采取仰卧位，舒适穿着，充分暴露胳膊和腿。记录时间的长短取决于婴儿的年龄。为了收集大约 3 个序列（段）GM 进行可靠评估，我们通常记录早产儿 30～60 分钟录像，与婴儿入睡或清醒无关。录像期间观察者并不需要守在一旁，也无需评估所有记录到的录像。然后，重新观看录像记录并将大约 3 个序列的 GM 复制到一个评估磁带上。从足月阶段开始，5～10 分钟的最佳状态录像通常就足够了。不同年龄的录像序列应保存在评估磁带上组成个体发育轨迹（Einspieler et al 1997，2004）。录像记录中婴儿如果烦躁或有哭闹则不能分析。

GM 评估基于整体视觉格式塔（Gestalt）知觉。格式塔知觉在分析复杂现象时是一种强有力但也很易受干扰的方法（Lorenz 1971）。因此，在评估中必须避免过分注重细节。

基于个体化发育照料的早产儿（Constantinou et al 1999，Baldi 2002）和处于视觉、声音、本体感觉或社会性刺激等各种感官刺激环境中的 3 月龄婴儿（Dibiasi and Einspieler 2002，2004）的研究表明 GM 几乎不受环境刺激的影响。然而，对于 GM 评估而言，环境刺激会干扰评估者的格式塔知觉，如照料者在场、兄弟姐妹或者双胞胎出现在录像中，或者婴儿的镜像，或者拍摄床上堆满了玩具，或者婴儿躺在刺目的彩色毯子上，这些情况都应该避免（Einspieler et al 2004）。

有经验的评估者在评估单次 GM 记录时仅需 1～3 分钟。但是单次录像 GM 评估的准确性不如多次录像的个体发育轨迹（Prechtl 1990，Einspieler and Prechtl 2005）。理想的个体发育轨迹包括：①足月前的早产阶段记录 2～3 次（每次至少包括 3 个 GM 序列）；②足月时或足月后早期记录 1 次或各记录 1 次；③足月后第 9～15 周至少记录 1 次（Einspieler et al 2004）。个体的发展轨迹表明正常或异常发现的一致性或不一致性。基于个体发育轨迹可以对每个个体的神经学发育结局作出预测。

由于疲劳会干扰视觉格式塔知觉，建议评估者在评估 45 分钟左右后应当休息（Einspieler et al 1997）。如果在一个系列中看到许多异常的 GM 录像，评估者应当经常使用标准参考盘的正常 GM 录像来重新校准格式塔知觉，这是非常有必要的。

培训和评估者间信度

有关这一方法的最新信息可以在"早产儿、足月儿和小婴儿的 Prechtl 全身运动质量评估方法"中找到（Einspieler et al 2004）。由 GM Trust 组织提供为期 4 天的标准化基础和高级培训课程（www.general-movements-trust.info）。基础培训课程使婴幼儿神经学领域的专业人员能够正确应用 Prechtl 的 GM 评估。对大约 800 名评估者所作的近 9000 份的评估分析表明，评估的准确性达 83%，即与标准相符合。此外，识别出正常与异常 GM 的一致性达 92%（Valentin et al 2005）。

由 90 名评估者参与的基于 358 名婴儿的 11 项研究显示，评价者间的一致性为 89% ~ 93%（Einspieler et al 2004）。由 11 名评估者参与的基于 108 名婴儿的另外 4 项研究显示平均 kappa 值（Cohen 1969）为 0.88（van Kranen-Mastenbroek et al 1992；Bos et al 1997b，1998；Cioni et al 2000）。对 20 份 GM 录像经过两年时间间隔后进行重新评估发现，整体评估的重测信度为 100%，细化评估的重测信度为 85%（Einspieler 1994）。

半定量评估和运动最优性评分

应用 Prechtl 的最优性理念可以实现全身运动质量的半定量评估（Prechtl 1980）。根据每一个动作的评分标准给出最优性和非最优性得分，例如全身运动的幅度、速度、运动特质、顺序、空间范围以及起始和终止：最优性总分越高，全身运动的质量越优。

目前有两种不同的最优性评分表：第一个用于早产儿和足月阶段（Ferrari et al 1990），第二个（图 5.2）评估 3 ~ 5 月龄小婴儿的运动行为（Bos et al 2003）。

采用该半定量的细化评分使基于整体评估的格式塔知觉效能丢失。然而，它有助于半定量地描述全身运动的质量变化，可以评估出改善或者变差。

此外，GM 最优化评分可用于统计计算和与其他评估方法进行比较。例如，Einspieler（1994）报道了 3 ~ 20 周龄婴儿 GM 最优性评分和夜间多导睡眠图显示的 pO_2 值的高度相关性，提示 pO_2 值下降导致 GM 表现的最优性降低。

主要应用于高危儿的随访

Prechtl 的全身运动质量评估方法的突破之处在于，其能够比以往更早预测严重神经发育缺陷（Prechtl et al 1997a）。另外，可以准确识别出那些虽然有高危病史但

3～5月龄的运动模式评估
Christa Enispieler & Arie Bos，the GM Trust 2001

姓名：

出生日期：　　　　　　　　　孕周：　　　　　　　　　出生体重：

录像日期：　　　　　　　　　足月后周龄：

观察运动模式数量： □ 正常（N）　□ 异常（A）

N A	不安运动	N	手脸相触	N A	抬双腿，屈膝
N A	用力挥动	N	手口相触	N A	抬双腿，伸膝
N A	来回摆动	N	双手相触	N	手膝相触
N A	手臂急动	N	双手互玩	N A	拱起
N A	踢腿	N A	抓弄衣服/毯子	N A	躯干旋转
N A	愉快爆发	N	伸手	N	翻身
A	"cha-cha-cha"动作	N A	双足相触	N A	视觉搜索
N A	微笑	N	双足互玩	N	注视手
N A	嘴部运动	N A	手臂部分运动	N	头前屈
N A	舌头运动	N A	腿部部分运动	A	手臂划圈运动
N A	转头	A	部分运动：臂腿不一致	A	几乎无腿部运动

观察姿势模式数量： □ 正常（N）　□ 异常（A）

N A	头在中线（20°）	N A	手指姿势多变	A	颈部过伸
N A	对称	A	以握拳为主	A	躯干过伸
N A	自发 ATNR 缺乏或可克服	A	手指摊开	A	伸展手臂明显（在/高于床面）
		A	手指姿势很少		
A	身体和四肢平摊着	A	同步张开合拢	A	伸展腿部明显（在/高于床面）

运动的特质（整体评分）：

N	平滑且流畅	A	僵硬	A	以慢速运动为主
A	突然不平稳	A	痉挛	A	以快速运动为主
A	单调	A	同步	A	以大幅度运动为主
A	颤抖	A	痉挛-同步	A	以小幅度运动为主

运动最优性计分列表：

1	不安运动	正常	□	12
		异常性	□	4
	± + ++ P D	缺乏	□	1
2	同时存在的其他运动	与年龄相适应	□	4
		减少	□	2
		缺乏	□	1
3	其他运动的质量	正常 ＞异常	□	4
		正常 ＝异常	□	2
		正常 ＜异常	□	1
4	姿势	正常＞异常	□	4
		正常 ＝异常	□	2
		正常 ＜异常	□	1
5	运动特质	平滑且流畅	□	4
		异常但不是痉挛-同步	□	2
		痉挛-同步	□	1

运动最优性评分（最高 28 分，最低 5 分） ▢

图 5.2　3～5 月龄婴儿自发运动模式评估表

GM 评估为正常的婴儿，这些婴儿的神经发育结局将为正常（Prechtl 2001b）。

痉挛型脑性瘫痪的早期特异性指标

首个针对各种异常 GM 模式的预测价值进行的纵向研究表明，痉挛 - 同步性 GM 对于痉挛型脑瘫具有高预测价值（Ferrari et al 1990）。在 130 例婴儿参与的最大规模的纵向研究中，颅脑超声表现出各种情况：正常、因缺氧缺血性脑损伤或颅内出血而导致的异常。该研究也确定了痉挛 - 同步性 GM 的意义。GM 评估表现为连贯一致的痉挛 - 同步性的婴儿后期都发展为痉挛型脑瘫（Prechtl et al 1997a）。痉挛 - 同步性 GM 出现得越早，则后期的运动损害越严重（Ferrari et al 2002）。

另一个脑瘫的早期标志是不安运动缺乏。几乎所有从未表现出不安运动的婴儿将发展为脑瘫。在出现不安运动缺乏之前婴儿常表现为痉挛 - 同步性 GM，或者偶尔表现为单调性 GM。当我们观察含有暂时性痉挛 - 同步性 GM 的个体发育轨迹时，可以明晰表明不安运动是有效的早期标志。如果暂时性痉挛 - 同步性 GM 后发展为不安运动缺乏，则婴儿的神经学发育结局一般为脑瘫；如果暂时性痉挛 - 同步性 GM 后出现正常不安运动，则婴儿的神经学发育结局一般为正常（Ferrari et al 2002）。

因此，预测痉挛型脑瘫的早期特异性标志为连贯一致的痉挛 - 同步性 GM 和（或）不安运动缺乏。当在早期，即从胎儿期开始（Prechtl and Einspieler 1997）或早产/足月出生时开始至足月后 3 月龄内（Prechtl et al 1997a），采用传统的标准化神经学检查尚找不到脑瘫证据时，婴儿已经表现出以上两种异常质量的 GM。

偏瘫的早期体征

偏瘫儿童从出生后早期即可观察到异常运动的存在，该事实推翻了"偏瘫儿童在早期存在一段症状不表现的隐匿阶段"的假说。两项研究表明，后期发展为偏瘫的患儿在早期表现为双侧痉挛 - 同步性或单调性 GM，并且之后出现不安运动缺乏（Cioni et al 2000，Guzzetta et al 2003）。不依赖于头部位置的节段性运动是非对称性的最早期征象，即脑损伤对侧肢体的部分运动减少或消失。节段运动是一种手和足、手指和足趾参与的独特运动，可以单独出现或作为全身运动的一部分出现。在后一种情况下，节段运动不是肢体屈伸运动的一部分（Cioni et al 1997a，van der Heide et al 1999）。在早产儿中这种不对称从足月后第 3 个月开始呈现（Cioni et al 2000）。在新生儿脑梗死的足月儿中，不对称性的节段运动在出生第 2 个月即可出现（Guzzetta et al 2003）。

不随意运动型脑瘫的预测

后期发展为不随意运动型脑瘫的患儿在足月后第 2 个月表现出单调性 GM、异常的环形手臂运动和手指摊开。这些异常的手臂和手指运动特征至少持续存在到足月后 5 个月。异常的单侧或双侧的环形手臂运动是从肩关节开始的单调的、缓慢的向前旋转。特别是速度和幅度的单调是环形手臂运动的最大特点。通常这些异常的手臂运动产生时，患儿的手指摊开（Einspieler et al 2002）。

3 个月后中线位运动的缺乏，特别是缺乏足足相触是后期发展为不随意运动型脑瘫的又一特异性体征。另外，大多数案例都观察不到手手相触与手口接触（Einspieler et al 2002）。

不随意运动型脑瘫与痉挛型脑瘫的共同点在于，足月后 3 ～ 5 个月的不安运动和抗重力运动（即抬腿运动）的缺乏（Einspieler et al 2002）。不安运动缺乏尤其令人关注。Prechtl（1997）指出产生不安运动的特异性"中枢模式发生器"最有可能位于脑干。由不同的脑损伤所导致的两种类型脑瘫都表现为不安运动缺乏，提示完整的皮质脊髓束以及来自基底节和小脑的完整传出纤维对于正常不安运动的产生是必不可少的（Einspieler et al 2002）。

全身运动和轻微神经功能障碍

异常性不安运动相对于不安运动缺乏，其对神经发育结局的预测价值相对较低（Prechtl et al 1997a），但是在 Bos 与 Einspieler 等学者的文章中提到，异常性不安运动对轻微神经功能障碍发育结局的预测价值值得探讨（Bos et al 1999，2002；Einspieler et al 2004）。

Hadders-Algra 及其同事描述在 3 ～ 4 月龄的小婴儿（即不安运动阶段）中，"轻度异常 GM"怎样预测了 4 ～ 9 岁的儿童中将会发展为轻微神经学缺陷（minor neurological deficits，MND）、注意缺陷多动性障碍以及违抗行为（Hadders-Algra and Groothuis 1999，Hadders-Algra et al 2004）。根据 Hadders-Algra 等的观点，轻度异常 GM 指 GM 缺乏流畅性但仍表现出某些复杂性和变化性（Hadders-Algra et al 1997，Hadders-Algra 2004）。但是值得注意的是，这种轻度异常 GM 的分类在 Prechtl 的 GM 评估中不存在。来自 Bruggink 等（2006）的研究表明早期运动模式的质量，尤其是足月后 11 ～ 16 周不安运动质量的异常和同时存在的其他运动质量的异常，与儿童在 7 ～ 11 岁将发展为复杂性 MND 有关。

一项至今随访时间最长（长达 12 ～ 15 年）的研究结果显示，GM 质量并不能预测青春期的 MND（Einspieler et al 2006）。然而，有异常性不安运动病史的儿童在青春前期将会面临精细操作障碍。

预测价值

研究表明 GM 预测严重神经发育障碍的敏感性约达 94%（Ferrari et al 1990；Prechtl et al 1993；Cioni et al 1997b，1997c；Prechtl et al 1997a；Ferrari et al 2002）。同样的研究显示在早产和扭动运动阶段的 GM 的特异性较低（46% ～ 93%），原因在于相当数量的单调性 GM 婴儿在不安运动阶段转为正常，这些婴儿将会拥有正常的发育结局。伴随着月龄增长，GM 预测价值的特异性也逐渐升高，3 月龄特异性可达 82% ～ 100%，正常的不安运动将预测正常的神经发育结局（Einspieler and Prechtl 2005）。所有年龄段的正常 GM（LR- = 0.04，95% 置信区间：0.005 ～ 0.27）和痉挛 - 同步性 GM（LR+ = 45，95% 置信区间：6.4 ～ 321）以及不安运动缺乏（LR > 51）都具有极好的似然比（Einspieler et al 2004）。

全身运动与广泛性发育障碍

最近，包括 GM 在内的早期自发运动的标准化测试被应用于其他严重的发育障碍，例如 Rett 综合征（Einspieler et al 2005）和孤独症谱系障碍（Phagava et al 2005）。一般被认为这些疾病在早期表现出正常的发育，但研究者认为他们在出生后很快就表现出发育障碍。通过对自发运动模式的标准化观察所提供的结果表明，在出生后的最初几个月内，Rett 综合征和孤独症谱系障碍儿童已经表现出异常。尽管不一定具有特异性，但所观察到的这些迹象的价值在于，它们提醒着临床医生去思考早期诊断的可能性，因为此时的早期干预很可能是最有效的。

全身运动的现场直接评估和录像评估

在上述所有研究中，应用了标准化的 GM 评估技术，对 GM 录像进行观察和评估（Einspieler et al 2005）。采用精确的录像评估法已被证实利于 GM 评估的整体可靠性。在不受其他环境影响干扰的情况下，观察者可以基于他或她对运动质量的视觉格式塔知觉来评估视频录像。此外，录像评估法具有在不同速度下可重复播放的优势。然而，标准方法的全面应用并不总是容易在常规的临床环境中完成，因为它需要使用视频设备和额外的专用时间，而这些并不总是可行，尤其当录像评估法并未纳入既定的随访项目中时。此外，标准方法不允许观察者立即对家庭做出临床反馈，特别是在结果可疑的情况下。由于这些原因，在许多临床环境中，GM 的评估也可以在现场完成，评估者基于对婴儿行为的直接观察，从而做出判断。

到目前为止，只有一项基于具有神经发育风险的早产儿、足月儿和小婴儿的大样本中研究调查了这种改良版方法的可靠性（Guzzetta et al 2007）。当在采集录像的时候，评估者直接观察每个婴儿的自发运动活动，在现场完成评估并做书面记录。

随后由不同的评估者在盲法的基础上对 GM 录像进行评估。两种评估方法的相关系数在扭动运动阶段为 0.42，不安运动阶段为 0.79。两种方法对神经发育结果都显示出很高的敏感性，没有观察到假阴性。现场直接评估法显示出较低的特异性，特别是在扭动运动阶段。这些结果支持在不能常规应用标准的录像评估的情况下，可以使用 GM 的现场直接评估法，对于异常或可疑的案例则采用录像评估法。这可能有助于将自发性运动评估整合到常规的神经学检查方法（Dubowitz et al 1999）和临床随访项目中。

全身运动评估的其他方法

其他作者也证实了评估自发性运动对早期诊断的重要性，但使用的运动正常和异常的标准与 Prechtl 的方法不同。

Touwen（1990）没有描述具体的动作模式，而是根据 3 个成对的类别对动作的质量特征进行分类。有模式的（运动模式是一致的，可识别的）与无模式的（无法识别出一致的模式，运动被定义为混乱的或不定的）；流畅的（动作连续流畅，逐渐加速和减速）与突然的（动作突然，突然加速和减速）；多变的（运动的速度、幅度和方向是变化的，具有各种模式和姿势）与刻板的（运动的类型、速度、方向和幅度不变）。

van Kranen-Mastenbroek 等（1992，1994）提出了 5 个不同类别的全身运动，从正常的 GM（类型Ⅰ）到不同类型的异常（类型Ⅱ、Ⅲ、Ⅳ、Ⅴ）。与 Prechtl 方法相比，其主要区别在于其注重细节（动作的起始、幅度的变化、整体幅度、手臂与腿部运动的速度等），而整体的格式塔知觉判断只是作为测试的最后一项。

Hadders-Algra 等（1997，2004）引入了新的术语，扩大了 GM 异常的现有类型的分类。正常 GM 的定义采用了 Prechtl 的方法（Prechtl 1990，Prechtl et al 1997a）来确立，而异常的 GM 是根据解释性而非描述性的标准来区分的，即"轻度异常"和"明确异常"。本章报告了这些不同类别的预测价值相关数据。

Kakebeeke 等（1997，1998）使用了基于 GM 流畅性、时空可变性和顺序的 10 分制量表，分别评估臂和腿。目前还没有这个量表的预测价值数据。

Dubowitz 等（1999）（见第 4 章）在对新生儿和小婴儿的神经学评估中，加入了对自发运动质量进行评分的一个项目，但没有提供对该项目价值的具体研究。这种不使用录像记录的整合性的方法，其有效性间接地得到 GM 现场直接评估法的支持（见上文）。

"补充"的神经运动检查

所谓的新生儿和小婴儿"补充"的神经运动检查，是 Grenier 在 20 世纪 80 年代提出的一项临床技术，旨在拓展出生后最初几年内的传统的神经学评估方法，使其更加全面（Amiel-Tison and Grenier 1985，Grenier et al 1985）。

Grenier 认为，经典的神经学检查主要基于皮质下反应（即反射、被动肌张力等），难以观察可能由高级中枢介导的运动活动，会被原始的神经学反应（如 Moro 反射、非对称性紧张性颈反射等）所掩盖。这些反应通常发生在婴儿出生后的最初几个月，与头部的位置有关，对上肢和下肢的姿势和运动有很大的影响。

通过特定的易化方式（主要是姿势，通过支持头部而获得）可以诱发产生一些动作模式，Grenier 将其命名为"motricité libérée"。具有"motricité libérée"特征的运动模式可以预期婴儿后期的运动行为，可能适用于预测正常的神经功能和认知发育。Grenier 认为，在患有脑功能障碍的婴儿中，无法观察到"motricité libérée"，因此"motricité libérée"运动模式的缺乏可用于在很早期预测后期不良神经发育结局（脑瘫）。

"补充"的神经运动检查是在父母的陪伴下进行的，父母直接参与刺激婴儿，提升其注意力。在这个过程中，他们还有机会见证婴儿的潜在能力和神经系统的完整。

检查分为 3 个不同的渐进阶段："deparassitage"（自由）、"自由状态"和"引导 motricity"。

当婴儿保持觉醒并在注意检查者时，用手控制婴儿颈部和脊柱并给予本体感觉刺激，婴儿的肌张力和原始反射就会被修正：可以逐渐观察到头部的控制、上肢放松、固有的运动和原始反射减少（"deparassitage"）。

婴儿的这种感知能力和互动的新行为状态被称为"自由状态"，不同于 Prechtl（1974）描述的 5 个经典状态中的任何一个。"自由状态"以婴儿的主动参与和潜在运动能力的表达为特征（例如 1 个 17 天大的婴儿伸手并抓住物体）。处于"自由状态"期间，在评估者的帮助和"引导"下，婴儿还可以进行动态测试，例如左右臂的侧向支撑以及髋关节的外展。

在法国的一些机构中，这种方法仍在足月儿和早产儿中使用（Grenier et al 1995，Hernandorena et al 1995）。然而，该技术使用时非常耗时，并不适用于极其幼小的未成熟儿，到目前为止，尚无明确的证据证明其在临床随访中的价值。

行为评估量表

新生儿行为评估量表（The Neonatal Behavior Assessment Scale，NBAS）是 Brazelton（1973）开发的一项技术，用于检查足月婴儿在出生后最初几个月的行为。它的理论基础是基于这样的假设，即新生儿对环境刺激具有主动和特定的行为反应，而不是被动的。NBAS 涉及新生儿自发的探索行为以及通过评估者的易化方式来修正婴儿行为能力的功能：基于每个婴儿的个体特质与其建立互动关系。

这种方法是建立在两个关键原则的基础之上：第一个是基于婴儿角度的"最佳表现"的概念；第二个是基于检查者角度的灵活性概念，为获得婴儿最佳的行为反应，检查者应该根据每个婴儿具体和独有的特征调整测试。

根据这种方法，新生儿和小婴儿的行为被分为 4 个功能系统（自主神经系统调节、运动活动组织、行为状态组织、社会能力），每个系统相互作用，并受环境的影响。

自主神经系统的稳定性通过是否存在震颤、惊吓或肤色变化来判断；运动活动组织是通过评估肌张力、反射和运动活动来判断；行为状态组织包括状态不稳定、激惹、兴奋高峰、可安抚性和自我平静能力；注意和互动的质量包括警觉水平和将注意力集中在刺激源或视觉 / 听觉刺激上的能力。

NBAS 包括 28 个行为条目和 18 个与反射相关的神经学条目（图 5.3），使用的年龄上限约为 2 月龄（如果是早产儿，应使用矫正月龄）。

NBAS 的应用与婴儿及其照顾者之间互动的动态内容有关。量表的互动特性使其与其他评估方法完全不同，尤其是评估者的"客观性"被更类似于父母式的灵活方式所取代。此外，在场观察婴儿反应的父母可以更好地了解孩子的能力。

NBAS 有评估的优先顺序，但是顺序可以灵活调整以适应婴儿对检查的反应；因此，检查者的经验非常重要。该量表不仅是一种研究工具，而且近年来也在临床领域得到了更广泛的应用。

必须强调的是，该量表用于评估行为组织，并非为神经系统诊断而设计的。在这方面，与肌张力和反射有关的神经学条目可能会造成混淆。

在文献中，最近提出了一种新的评估工具，新生儿重症监护网络神经行为量表（Lester et al 2004），以期为早产儿和足月儿提供更全面的行为和神经学检查。

根据 Brazelton 对足月儿的评估，Als 等（1982）标准化了早产儿的行为量表，即"早产儿行为评估（Assessment of Preterm Infant Behaviour，APIB）"。这是一种有趣的临床工具，旨在评估早产儿的全面发育水平，识别发育问题的风险，并制订在新生儿重症监护病房（neonatal intensive care unit，NICU）中及出院后更好的个性化干预计划。

使用 APIB 进行行为评估已经过临床研究验证。据报道，无脑损伤的足月儿和早产儿的发育成熟度存在差异（Huppi et al 1996，Mouradian et al 2000），这种发育不成熟会一直持续到孕后 40 周，其似乎与 MRI 观察到的脑结构成熟延迟有关（Huppi et al 1996）。

获得新生儿行为能力的有效信息是早期干预的重要起点。在新生儿功能子系统与环境之间相互作用的背景下，早期干预必须个体化，即基于婴儿的行为反应，并结合 NICU 环境（灯光和声音水平，有害干扰频率等）的调整，特定的运动易化（屈曲姿势、非进食时间）以及协助从清醒到睡眠的过渡（个性化发育护理）。

　　最近的研究报道了对高危和低危早产儿进行早期干预计划的显著成效（Parker et al 1992，Buchler et al 1995，Als et al 1996，Huppi et al 1996，Stevens et al 1996），其在行为、电生理和 MRI 显示的大脑结构方面都有一个良好的效果（Als 2004）。近期的 Cochrane 系统综述（Symington and Pinelli，2006）表明早期干预可能会对早产儿的发育结局产生积极的作用。但是，许多研究仍然存在相互矛盾的证据。根据这篇综述，在可以为明确的实践方向提供支持之前，需要有证据表明发育护理干预

姓名		性别		出生日期		
孕周		体重		身高		头围
分娩方式		产程		Apgar 评分		
胎次		喂养方式		测试者		测试日期

	婴儿行为									评价
适应性	9	8	7	6	5	4	3	2	1	
反应 - 光										
反应 - 格格声										
反应 - 铃铛声										
反应 - 足触碰										
社会性 - 互动	9	8	7	6	5	4	3	2	1	
有生命的视觉刺激										
有生命的视觉 + 听觉刺激										
无生命的视觉刺激										
有生命的视觉 + 听觉刺激										
有生命的听觉刺激										
无生命的听觉刺激										
警觉性										
运动系统	9	8	7	6	5	4	3	2	1	
整体张力										
运动成熟性										
拉坐										
防御性										
活动水平										
状态组织性	9	8	7	6	5	4	3	2	1	
兴奋高峰										
快速构建										
激惹										
状态不稳定										

图 5.3　NBAS 评分表

	婴儿行为									评价
状态调节	9	8	7	6	5	4	3	2	1	
讨人喜欢的										
可安抚的										
自我平静										
手口相触										
自主神经系统	9	8	7	6	5	4	3	2	1	
抖动										
惊吓										
皮肤颜色易变										
微笑										
补充条目	9	8	7	6	5	4	3	2	1	
警觉性										
专注力										
检查者易化										
总体易激惹										
稳定性 / 容忍度										
状态调节										
检查者情绪反应										

反射	0	1	2	3	不对称	评价
足握持						
巴宾斯基征						
踝阵挛						
觅食						
吸吮						
皱眉						
被动抵抗 - 腿						
被动抵抗 - 臂						
手掌抓握						
放置						
站立						
迈步						
爬行						
侧弯						
张力变化头 / 眼						
眼球震颤						
紧张性颈反射（TNR）						
拥抱反射						

总结：新生儿

优点　　　　　　　　关注点

总结：家长

优点　　　　　　　　关注点

养育建议：

图 5.3（续）　NBAS 评分表

对短期和长期临床结局具有更一致的效果。此外，实施和维持发育护理经济因素在每个机构也应被考虑。

就这些行为量表的局限性而言，我们必须强调评估的内容不适用于矫正年龄超过 2 月龄。此外，在同一测试中，每个人每天的反应都有很大的差异（Sameroff 1978）。还有这些技术耗时且不易在临床环境中应用。然而，如上所述，它们可以被应用于神经功能受损婴儿的早期干预中，以及环境危险因素对婴儿发育影响的研究中。

总结

最近的研究发现为新生儿和小婴儿的神经学评估提供了一种新的方法，尤其是运动模式执行质量和全身运动，以及本章所述的其他评估方法或本章未涉及的其他评估方法，例如 Campbell（2001）提出的"婴儿运动能力测试"，将在第 13 章中进行介绍。这些评估方法为高危儿的早期诊断、预后和治疗做出了重要贡献。然而，这些方法应该是传统神经检查技术的补充，而不是替代。它们具有各自不同的属性和诊断目标。而且，传统的神经系统评估提供了对各种神经子系统的更全面的描述，其中一些是不能通过全身运动观察和其他方法进行测试的。

（译者：汪 军 石 琳 杨 红）

参考文献

Albers S, Jorch G (1994) Prognostic significance of spontaneous motility in very immature preterm infants under intensive care treatment. *Biol Neonat* 66: 182–187.

Als H (2004) Early experience alters brain function and structure. *Pediatrics* 113: 846–857.

Als H, Lester BM, Tronick EZ, Brazelton TB (1982) Toward a research instrument for the assessment of preterm infants' behavior (APIB). In: Fitzgerald H, Lester M, Yooman MW, editors. *Theory and Research in Behavioral Pediatrics*. New York: Plenum Press, pp 35–132.

Als H, Duffy FH, Mc Annulty GB (1996) Effectiveness of individualized neurodevelopmental care in the newborn intensive care unit (NICU). *Acta Paediatr* 416: 21–30.

Amiel-Tison C, Grenier A (1985) *La Surveillance Neurologique au Cours de la Première Année de la Vie*. Paris: Masson.

Baldi I (2002) The preterm infant with prolonged periventricular hyperechogenicity: prognostic role of neurological assessment and the effects of neonatal care. (In Italian.) MD thesis, University of Pisa.

Bos AF, van Loon AJ, Hadders-Algra M, Martijn A, Okken A, Prechtl HFR (1997a) Spontaneous motility in preterm, small for gestational age infants. II. Qualitative aspects. *Early Hum Dev* 50: 131–147.

Bos AF, van Asperen RM, de Leeuw DM, Prechtl HFR (1997b) The influence of septicaemia on spontaneous motility in preterm infants. *Early Hum Dev* 50: 61–70.

Bos AF, Martijn A, van Asperen RM, Hadders-Algra M, Okken A, Prechtl HFR (1998) Qualitative assessment of general movements in high risk preterm infants with chronic lung disease requiring dexamethasone therapy. *J Pediatr* 132: 300–306.

Bos AF, Einspieler C, Prechtl HFR, Touwen B, Okken-Beukens M, Stremmelar F (1999) The quality of spontaneous motor activity in preterm infants as early predictive signs for minor neurological abnormalities at two years. Newsletter. *Neonat Neurol* 8: 4–5.

Bos AF, Einspieler C, Prechtl HFR (2002) Motor repertoire at early age for prediction of neurological deficits at 2 y. *Pediatr Res* 52: 796. (Abstract.)

Bourgeois JP (2001) Synaptogenesis in the neocortex of the newborn: the ultimate frontier for individuation. In: Lagercrantz H, Hanson M, Evrard P, Rodeck C, editors. *The Newborn Brain. Neuroscience and Clinical Applications*. Cambridge: Cambridge University Press, pp 91–113.

Brazelton TB (1973). *Neonatal Behavioral Assessment Scale*. Clinics in Developmental Medicine 50. Philadelphia: JB Lippincott.

Bruggink JLM, Einspieler C, Butcher PR, Stremmelaar EF, Bos AF (2006) Can mild neurological abnormalities at 7 to 11 years be predicted from the motor repertoire at early age in preterm infants? *PAS* 3570: 310. (Abstract.)

Buchler DM, Als H, Duffy FH, MC Annulty GB, Liederman J (1995) Effectiveness of individualized developmental care for low risk preterm infants: behavioral and electrophysiologic evidence. *Pediatrics* 96: 923–932.

Campbell SK (2001) *The Test of Infant Motor Performance. Test User's Manual Version 1.4*. Chicago: Infant Motor Performance Scales, LLC.

Cioni G, Castellacci AM (1990) Development of fetal and neonatal motor activity: implications for neurology. In: Block H, Bertenthal BI, editors. *Sensory-motor Organizations and Development in Infancy and Early Childhood*. Amsterdam: Kluwer Academic Publishers, pp 135–144.

Cioni G, Prechtl HFR (1990) Preterm and early postterm motor behaviour in low-risk premature infants. *Early Hum Dev* 23: 159–193.

Cioni G, Ferrari F, Prechtl HFR (1989) Posture and spontaneous motility in fullterm infants. *Early Hum Dev* 7: 247–262.

Cioni G, Paolicelli PB, Rapisardi G, Castellacci AM, Ferrari A (1997a) Early natural history of spastic diplegia and tetraplegia. *Eur J Pediatr Neurol* 1: 33. (Abstract.)

Cioni G, Ferrari F, Einspieler C, Paolicelli PB, Barbani MT, Prechtl HFR (1997b) Comparison between observation of spontaneous movements and neurological examination in preterm infants. *J Pediatr* 130: 704–711.

Cioni G, Prechtl HFR, Ferrari F, Paolicelli PB, Einspieler C, Roversi MF (1997c) Which better predicts later outcome in fullterm infants: quality of general movements or neurological examination? *Early Hum Dev* 50: 71–85.

Cioni G, Bos AF, Einspieler C, Ferrari F, Martijn A, Paolicelli PB, Rapisardi G, Roversi MF, Prechtl HFR (2000) Early neurological signs in preterm infants with unilateral intraparenchymal echodensity. *Neuropediatrics* 31: 240–251.

Cohen J (1960) A coefficient of agreement for nominal scales. *Ed Psychol Meas* 20: 37–46.

Coluccini M, Maini S, Sabatini A, Prechtl HFR, Cioni G (2002) Kinematic analysis of general movements in early infancy. *Dev Med Child Neurol* 44: 14. (Abstract.)

Constantinou JC, Adamson-Macedo EN, Stevenson DK, Mirmiran M, Fleisher BE (1999) Effects of skin-to-skin holding on general movements of preterm infants. *Clin Pediatr* 38: 467–471.

Culp RE, Culp AM, Harmon RJ (1989) A tool for educating parents about their premature infants. *Birth* 16: 23–26.

de Vries JIP, Visser GHA, Prechtl HFR (1982) The emergence of fetal behaviour. I. Qualitative aspects. *Early Hum Dev* 7: 301–322.

Dibiasi J, Einspieler C (2002) Can spontaneous movements be modulated by visual and acoustic stimulation in 3-month-old infants? *Early Hum Dev* 68: 27–37.

Dibiasi J, Einspieler C (2004) Load perturbation does not influence spontaneous movements in 3-month-old infants. *Early Hum Dev* 77: 37–46.

Dubowitz LMS, Dubowitz V, Mercuri E (1999) *The Neurological Assessment of the Preterm and Full-Term Newborn Infant, 2nd edn*. Clinics in Developmental Medicine 148. Cambridge: Cambridge University Press.

Einspieler C (1994) Abnormal spontaneous movements in infants with repeated sleep apnoeas. *Early Hum Dev* 36: 31–48.

Einspieler C, Prechtl HFR (2005) Prechtl's assessment of general movements: a diagnostic tool for the functional assessment of the young nervous system. *Ment Retard Dev Disabil Res* 11: 61–7. (Review.)

Einspieler C, Prechtl HFR, van Eykern L, de Roos B (1994) Observation of movements during sleep in ALTE and apnoeic infants. *Early Hum Dev* 40: 39–50.

Einspieler C, Prechtl HFR, Ferrari F, Cioni G, Bos AF (1997) The qualitative assessment of general movements in preterm, term and young infants – review of the methodology. *Early Hum Dev* 50: 47–60.

Einspieler C, Cioni G, Paolicelli PB, Bos AF, Dressler A, Ferrari F, Roversi MF, Prechtl HFR (2002) The early markers for later dyskinetic cerebral palsy are different from those for spastic cerebral palsy. *Neuropediatrics* 33: 73–78.

Einspieler C, Prechtl HFR, Bos AF, Ferrari F, Cioni G (2004) *Prechtl's Method on the Qualitative Assessment of General Movements in Preterm, Term and Young Infants.* Clinics in Developmental Medicine 167. London: Mac Keith Press.

Einspieler C, Kerr AM, Prechtl HF (2005) Is the early development of girls with Rett disorder really normal? *Pediatr Res* 57: 696–700.

Einspieler C, Marschik PB, Milioti S, Nakajima Y, Bos AF, Prechtl HF (2006) Are abnormal fidgety movements an early marker for complex minor neurological dysfunction at puberty? *Early Hum Dev*, in press.

Ferrari F, Gioni C, Prechtl HFR (1990) Qualitative changes of general movements in preterm infants with brain lesions. *Early Hum Dev* 23: 193–233.

Ferrari F, Prechtl HFR, Cioni G, Roversi MF, Einspieler C, Gallo C, Paolicelli PB, Cavazutti GB (1997) Behavioural states, posture and spontaneous movements in infants affected by brain malformation. *Early Hum Dev* 50: 87–113.

Ferrari F, Cioni G, Einspieler C, Roversi MF, Bos AF, Paolocelli PB, Ranzi A, Prechtl HFR (2002) Cramped synchronised general movements in preterm infants as an early marker for cerebral palsy. *Arch Pediatr Adolesc Med* 156: 460–467.

Geerdink JJ, Hopkins B (1993) Qualitative changes in general movements and their prognostic values in preterm infants. *Eur J Paediatr* 152: 362–367.

Grenier A, Hernandorena X, Sainz M, Contaires B, Carré M, Bouchet E (1995) Examen neuromoteur complémentaire de nourrissons à risque de sequelles. Pourquoi? Comment? *Arch Pédiatr* 2: 1007–1012.

Guzzetta A, Mercuri E, Rapisardi G, Ferrari F, Roversi F, Cowan F, Rutherford M, Paolicelli PB, Einspieler C, Boldrini A, Dubowitz L, Prechtl HFR, Cioni G (2003) General movements detect early signs of hemiplegia in term infants with neonatal cerebral infarction. *Neuropediatrics* 34: 61–66.

Guzzetta A, Belmonti V, Battini R, Boldrini A, Paolicelli PB, Cioni G (2007) Does the assessment of general movements without video observation reliably predict neurological outcome? *Eur J Pediatr Neurol* (in press).

Hadders-Algra M (2004) General movements: a window for early identification of children at high risk for developmental disorders. *J Pediatr* 145: S12–S18.

Hadders-Algra M, Groothuis AM (1999) Quality of general movements in infancy is related to neurological dysfunction, ADHD, and aggressive behaviour. *Dev Med Child Neurol* 41: 381–391.

Hadders-Algra M, Prechtl HFR (1992) Developmental course of general movements in early infancy I: Descriptive analysis of change in form. *Early Hum Dev* 28: 201–213.

Hadders-Algra M, Van Eykern LA, Klip-Van den Nieuwendijk AW, Prechtl HF (1992) Developmental course of general movements in early infancy. II. EMG correlates. *Early Hum Dev* 28: 231–251.

Hadders-Algra M, Klip-van den Nieuwendijk AW, Martijn A, van Eykern LA (1997) Assessment of general movements: towards a better understanding of a sensitive method to evaluate brain function in young infants. *Dev Med Child Neurol* 39: 88–98.

Hadders-Algra M, Mavinkurve-Groothuis AMC, Groen SE, Stremmelaar EF, Martijn A, Butcher PR (2004) Quality of general movements and the development of minor neurological dysfunction at toddler and school age. *Clin Rehabil* 18: 287–299.

Hernandorena X, Contaires B, Carré M, Sainz M, Bouchet E, Grenier A (1995) Surveillance neurologique des nouveau-nés à risque d'infirmité motrice cérébrale. *Arch Pédiatr* 2: 941–947.

Hopkins B, Prechtl HFR (1984) A qualitative approach to the development of movements during early infancy. In: Prechtl HFR, editor. *Continuity of Neural Functions from Prenatal to Postnatal Life.* Clinics in Developmental Medicine 94. Oxford: Blackwell, pp 179–197.

Huppi PS, Schuknecht B, Boesch C, Bossi E, Fselblinger J, Fusch C, Herschkowitz N (1996) Structural and neurobehavioral delay in postnatal brain development of preterm infants. *Pediatr Res* 39: 895–901.

Kakebeeke TH, von Siebenthal K, Largo RH (1997) Differences in movement quality at term among preterm and term infants. *Biol Neonat* 71: 367–378.

Kakebeeke TH, von Siebenthal K, Largo RH (1998) Movement quality in preterm infants prior to term. *Biol Neonat* 73: 145–154.

Lester BM, Tronick EZ, Brazelton TB (2004) The Neonatal Intensive Care Network Neurobehavioral Scale procedures. *Pediatrics* 113: 641–667.

Lorenz K (1971) Gestalt perception as a source of scientific knowledge. (English translation of a German paper of 1959.) In: Lorenz K, editor. *Studies in Animal and Human Behaviour*, Vol. II. London: Methuen, pp 281–322.

Mouradian LE, Als H, Coster WJ (2000) Neurobehavioral functioning of healthy preterm infants of varying gestational ages. *J Dev Behav Pediatr* 21: 408–416.

Nakajima Y, Einspieler C, Marschik PB, Bos AF (2005) Does a detailed assessment of poor repertoire general movements help to identify those infants who will develop normally? *Early Hum Dev* 82: 53–59.

Parker SI, Zahr LK, Cole JG, Brecht ML (1992) Outcome after developmental intervention in the neonatal intensive care unit for mothers of preterm infants with low socioeconomic status. *J Pediatr* 120: 780–785.

Phagava H, Muratori F, Maestro S, Guzzetta A, Cioni G (2005) Retrospective analysis of general movements in infants with autism spectrum disorder: a pilot study. *Eur J Neurol* 12(Suppl 2): 239–240.

Prechtl HFR (1974) The behavioural state of the newborn (a review). Duivenvoorde Lecture. *Brain Res* 76: 185–212.

Prechtl HFR (1980) The optimality concept. *Early Hum Dev* 4: 201–205.

Prechtl HFR (1990) Qualitative changes of spontaneous movements in fetus and preterm infants are a marker of neurological dysfunction. *Early Hum Dev* 23: 151–158.

Prechtl HFR (1997) State of the art of a new functional assessment of the young nervous system. An early predictor of cerebral palsy. *Early Hum Dev* 50: 1–11.

Prechtl HFR (2001a) Prenatal and early postnatal development of human motor behaviour. In: Kalverboer AF, Gramsbergen A, editors. *Handbook of Brain and Behaviour in Human Development*. Amsterdam: Kluwer, pp 415–427.

Prechtl HFR (2001b) General movement assessment as a method of developmental neurology: new paradigms and their consequences. The 1999 Ronnie MacKeith Lecture. *Dev Med Child Neurol* 43: 836–842.

Prechtl HFR, Einspieler C (1997) Is neurological assessment of the fetus possible? *Eur J Obstetr Gynecol Repr Biol* 75: 81–84.

Prechtl HFR, Nolte R (1984) Motor behaviour of preterm infants. In: Prechtl HFR, editor. *Continuity of Neural Functions from Prenatal to Postnatal Life*. Clinics in Developmental Medicine 94. Oxford: Blackwell, pp 79–92.

Prechtl HFR, Ferrari F, Cioni G (1993) Predictive value of general movements in asphyxiated fullterm infants. *Early Hum Dev* 35: 91–120.

Prechtl HFR, Einspieler C, Cioni G, Bos AF, Ferrari F, Sontheimer D (1997a) An early marker for neurological deficits after perinatal brain lesions. *Lancet* 349: 1361–1363.

Prechtl HFR, Bos AF, Cioni G, Einspieler C, Ferrari F (1997b) *Spontaneous Motor Activity as a Diagnostic Tool*. Demonstration Video. London, Graz: The GM Trust (www.general-movements-trust.info).

Sameroff, AJ (1978): Summary and conclusion: the future of newborn assessment. In: Sameroff AJ, editor. *Organization and Stability of Newborn Behaviour Assessment Scale. Monographs of the Society for Research in Child Development* 177(43): 102–123.

Seme-Cigleneèki P (2003) Predictive value of assessment of general movements for neurological development of high-risk preterm infants: comparative study. *Croat Med J* 44: 721–727.

Stevens B, Johnston C, Petryshen H, Taddio A (1996). Premature infant pain profile: development and initial validation. *Clin J Pain* 12: 13–22.

Symington A, Pinelli J (2006): Developmental care for promoting development and preventing morbidity in preterm infants. *Cochrane Database Syst Rev* 19: CD001814.

Touwen BCL (1990) Variability and stereotypy of spontaneous motility as a predictor of neurological development of preterm infants. *Dev Med Child Neurol* 32: 501–509.

Valentin T, Uhl K, Einspieler C (2005) The effectiveness of training in Prechtl's method on the qualitative assessment of general movements. *Early Hum Dev* 81: 623–627.

van der Heide JC, Paolicelli PB, Boldrini A, Cioni G (1999) Kinematic and qualitative analysis of lower-extremity movements in preterm infants with brain lesions. *Phys Ther* 79: 546–557.

van Kranen-Mastenbroek V, van Oostenbrugge R, Palmans L, Stevens A, Kingma H, Blanco C, Hasaart T, Vles J (1992) Inter- and intra-observer agreement in the assessment of the quality of spontaneous movements in the newborn. *Brain Dev* 14: 289–293.

van Kranen-Mastenbroek V, Kingma H, Caberg H, Ghys A, Blanco C, Hasaart T, Vles J (1994) Quality of spontaneous general movements in full-term small for gestational age and appropriate for gestational age newborn infants. *Neuropediatrics* 25: 145–153.

第六章　婴儿脑磁共振成像

Mary Rutherford · Eugenio Mercuri · Frances Cowan

引言

磁共振成像（magnetic resonance imaging，MRI）在儿童神经病学中起着至关重要的作用。新生儿期的 MRI 检查，可以为大多数病例提供有价值的信息。但是，这依赖于新生儿期可辨别的症状和体征，以及医院是否可提供 MRI 检查。不幸的是，对患病新生儿进行 MRI 检查并不简单，仅少数医疗中心具备成功扫描和阐释图像的技术。序贯的影像学检查，可以为临床医师提供宝贵的信息。

本章将就实际应用提出建议，如镇静、安全操作、最佳序列、婴儿检查时机等。还会介绍如何用 MRI 跟踪发育中脑生理的成熟过程，以及新生儿期常见疾病的影像学表现及其演变。

实际应用问题

镇静

新生儿期及婴儿影像学检查的成功，需要检查前认真准备，需要放射科技师、医师及新生儿医师与儿科医师的密切协作。为此，新生儿应在自然睡眠状态下、进食或轻度镇静（如水合氯醛）后，进行影像学检查。水合氯醛使用剂量为 25 ~ 50 mg/kg，口服、经胃管或灌肠（Cowan 1998）。有严重脑病的新生儿可能不需要镇静，也可能需要使用抗惊厥药物来镇静。所有新生儿，无论镇静与否，均需要在 MR 扫描过程中使用磁共振兼容的脉搏血氧仪和心电图进行监测。这一过程，需要有资质的儿科医师进行密切监护。年长儿童可以通过镇静后采集图像。大于 6 月龄的患儿，水合氯醛的使用剂量为 75 ~ 100 mg/kg（Cowan 1998）。2 岁以下儿童使用全身麻醉不是必需的，但水合氯醛需要给到最大剂量。患儿还需要在整个扫描过程中进行监测，直到他们醒来。

安全性

所有新生儿和儿童在 MR 扫描之前，都需要例行检查是否存在金属。检查产生噪声较大，尤其是弥散加权成像（diffusion weighted imaging，DWI）和灌注加权成像（perfusion weighted imaging，PWI）等快速序列，可能会吵醒婴儿，甚至影响听力系统的发育，因此需要使用护耳用具。我们使用牙科骨粉膏制作个体化耳塞，以及新生儿耳罩（Natus MiniMuffs；www.natus.com）。婴儿即便睡着的时候也可能会动，但是在头周围贴合使用可塑性气囊或泡沫，可以尽量减少活动对成像产生的影响。婴儿使用襁褓，在保暖的同时可以减少运动。年长儿童可以使用耳机或成人式耳塞。头周围放置泡沫同样可以减少运动（Pennock 2002）。

硬件软件应用

图像质量的评价指标是信噪比。为此，使用的头部线圈应尽量贴合环绕头部，如果没有专门的新生儿或婴儿头部线圈，可以为 2 个月以下的婴儿使用成人膝关节线圈。膝关节线圈基本都会配备。

大多数序列参数是为成人颅脑而设定的。2 岁以下婴儿的脑部发育不成熟，含水量高，需要对其进行参数调整，以获得高质量的图像。具体参数依据系统和场强设定。

T1 和 T2 分别为纵向和横向弛豫时间的 MR 参数。不同类型组织的弛豫时间不同。T1 和 T2 加权图像提供关于正常解剖学和病理学的补充信息。DWI 图像反映了大脑中水分子的随机运动或弥散度。这种弥散系数，一般用表观弥散系数（apparent diffusion coefficient，ADC）来衡量，急性梗死区域内的 ADC 值减低（图6.5）。这是由于细胞毒水肿的细胞外水分子的自由运动减低，而细胞内水的相对受限增加。到了损伤后的第 2 周，细胞坏死，梗死灶形成，ADC 值可以假正常化。

T2 FLAIR 图像基于 T2 加权成像，但脑脊液的信号强度被抑制。这样易于识别出高信号的胶质组织，尤其是脑室周围的胶质组织。

我们常规扫描如下序列：

- 在横断面得到的 T1WI 序列。评价基底节、丘脑、内囊后肢，并提供最佳内囊后肢图（图 6.1）。
- 在横断面得到的 T2WI 序列。对早期缺血的检出和极不成熟脑的灰白质对比都优于 T1WI（图 6.1）。
- 矢状面 T1WI（图 6.2）。容积扫描最为理想，既能提供薄层图像，又能进行任意切面重建。可以用来进行脑结构的准确定量（图 6.3）。T2WI 同样可以进行重建（图 6.4）。
- DWI，对于早期缺血（＜ 1 周）的检出最为理想（图 6.5）。

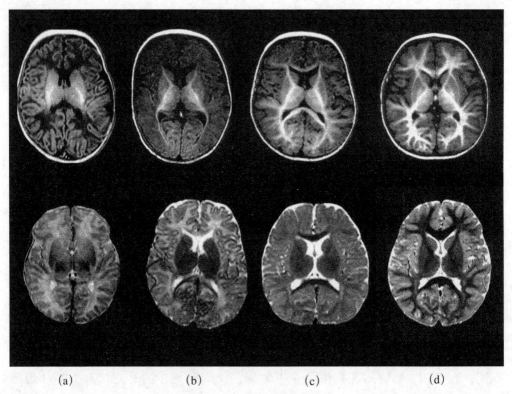

(a)　　　　　　　(b)　　　　　　　(c)　　　　　　　(d)

图 6.1　足月（a）、3 个月（b）、1 岁（c）和 2 岁（d）时，T1WI（第一行）和 T2WI（第二行）的正常大脑外观

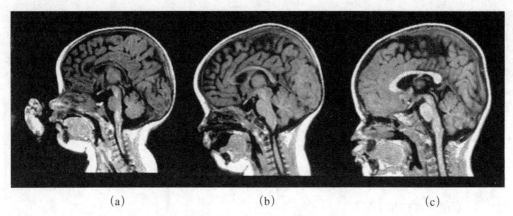

(a)　　　　　　　(b)　　　　　　　(c)

图 6.2　矢状面 T1WI。足月时胼胝体的出现（a）；3 个月时，胼胝体可看到部分高信号，符合髓鞘化进程（b）；1 岁后完全髓鞘化时（c）

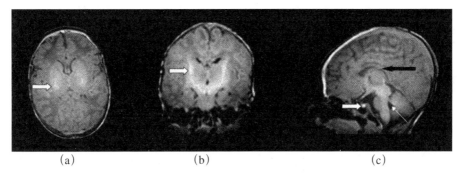

(a)　　　　　　　　(b)　　　　　　　　(c)

图 6.3　T1WI 容积采集可以进行任意方向重建。（a）和（b）显示内囊后肢髓鞘化（箭头）。（c）矢状面可以看到胼胝体全长（黑色箭头），垂体窝可见高信号的垂体（白色粗箭头）。可以评价小脑蚓和第四脑室（白色细箭头）

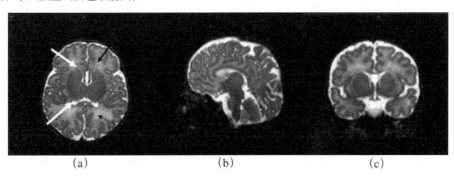

(a)　　　　　　　　(b)　　　　　　　　(c)

图 6.4　新生儿头部 T2WI。多层采集产生各向同性影像的"伪容积"，适合多方位图像的重建。在颞角和尾状核头以上可见残存的生发基质（箭头），前角（黑箭头）前方明显"帽"状低信号，由移行细胞构成。有箭头指向后方的脑室周围白质（黑色短箭头）

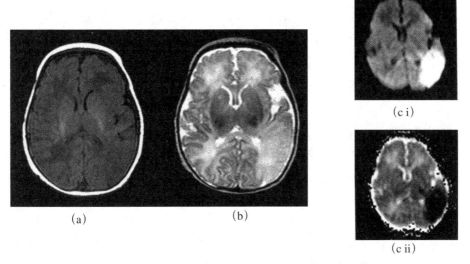

(a)　　　　　　　　(b)　　　　　　　（c i）

（c ii）

图 6.5　弥散加权成像（DWI）。新生儿第 5 天，围生期左侧大脑中动脉梗死。（a）T1WI 显示左侧顶叶后部灰白质分界消失，征象隐匿。（b）T2WI 显示灰白质分界消失更为明显。（c i）弥散加权成像呈现高信号，而（c ii）ADC 图的低信号符合扩散受限

2 岁内婴儿正常脑发育影像

皮质

足月婴儿脑发育成熟在皮质折叠方面尤为显著。38 周时，全部脑沟都已经形成，随后几周内，脑沟变得更深；外侧裂也会进一步变窄（图 6.1 和图 6.5）。极早产儿到足月龄时，其皮质折叠表现与足月儿相似，但不及后者成熟和复杂（Ajayi-Obe et al 2000）。

正常皮质呈现 T1WI 高信号、T2WI 低信号，在 Rolandic 区或中央沟周围信号对比最明显（图 6.6）。同时，该区域附近白质正在迅速髓鞘化。之后 2 个月，皮质 T1WI 高信号减低，之后 6 个月，皮质 T2WI 低信号，基于所使用序列不同而呈现对比减弱。这些改变可能归因于细胞密度减低和突触数量增加。同期，白质髓鞘化使得白质与皮质信号的对比逐渐反转。因此，在新生儿期后头几个月，MR 图像会经历一个相对等信号的时期。这个现象同样会出现在受损组织中，使得该阶段正常和损伤的分辨相当困难。

与早产期脑相比，足月期作为皮质起源的生发基质基本消散（图 6.7），但在尾状核丘脑沟、丘脑后与视辐射的交界处、侧脑室前角旁白质有时可以见到残留的生发基质，在快速自旋回波序列（fast spin echo, FSE）T2WI 中最容易观察到（图 6.4）。

中央灰质

足月儿的基底节和丘脑相对较大。内囊清晰地分隔了尾状核头、纹状体（苍白球、壳核）、丘脑结构。苍白球、丘脑腹外侧核（VLNT）、壳核后部在 T1WI 呈高信号（图 6.1）。之后数周，苍白球和壳核的高信号逐渐变得不明显。因而，近足月期核黄疸异常信号的辨析相对困难。丘脑腹外侧核与周围组织的信号有区别可持续数月。

苍白球、黑质、红核（后期还有齿状核）由于铁沉积在 T2WI 上表现的低信号，这在 9 岁之前不应该出现。基底节下部近前联合区域经常看到血管间隙，不要同 Leigh 病等异常相混淆。

间脑和脑干

间脑和脑干的锥体束的最外侧部分在足月期已经开始髓鞘化。从出生到生后 3 个月，脑干纤维束及核团会变得明显，尤其在 T1WI 表现上。

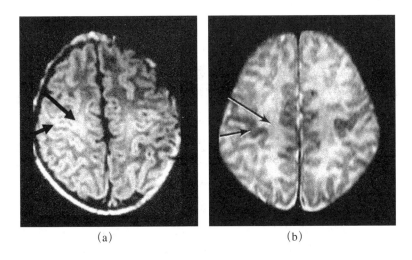

(a)　　　　　　　　　　　(b)

图 6.6　半卵圆中心正常表现为皮质折叠清晰。(a) T1WI 中央沟周围高信号（下方箭头），白质亦呈高信号符合髓鞘化（上方箭头）。(b) T2WI 中央沟周围低信号（下方箭头），白质表现为更为弥漫的低信号，符合髓鞘化（上方箭头）

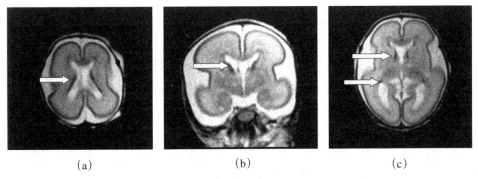

(a)　　　　　　　　(b)　　　　　　　　(c)

图 6.7　25 周早产儿脑 FSE 序列。低信号生发基质，在横断面图像上尾状核上方（a）、冠状面尾状核头上方（b）、横断面（c）及颞角顶（c）（下方箭头）。脑室周围带状信号分层，与细胞移行一致

脑白质

　　足月时脑白质相对不成熟，大部分尚未髓鞘化。髓鞘化的区域主要位于脑干、苍白球、丘脑腹外侧核；从孕 38 周开始，白质髓鞘化快速发展。这种趋势在生后第 1 年一直持续，而在第 2 年有所减缓，以后白质髓鞘化缓慢发展一直延续到青春期。

　　足月龄时 MR 图像，可以看到脑干、内囊后肢（posterior limb of the internal capsule，PLIC）和半卵圆中心中央白质中的髓鞘（图 6.1、图 6.3）。与常规 FSE

T2WI 相比，T1WI 上髓鞘的出现更早且增长更快。足月时，T1WI 上已髓鞘化的内囊后肢后 1/3 至 1/2 部分呈高信号，37 周后缺乏这些正常征象对以后神经系统发育具有重要影响，是一个非常重要的影像标志。T2WI 仅内囊后肢后部的一小部分可以看到髓鞘化，特征性表现为球形外观（图 6.1、图 6.4）。在 FSE 图像上，短 T2 更长，范围更广泛，类同于 T1WI 上的高信号区域。早产儿到足月龄时，内囊后肢似乎比近足月出生的婴儿更早出现髓鞘化，但鞘鞘的质量可能还不够理想。

足月龄时，大脑半球大部分脑白质仍未髓鞘化，通常表现为 T1WI 中到低信号，T2WI 高信号（图 6.1）。这些脑白质的信号强度不应该完全一致，而是往外周信号强度稍有改变，并逐渐接近于皮质。侧脑室前角周围有 T2WI 低信号的小"帽"，起源于生发基质的移行细胞（图 6.4）。其附近，更偏外周的是一个有箭头形状的 T2WI 高信号、T1WI 低信号的区域。组织学上这些组织细胞相对少。脑室体部上方、枕角后方同样能看到类似区域。早产儿这些表现更明显，足月及过期产这一表现如果过于明显，则为异常信号（图 6.7）。

白质髓鞘化在生后第一年是显著的。白质提供了大部分的脑容量，是生后两年颅脑生长的主要因素。出生之前，FSE T2WI 观察髓鞘化最好。足月儿出生后的 8～10 月龄，T1WI 来观察髓鞘化更好。在此之后，T1WI 主要的改变已完成，进一步成熟及细节的观察在 T2WI 上更好（图 6.1）。

作为总体归类，髓鞘化从背侧到头侧，大脑半球首先从顶叶，之后分别到枕叶、额叶、颞叶。半球内椎体束相关区域髓鞘化早于脑叶。脑干髓鞘化背侧先于腹侧，感觉先于运动。具体位点和髓鞘化时间见表 6.1。总之，在 T1WI 上，1 月龄时内囊髓鞘化达膝部，3 月龄时完全髓鞘化（图 6.1）。之后髓鞘化的区域为半卵圆中心，视放射和胼胝体（图 6.2），在 T2WI 上，这些改变要慢，时间要长，因此较为隐匿，在生后第 2 年髓鞘化延迟在 T2WI 观察较好。

终末带

在髓鞘化的白质中，存在髓鞘化晚的区域。在侧脑室后方和上方的脑室周围区，T2WI（图 6.8）和 T2 FLAIR 尤为明显。在正常婴儿生后第二年能看到，可以持续存在多年，称为"终末带"。组织学上这些部位符合"细胞贫乏区域"。然而，这些同样的区域在早产儿中也很明显，他们有轻微的运动障碍但没有脑瘫。这些区域也是脑室旁白质软化症（periventricular leucomalacia，PVL）中最常见的区域。它们也常见于无具体原因的全面性发育落后儿童的影像学表现。在上述这些病例中，脑室边缘相对平滑，形状正常，T2 加权表现为脑室边缘低信号。而 PVL 则出现脑室边缘不规则，边缘异常高信号，信号高于正常"终末带"，常伴有胼胝体后部变薄及部分丘脑萎缩。

其他鉴别诊断，有血管间隙，T1WI 低信号、T2WI 高信号，T1WI 呈线样（图6.9），在反转恢复（IR）序列上观察最好。总之，这一区域的异常很常见，原因有很多，图像解释需依赖于临床情况。

胼胝体

出生时，胼胝体很薄，厚度均匀（约为 2 mm），相对平坦，未髓鞘化（图6.2）。胼胝体膝部、压部在生后第一年后期（半岁之后）逐渐增厚并髓鞘化（表

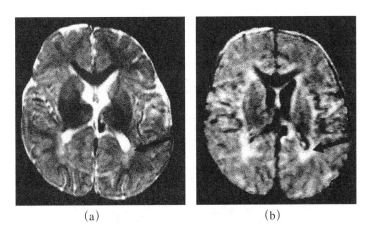

(a)　　　　　　　　　　　　(b)

图 6.8　终末带。(a) 1 岁患儿 T2WI 图像。侧脑室后角周围终末区高信号（箭头）。(b) T2 FLAIR 上高信号更明显。这种表现相对常见，无特异性。可能代表脑白质未髓鞘化区，尤其在早产儿中常见，可孤立发生，不伴有运动障碍或下肢肌张力增加

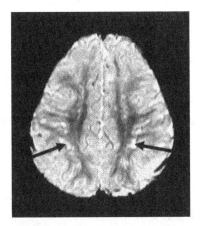

图 6.9　血管间隙。一名 2 岁儿童的 T2 加权像显示血管间隙为多中心的高信号（箭头）

6.1），才会呈现出其特有的形态。胼胝体的体部在 9 月龄左右呈现成人形态，在体部和压部连接的地方经常出现局灶性变薄。

表6.1 脑主要区域的髓鞘形成时间

区域	T1加权图像髓鞘形成对应的年龄	T2加权图像髓鞘形成对应的年龄
脑干背侧	足月儿出生时完成	足月儿出生完成
脑干腹侧	足月出生时开始	4 个月
内囊后肢	出生时 1/3 完成；1月完全完成	出生时后部小部分区域完成；6 个月时完成
内囊前肢	开始于 2 个月，完成于 3 个月	开始于 6 个月，完成于 8 个月
半卵圆中心	从足月开始，3 个月到达运动皮质	1 ～ 2 个月开始，3 ～ 4 个月到达运动皮质
视放射	1 个月	2 ～ 4 个月
胼胝体压部	3 个月	6 个月
胼胝体膝部	5 个月	8 个月
海马	足月到出生后 1 个月	？？
小脑脚	足月出生时	2 个月
小脑半球	足月出生时（中央），4 个月时（外周）	8 ～ 18 个月
枕叶白质	2 ～ 3 个月开始，6 ～ 7 个月达到皮质	4 ～ 7 个月开始，9 ～ 12 个月至皮质下
额叶白质	5 ～ 6 个月	11 ～ 14 个月开始，18 个月至皮质下
颞叶白质	7 ～ 8 个月开始，1 岁到外周	16 ～ 18 个月开始，24 个月至皮质下
皮质下白质	24 个月	—

小脑

小脑蚓部和小脑半球在出生时已发育良好。中线区小脑向前旋转，与脑干后缘向下毗连。小脑半球中央区、小脑下脚、小脑上脚已经髓鞘化完成。生后 3 个月，表现同成人相似，但 T2WI 需要更久才能看到髓鞘化。小脑外周髓鞘化逐步完成，渐延伸至叶部，4 个月后在 T1WI 中开始出现，8 个月后在 T2WI 中出现，18 个月时小脑发育与成人接近（图 6.10）。

脑室系统

侧脑室前后角小而圆，可以看到向颞叶延伸。第三脑室后部在丘脑之间，前部向前下指向垂体窝，因此更为明显。导水管狭窄，但应该是可见。第四脑室宽度大

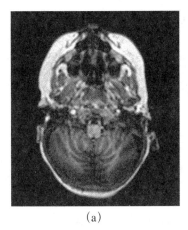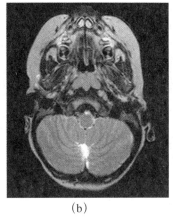

(a)　　　　　　　　　　　(b)

图 6.10　2 岁时小脑的外观显示髓鞘化，在 T1 加权像上呈高信号（a），在 T2 加权像上呈低信号（b）

于深度，约为脑桥直径的一半（图 6.3c 和图 6.4b）。

脑外和发育性间隙

大脑半球间裂狭窄规则（图 6.6），外侧裂更为显著，评价外侧裂区是否存在潜在细微异常变得十分困难。顶叶、颞叶周围腔隙、基底池比较大，可以达到 5 ~ 6 mm，直到孕 36 ~ 37 周，顶后部蛛网膜下腔都可以很宽（12 ~ 13 mm）。新生儿期后额部脑外间隙增宽并不少见，可见于有些因巨脑而扫描的发育正常的婴儿。

图像的解释

除了对正常发育的大脑有透彻的了解外，对图像的正确解释还需要了解围生期获得性病变的范围及其演变。围生期脑损伤常为对称性，易与正常的外观相混淆，反之亦然，特别是对那些缺乏未成熟大脑影像经验的人。恰当的做法是将图像发送给那些常规进行围生期损伤婴儿 MRI 检查的中心，以获得明确报告或二次诊断。

临床扫描时机

早期新生儿成像

对脑出血、脑室扩张、大脑结构畸形等产前病变通常可以在产前的影像学检查中检出，无论是超声还是 MR。在所有的新生儿病例中，MRI 能更好地明确病变的类型和范围。在一些皮质发育异常的情况下，例如移行异常或巨脑回，虽然在新生儿成像中可以发现这些异常，但更好地观测病变需要在 6 ~ 12 月龄（图 6.11）（Longman et al 2004）。

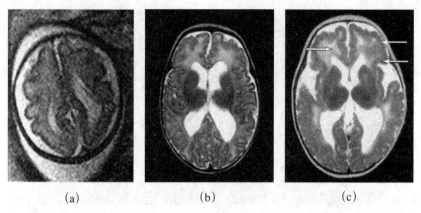

(a)   (b)   (c)

图 6.11 多小脑回的演变。（a）29 周胎儿 MR 脑室增宽。（b）生后 MR 表现为脑室增宽。双侧额叶轻度简化脑回及脑白质高信号。（c）6 月 MR 多小脑回显示清楚（右箭头），额叶脑白质呈显著高信号（左箭头）

未成熟大脑的获得性病变从一开始就迅速发展（图 6.12、图 6.13）。对早产儿的影像学检查最好在矫正胎龄达足月时进行，此时内囊后肢的外观可帮助预测其预后（图 6.14）（de Vries et al 1999）。

- 对于超声检查异常或神经体征异常的婴儿，应尽可能早地进行 MRI 检查。
- 脑室扩张速度较快的婴儿需要进一步更精细的成像，特别是颅脑超声无脑出血证据时。
- 早期脑出血病变明显，并以一种相对可以预测的方式发展（图 6.13）。
- 脑室旁白质软化可能只有在发病后 1 ~ 2 周才能通过常规成像看到，但时间选择可能不太准确（图 6.16）。弥散加权序列成像可以在异常组织发生囊性变之前识别（图 6.15）（Inder et al 1999）
- 大多数早产儿在矫正胎龄达足月时，存在弥散的白质内信号异常，T2 加权图像上呈高信号（DEHSI），T1 加权像上呈低信号（图 6.17）。这可能同 2 岁时智商落后有关。目前对这种早产儿白质疾病的病因了解甚少，矫正胎龄达足月时仅仅为了检测 DEHSI 可能并不太合理。

对于足月婴儿和早产儿而言，在分娩前后发生的脑出血病变在症状开始时就很明显。

- 足月儿围生期获得性缺氧缺血性脑损伤，在分娩后 1 ~ 2 周最为明显，尤其是广泛性缺氧缺血性脑病（hypoxic-ischaemic encephalopathy，HIE）和围生期脑卒中。在一些患有 HIE 的婴儿中，可能需要早期影像学检查来建立诊断

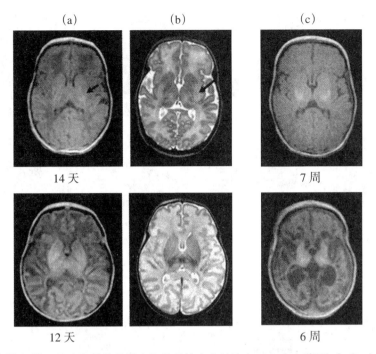

图 6.12 2例缺氧缺血性脑病婴儿的围生期获得性病变的演变。T1 加权序列（a 和 c），T2 加权序列（b）。第一行病变局限于基底节和丘脑，T2WI 上纹状体异常信号更明显（b）。7 周时存在异常高信号残留。第二行婴儿基底节、丘脑存在广泛异常信号，脑白质广泛异常信号符合早期梗死。6 周时基底节显著萎缩伴异常信号残留，脑白质见广泛梗死区

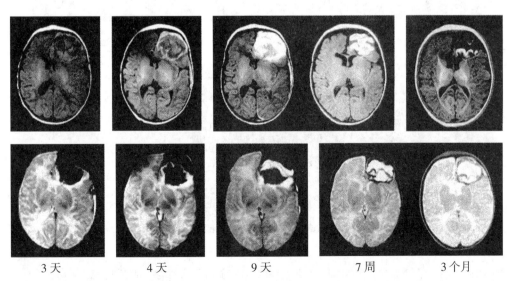

图 6.13 围生期左侧额叶获得性的出血病变在 T1 加权像（第一行）和 T2 加权像（第二行）上的演变

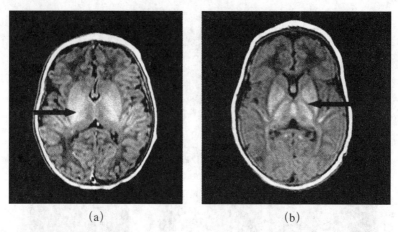

(a)　　　　　　　　　　　　(b)

图 6.14　正常足月婴儿 T1 加权像（a）显示内囊后肢正常髓鞘化的高信号（箭头）；（b）缺氧缺血性脑病婴儿内囊后肢的正常高信号消失（箭头）

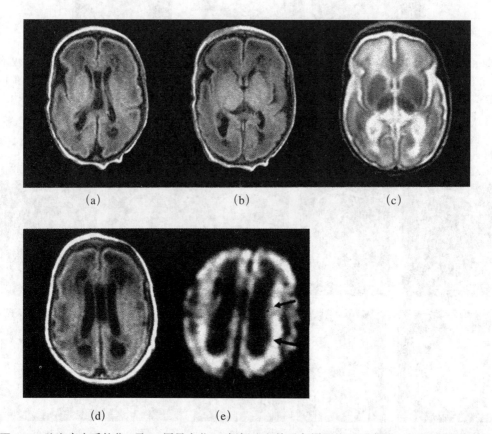

(a)　　　　　　　　(b)　　　　　　　　(c)

(d)　　　　　　(e)

图 6.15　脑室旁白质软化。孕 30 周早产儿，双侧侧脑室前后角周围均可见囊肿。在 T1 加权像（a）和 T2 加权像（b）上容易同脑室分开。在弥散加权像（e）上，异常高信号符合弥散受限（箭头），且早期缺血区在常规 T1WI 上还没有囊变（d）

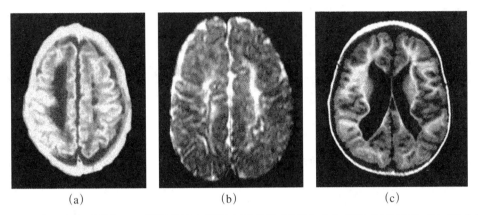

(a)	(b)	(c)

图 6.16 脑室旁白质软化。35 周婴儿脑室周围白质囊变（箭头）（a）以及 15 月龄时（b）和（c）的表现。脑室不规则扩张（c），T2 加权像（b）脑室上方层面的脑室周围白质信号增高，符合胶质增生

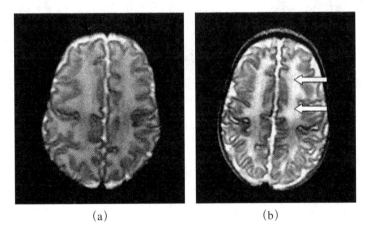

(a)	(b)

图 6.17 足月儿（a）和早产儿的校正胎龄达足月时（b）的半卵圆中心层面的 T2 加权像。早产儿脑白质广泛高信号（箭头），脑外间隙轻度增宽，皮质折叠略少

和临床协助处理。在刚开始几天的成像可能只显示轻微的异常，即使其中可能存在严重的脑损伤，尤其是对缺乏经验的放射科医师来说。早期图像检查都应包括一个弥散加权序列。弥散加权成像（DWI）可用于大多数现代成像设备，它能够识别任何梗死的白质（图 6.5、图 6.18），但在检测基底神经节和丘脑的明显损伤时却不那么可靠（Rutherford et al 2004）。早期梗死组织的 DWI 影像表现明显，持续约 1 周。

- 对于疑有核黄疸的婴儿，在新生儿期，苍白球内 T1 加权像信号强度的增加

可能相对较弱。到 6 个月时，异常信号变得更加明显，但在 T1 加权像上呈低信号，在 T2 加权像上呈高信号。丘脑底核可以存在类似的异常（图 6.19）。

围生期病变的演变：早期

围生期获得性脑损伤的演变是可预测的，因此，常规的系列影像学检查可对损伤的时机进行评估。连续弥散成像将额外提供病变的时间信息。随着血液成分的降解，出血性病变随之迅速演变（图 6.13），但在 T1 或 T2 加权像上看到的确切信号强度将取决于出血病变的部位、大小和确切性质。大的出血灶在大约 10 天后的 T2

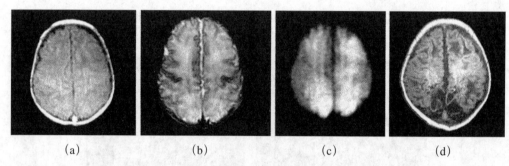

(a)　　　　(b)　　　　(c)　　　　(d)

图 6.18 脑白质梗死的弥散加权成像。足月新生儿生后 5 天，表现为惊厥。旁矢状位损伤。(a) T1 加权自旋回波，仅显示灰质分界轻度消失。(b) T2 加权自旋回波，后头部灰白质分界消失最明显。(c) 弥散加权成像显示显著高信号，符合扩散受限和早期脑梗死。(d) 2 周后 T1 加权图像显示之前扩散异常区域内广泛组织破坏、囊变

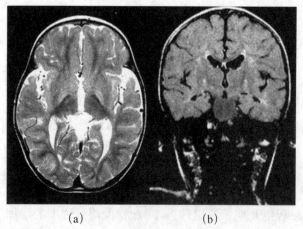

(a)　　　　(b)

图 6.19 2 岁核黄疸患儿。(a) T2 加权序列显示苍白球高信号，符合核黄疸。(b) T2 FLAIR 图像显示丘脑底核同样存在异常信号

加权像上表现为高信号，较小的病变则没有。反复成像也可能有助于记录异常的非典型演变，特别是当怀疑存在代谢性疾病等其他不同的诊断时。在某些代谢性疾病中，还存在大脑的先天畸形，如非酮症高血糖症患者的胼胝体发育缺如或发育不全。对于持续的癫痫发作且头颅 MRI 扫描正常或仅有髓鞘发育延迟婴儿来说，代谢性疾病的可能性增加。

围生期病变的演变：晚期

新生儿期后的图像仍然可以提供有用的信息，但可能更难解释。在新生儿期的磁共振成像中，出血病变可能非常显著，但也可能表现仅有某种程度的脑萎缩。

在某些病例中，基底节区和丘脑病变在出生后的第一年可能很难发现（图6.20）。脑白质梗死可导致脑萎缩，这是很难检测到的，尤其是在累及皮质很少的最初阶段。在某些情况下，围生期梗死可能演变为类似于脑裂畸形的发育异常（图6.21）。

与早产相关的病变

脑室周围出血演变为脑穿通性脑室扩张（图 6.22）。PVL 分化为后角扩张，白质体积减小，胼胝体变薄，白质 T2 信号增高（图 6.16、图 6.22）。

损伤模式和预后预测

磁共振成像提供了关于新生儿期观察到的脑损伤演变的详细信息。使用常规序列的连续 MRI 研究可以提供很好的结果预测。围生期脑损伤后病变的类型一直是人们关注的重点。

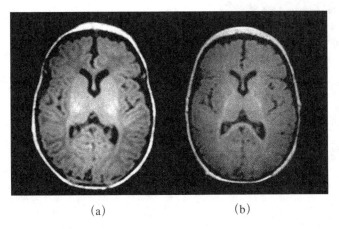

（a）　　　　（b）

图 6.20　缺氧缺血性脑病婴儿局灶性基底节异常。T1 加权成像（a）1 月龄，双侧内囊后肢小的局灶性异常高信号、外侧豆状核变平。(b)4 月龄。豆状核萎缩，髓鞘化完成的内囊后肢稍细。患儿无明显其他异常，但已出现音调异常

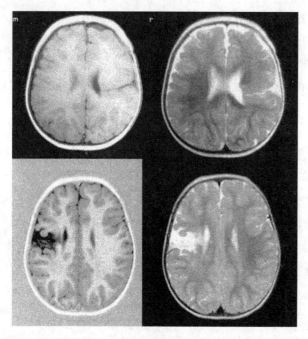

图 6.21 临床表现为偏瘫的婴儿。白质缝。第一行：脑裂畸形。15 月龄患儿表现为偏瘫。左侧存在裂缝，符合先天性脑裂畸形。被覆异常增厚的皮质符合多小脑回。患儿的同胞为严重早产儿，存在双侧脑裂畸形。第二行：另一例偏瘫儿，不同的是，开口更宽；虽然可符合开唇型脑裂畸形，但缝隙没有被覆表现异常的皮质。此患儿在新生儿期 MR 图像显示存在围生期获得性大脑中动脉梗死

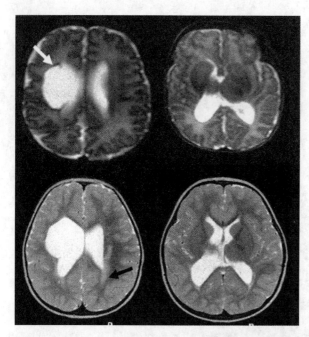

图 6.22 孕 26 周早产婴儿。矫正胎龄达足月时的 T2 加权像（第一行），显示右侧继发于之前出血性静脉性梗死的穿通性脑囊肿。在 T2 加权像上，囊肿壁存在低信号内衬，符合含铁血红素沉积（箭头）。丘脑和内囊后肢显著萎缩。2 岁（第二行）时脑室和囊肿的大小增加。脑室周围白质存在异常高信号（箭头）

新生儿脑病伴弥漫性缺氧缺血损伤

患有弥漫性缺氧缺血性损伤的婴儿，其 Apgar 评分和脐带血 pH 值通常较低，并有新生儿脑病的临床症状。病变通常在早期扫描中被发现，但在一周后的 MRI 检查中表现得更显著。在符合 HIE 标准的婴儿中，最常见的病变是基底节和丘脑（basal ganglia and thalamic，BGT）病变（图 6.12、图 6.14、图 6.20），这通常与内囊内后肢的异常信号强度有关（Rutherford et al 1998 图 6.14）。BGT 的病变常伴有皮质和皮质下白质的损伤，最典型的是在中央沟周围和颞叶内侧。这些变化在损伤后一周后最为明显（图 6.23）。大约 50% 的 BGT 新生儿会出现更广泛的白质异常（图 6.12）。

BGT 病变的严重程度决定了脑瘫的严重程度和性质。在伴有严重白质改变的儿童中，运动功能仍然取决于 BGT 病变的程度，但合并白质的损伤可能会加重认知缺陷。然而，严重 BGT 会带来严重的认知障碍，无论合并白质损伤的严重程度如何。

一部分出现弥漫性缺氧缺血性损伤的婴儿，只表现白质损伤而没有 BGT 的参

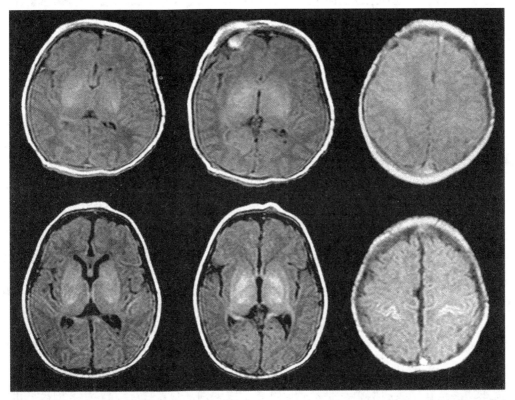

图 6.23　缺氧缺血脑病患儿生后 2 天（第一行）和 9 天（第二行）。双侧基底节、丘脑、中央沟周围皮质异常高信号。这些病变在 9 天时更明显

与（图6.18）。这些可能是出血灶（图6.24）。这些病变会导致脑组织萎缩，随后出现认知障碍。白质病变越严重，认知功能越差（Cowan et al 2003b）。

值得注意的是，一些认为患有孤立性认知障碍的儿童，可能是围生期损伤的结果。然而，有些围生期可正常或异常，通常伴随癫痫发作，这类患儿可能有小头畸形。此外，在患有围生期获得性白质损伤的儿童中，后期随访图像与通常所说的室周白质软化症（PVL）难以区分。这种损伤可能会被错误地归因于妊娠早期的产前损伤。足月出生的婴儿在影像学上和（或）临床上出现PVL征象，如新生儿脑病或癫痫症状时，才可能合理地推断其同围生期事件有关。

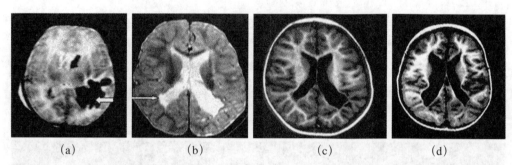

图6.24　缺氧缺血性脑病足月儿出血性病变。T2加权序列：（a）大的出血性病灶表现为低信号。16月龄时的脑表现同早产儿（b）脑白质周围软化伴不规则脑室扩张难以鉴别，脑白质量少伴胶质增生导致的高信号（箭头），髓鞘化减低。T1加权像：（c）16月龄时的表现同早产儿（d）脑室旁白质软化相似

局灶性病变 / 脑梗死

有新生儿发作但Apgar评分相对正常和需要复苏的婴儿，通常存在局灶性缺血性或出血性病变（Mercuri et al 1995）。局灶性缺血通常以大脑中动脉梗死的形式出现，最常累及左半球。一般来说，在第一周结束时进行的扫描能更好地判断病变的范围。在少数婴儿中，早期常规MRI图像的异常可能非常细微（图6.5a）。相比之下，同期的弥散加权成像能够突出扫描的梗死区域（图6.5c）。弥散加权成像的异常在第一周结束时变得不明显，此时常规T1和T2加权成像的异常信号却十分明显。

从2周以后，梗死组织可能会分解。脑外间隙可扩大。尽管其中可见一些组织，穿通性囊肿可能会形成。受累半球看起来比未受累半球小，髓鞘化普遍减低，在梗死部位周围最为明显（图6.21）。在一些病例中，随着脑发育，梗死灶可能会缩小，甚至在一些病例中，原始病灶可能难以识别（图6.27）。在6～8周后，由于华勒氏变性引起的脑干变化也可能变得明显，在6个月及以后甚至更加明显。

初始病变的程度决定了预后的进展。如果涉及三个部位，即大脑半球、基底节和内囊后肢，婴儿很可能发展为偏瘫（图 6.25、图 6.26）（Mercuri et al 2001）。凝血因子 V 因子杂合型在此三处受累的婴儿中更为常见。无论是晚期还是早期的图像，三处受累通常都很明显（图 6.25、图 6.26）。

婴儿原发出血灶病因可能为混杂性的（图 6.28），并决定预后。围生期白质损害与认知缺陷有关；损害越严重，认知的缺陷也就越严重（Cowan et al 2003b）。如果皮质脊髓束和（或）基底节和丘脑有受累，可造成运动障碍。

神经系统异常的婴儿

在一些婴儿中，只有在一岁以后才发现神经系统异常。此时成像是非常有价值的。

偏瘫儿童：出现偏瘫的婴儿可能出现穿通性脑囊肿，符合 PVH（图 6.22）。这可能在围生期病史并不显著的足月儿出生前发生，其表现应与新生儿卒中（如大脑中动脉梗死）相鉴别。这可能是一种更典型的足月儿脑损伤，尽管围生期病史未发现正常，或者可能漏诊了微小发作的癫痫（图 6.26）。重要的是排除导致偏瘫的先

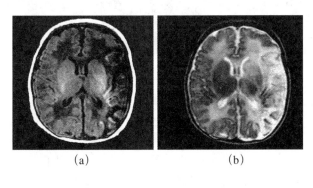

(a)　　　　　　(b)

图6.25 大脑中动脉梗死。三处受累。足月新生儿表现为惊厥。生后 10 天的 T1 加权（a）和 T2 加权（b）像。左侧大脑半球、豆状核、丘脑、内囊后肢异常信号。三处受累强烈预示后期偏瘫

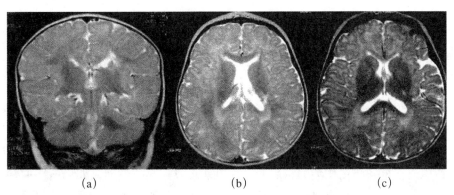

(a)　　　　　　(b)　　　　　　(c)

图6.26 大脑中动脉梗死，三处受累。T2 加权像。1 岁婴儿没有明显围生期症状。左侧存在小的梗死，半球组织（a）、基底节（b）和内囊后肢（c）受累导致偏瘫

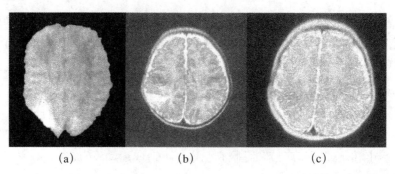

图 6.27　婴儿围产期右侧大脑中动脉梗死。（a）生后 4 天。扩散加权成像显示右侧大脑中动脉梗死区异常高信号。（b）生后 6 周。T2 加权像显示右侧梗死组织形成缝隙。（c）该患儿生后 6 月表现为皮质折叠不对称，但没有明显梗死。右侧半球髓鞘化少、半球小。该层面没有明显的胶质增生的异常高信号

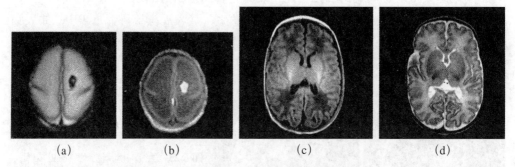

图 6.28　28 周出生的早产婴儿，脑室周围小范围出血，图（a）和（b）。（c）和（d）为矫正胎龄达足月时基底节层面图像，内囊后肢信号对称

天性疾病，如脑裂畸形（图 6.21）或外侧裂周围多小脑回畸形。这些情况可能在以后的怀孕中再次发生，需要对其父母进行仔细地咨询建议和指导（图 6.21）。

　　双瘫儿童：双瘫患儿的影像学表现可与脑室旁白质软化症（PVL）一致。可能是足月儿由于产前脑损伤导致的，但围生期病史正常。然而，如果足月儿存在新生儿脑病，那么晚期 PVL 可能是足月儿脑损伤的结果（图 6.24）。成像有时可能显示脑其他部位的异常，例如小脑。

　　四肢瘫儿童：有广泛的 PVL 或基底节和丘脑异常的证据。这些损伤在 6 周龄到 1 岁可能相对不太明显（图 6.20）。严重的基底节和丘脑病变与白质萎缩有关，白质萎缩似乎是一种继发性或迟发性效应。白质萎缩发生之前没有明显的梗死。在后期的图像中，严重的脑白质萎缩背后的病因可能难以分辨。然而，如果损伤主要是中央灰质，那么将表现为萎缩并常呈现持续异常信号。在因 PVL 而导致脑白质萎缩的婴儿中，丘脑可能会萎缩，但基底节大小和形状一般是正常的。

在有或无听力损失的运动迟缓或四肢瘫痪的婴儿中，偶尔会意外地发现与核黄疸相一致的征象。通常有黄疸病史，需要干预，但这在当时可能认为情况并不严重（图6.19）。

大头婴儿：可能有家族性的头大、脑外间隙增宽、脑室大或巨脑。初始评估应包括生后的头部生长评估，父母头围大小的测量。如果孩子有神经方面的异常，应密切进行影像学检查，但如果发现相对良性的病因，也可使其父母安心。这包括脑外间隙的扩大或所谓的良性脑积水，通常在出生后第二年消失，不需要干预（图6.29）。超声可能有助于评估脑室的大小，如果脑室有进行性扩张，需要随后的磁共振成像检查。围生期脑出血后梗阻可导致脑室扩张。足月新生儿可能由脉络膜丛、丘脑或小脑出血引起（图6.30）。许多先天性原因导致的脑脊液梗阻可在婴儿期、儿童期甚至成年期出现，并伴有迟发性的脑室扩张，如导水管狭窄。

某些情况下，头围扩大继发于硬膜下出血。这可能是自发的，也可能是意外跌倒后发生的，但通常需要进一步的放射学检查来排除其他原因，可能是非意外因素导致的。有几种罕见的以大头畸形为特征的疾病，如 Alexander 病和 Canavan 病。这些婴儿可伴随神经功能障碍，以及明显的发育退化。

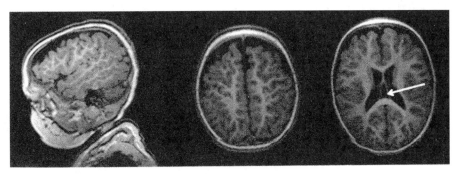

图 6.29 脑外间隙增宽或"良性外部性脑积水"。早产儿通常在一岁之前，出生后四个月头围百分数增加。T1 加权像。前部脑外间隙增宽。脑室轻度扩张，可见透明隔间腔（箭头）

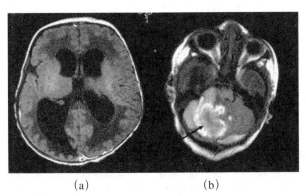

(a)　　　　　(b)

图 6.30 生后 7 天婴儿，头围增大。T1 加权像轴位。(a) 脑室显著扩张，脑室周围白质异常低信号。可能代表水肿，但如果持续可以导致组织缺血。(b) 右侧小脑半球大范围出血（箭头），引起中线移位、脑室系统梗阻

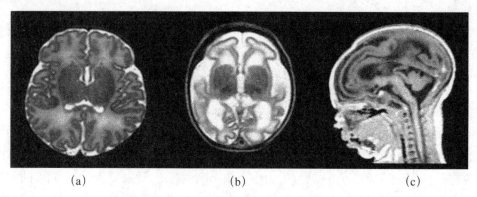

(a)   (b)   (c)

图 6.31 小头畸形。皮质移行疾病。(a) 显示足月儿正常皮质折叠。(b) 患小头畸形的足月儿。T2 加权像显示为简化脑回和脑室显著扩张。(c) 矢状位 T1 加权像。同时存在小脑蚓发育不良

　　小头婴儿：小头意味着大脑发育不良。同样，评估自分娩以来头围增长情况，记录父母的头围。早期连续测量头围有助于区分原发性和继发性小头畸形。尽管临床表型不尽相同，详细的家族史可以诊断家族性小头畸形。磁共振成像可显示与先前的损伤相一致的明显梗死或萎缩的区域，或确定引起小头畸形的遗传或先天性原因（图 6.31）。

结论

　　磁共振成像已成为研究婴儿神经系统异常的一项宝贵技术。在任何年龄的图像通常可以区分先天性或获得性疾病，通常会提供关于大脑异常的病因和时间的信息。这些发现可以用来预测结局并为家庭提供咨询。

（译者：朱　颖　吴　德）

参考文献

Ajayi-Obe M, Saeed N, Cowan FM, Rutherford MA, Edwards AD (2000) Reduced development of cerebral cortex in extremely preterm infants. *Lancet* 356(9236): 1162–1163.

Cowan FM (1998) Sedation for magnetic resonance scanning of infants and young children. In: Whitwam JG, McCloy RF, editors. *Principles and Practice of Sedation*. London: Blackwell Healthcare, 15.3, pp 206–213.

Cowan F, Rutherford M, Groenendaal F, Eken P, Mercuri E, Bydder GM, Meiners LC, Dubowitz LM, de Vries LS (2003a) Origin and timing of brain lesions in term infants with neonatal encephalopathy. *Lancet* 361(9359): 713–714.

Cowan F, Dubowitz L, Mercuri E, Counsell S, Rutherford M (2003b) White matter injury can lead to cognitive without major motor deficits following perinatal asphyxia and early encephalopathy. *Dev Med Child Neurol* 45(Suppl 93): 14.

de Vries LS, Groenendaal F, van Haastert IC, Eken P, Rademaker KJ, Meiners LC (1999) Asymmetrical myelination of the posterior limb of the internal capsule in infants with periventricular haemorrhagic infarction: an early predictor of hemiplegia. *Neuropediatrics* 30(6): 314–319.

Inder T, Huppi PS, Zientara GP, Maier SE, Jolesz FA, Di Salvo D, Robertson R, Barnes PD, Volpe JJ (1999) Early detection of periventricular leukomalacia by diffusion-weighted magnetic resonance imaging techniques. *J Pediatr* 134(5): 631–634.

Longman C, Mercuri E, Cowan F, Allsop J, Brockington M, Jimenez-Mallebrera C, Kumar S, Rutherford M, Toda T, Muntoni F (2004) Antenatal and postnatal brain magnetic resonance imaging in muscle–eye–brain disease. *Arch Neurol* 61(8): 1301–1306.

Mercuri E, Cowan F, Rutherford M, Acolet D, Pennock J, Dubowitz L (1995) Ischaemic and haemorrhagic brain lesions in newborns with seizures and normal Apgar scores. *Arch Dis Child Fetal Neonatal Ed* 73: 67–74.

Mercuri E, Cowan F, Gupte G, Manning R, Laffan M, Rutherford M, Edwards AD, Dubowitz L, Roberts I (2001) Prothrombotic disorders and abnormal neurodevelopmental outcome in infants with neonatal cerebral infarction. *Pediatrics* 107(6): 1400–1404.

Pennock J (2002) Patient preparation; safety and hazards in imaging infants and children. In: Rutherford WB, editor. *MRI of the Neonatal Brain*. London: Saunders.

Rutherford MA, Pennock JM, Counsell SJ, Mercuri E, Cowan FM, Dubowitz LM, Edwards AD (1998) Abnormal magnetic resonance signal in the internal capsule predicts poor neurodevelopmental outcome in infants with hypoxic-ischemic encephalopathy. *Pediatrics* 102: 323–328.

Rutherford MA, Counsell S, Allsop J, Boardman J, Kapellou O, Larkman D, Hajnal J, Edwards AD, Cowan F (2004) Diffusion weighted MR imaging in term perinatal brain injury: a comparison with site of lesion and time from birth. *Pediatrics* 114: 1004–1014.

第七章 电生理的诊断和预后价值

Eurico Biagioni · Andrea Guzzetta · Giovanni Cioni

引言

电生理技术对新生儿和婴儿中枢神经系统疾病的诊断提供了有用的信息。这些技术通常是无创的，并能够在婴儿床旁使用。电生理技术基于直接记录脑电活动的脑电图（electroencephalogram，EEG）；或采用离线方式对原始信号进行处理，比如诱发电位（evoked potentials，EP），反映了由外在刺激诱发脑电活动的变化；或是振幅整合脑电图，也被称为脑功能监测（cerebral function monitoring，CFM），一种对信号高度压缩与过滤以达到适合长时程记录的方法。本章将介绍这些技术，并提供两岁前儿童正常和异常神经电生理检查的相关知识。值得强调的是，中枢神经系统电活动在发育的早期阶段变化巨大，因此，必须正确评判脑电活动的成熟特征，以便将检查发现与基于患儿年龄所预期的联系起来。

脑电图

技术方面

记录新生儿与婴儿的脑电图比其他年龄段人群要困难得多。这些患者显然无法合作。特别是新生儿，脑电记录经常在重症监护室进行，其他电子仪器会产生干扰，使得脑电信号的可读性很差。现如今，新型计算机辅助的脑电图仪配备了电池驱动的放大器和 A/D 转换器，提高了极端情况下脑电图质量。

在新生儿中，EEG 所用的电极通常使用环形双重黏合剂或直接用导电黏合剂粘贴于头皮。这些技术可允许可靠记录脑电活动很长时间，因此这个年龄段通常不必使用诸如针状电极或胶体这些毒性物质等侵入性更强的技术。婴儿的 EEG 记录方法和成人的相同（胶体电极、乳胶杯等），但是确保婴儿在检测过程中安全而舒适地休息和睡眠是非常重要的。

电极的数量与年龄相关。新生儿一般不超过 8 ～ 10 个作用电极（国际 10-20 系统的 Fp1-2，C3-4，O1-2，T3-4 + Cz，Pz 或 Fz），在新生儿期之后，就可以进行完整的脑电记录。多导记录也可用于新生儿和婴儿，通常包括不同肌肉（三角肌、下颌、腿和手臂的其他肌肉等)的肌电图(EMG)、呼吸描记图(用鼻热敏电阻或置于胸部/腹部的应变传感器来记录)、心电图和眼动图(通过应用压电加速度计记录眼睑,或用电极记录外眦)。由于这些额外电极有些会严重干扰年幼患儿,因此仅限应用于对临床和研究特别有用的案例。EEG 的整个记录必须包括新生儿的整个睡眠 - 觉醒周期,因此应至少持续 45 ～ 90 分钟。在婴儿中通常需要记录清醒和睡眠的一些阶段,以便更好地分析脑电活动的成熟度或鉴别在思睡、睡眠和觉醒过程中出现发作事件的异常。

新生儿正常脑电图成熟表现

在生命早期,脑电活动经历了飞速的改变。在新生儿中这些变化尤为迅速,不取决于生后的实际年龄而是受孕龄(postmenstrual age,PMA)。因此,健康新生儿的脑电图特征在同一矫正胎龄中是基本相同,而与实际年龄无关(Anders et al 1971;Dreyfus-Brisac and Monod et al 1972;Nolte and Haas et al 1978;Anderson et al 1985;Lombroso et al 1985;Ferrari et al 1992;Stockard-Pope et al 1992;Biagioni et al 1994;2000b)。这一发现证实从怀孕至童年这一连续发展过程中,早产儿的脑电活动成熟度和中枢神经系统功能的其他方面都与婴儿的矫正胎龄(corrected age,CA)有关。本节将基于受孕龄,描述从早产儿早期到足月后 1 个月各阶段新生儿正常脑电图特征。

近些年来,新生儿监护技术的显著进步使很多幼小的早产儿得以存活,即使其出生体重极低、孕龄极短(PMA 22 ～ 23 周)。这些幼小的新生儿给我们提供了探索发育极早时期(皮质的皱褶尚未发育,胶质细胞仍在从生发基质迁移到皮质层)大脑电活动的机会(Battin et al 1998)。在此年龄段(PMA 23 ～ 25 周)脑电活动总是不连续的:爆发活动插入长程(可达 40 ～ 50 s)低平背景中(Biagioni et al 2000a,Vecchierini et al 2003,Lamblin et al 2004)。这种模式在健康新生儿直至新生儿期末均可被见到,但逐渐被连续性电活动所取代。在超早产儿(PMA 23 ～ 25 周)中,爆发由高波幅(可达 450 μV)慢波(低至 0.5 Hz)组成,双侧半球通常不同步。这些 δ 波上有时叠加 8 ～ 22 Hz 低波幅(一般低于 60 ～ 70 μV)快波节律,和一些更明显的高波幅(可达 200 μV)3.5 ～ 7 Hz 正弦样的混合慢波活动,通常在枕区明显。这种非同步的 θ 节律是第一个在人类中检测到的节律活动,通常被称为"枕叶锯齿"模式(图 7.1)(Biagioni et al 2000,Hughes et al 1990)。

在 26 ～ 28 周早产儿中,颞区的脑电活动仍然是不连续的。叠加在慢波上的 8 ～ 22 Hz 快波节律波幅更高,形成了"δ 刷"的波形(Stockard-Pope et al 1992,Biagioni et al 1994)。枕叶锯齿波仍然存在但移动到了颞区,形成了"颞叶锯齿"模式(图 7.2a)(Anderson et al 1985,Biagioni et al 1994)。

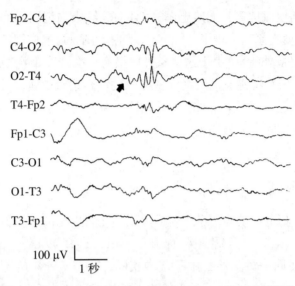

图 7.1 发育结果正常早产儿的 24 周 PMA 的脑电记录，右侧后头部的枕叶锯齿（箭头）

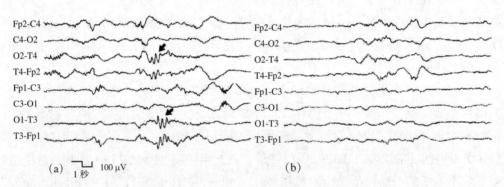

图 7.2 28 周矫正胎龄的脑电记录。（a）发育结果正常的早产儿：记录了颞叶锯齿（箭头）。（b）预后严重不良的早产儿：颞叶锯齿不明显

　　从 29 ~ 30 周的受孕龄开始，通常在行为活动相对应的周期内，慢波爆发延长、间隔期缩短，从而可以观察到初始的连续活动。δ 刷波幅增高，数量增多，而颞锯齿活动较少优势主导。

　　这一趋势延续到这之后的两周即 PMA 30 ~ 31 周，当新生儿在活动状态，其脑电图变为连续图形（Nolte and Haas 1978）。这种模式是中到高波幅（达 200μV）δ 波上叠加低振幅 8 ~ 22 Hz 快波活动；爆发倾向（低电压时间缩短）一般仍可见到。当婴儿处于安静状态下，脑电图记录经常不连续：在爆发段，慢波和快波活动波幅都要高于之前的受孕龄阶段，且颞叶锯齿活动依然存在。在这一受孕龄，第一次可

以检测到行为状态某种组织性，认识到这一点非常重要：自此开始，不同生理参数间（如肢体动作、眼球运动、规律呼吸以及脑电图活动）可靠的一致性可以被检测（Curzi-Dascalova and Mirmiran 1996）。

当 33～34 周受孕龄时，在清醒期和活动睡眠期的连续图形中将不再见到爆发趋势。在安静睡眠期，可见的不连续脑电图特征呈较短的间隔（通常短于 20 s）和更长时间的爆发；δ 刷变得非常明显（波幅高达 200 μV），而颞锯齿活动完全消失（图 7.3a）（Biagioni et al 1994）。

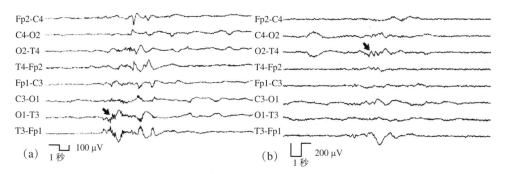

图 7.3 33 周受孕龄儿的脑电图记录。(a) 发育结果正常的早产儿：δ 刷（箭头）出现，颞叶锯齿消失。(b) 预后严重不良早产儿：快波罕见和持续的颞叶锯齿（箭头）

在 35～36 周左右，可以观察到一种新的不同于之前的连续图形，其特征是相对较低的波幅（小于 50～60 μV），不规则的 θ 和 δ 频段活动叠加极低波幅的 8～22 Hz 快波节律。最后一种模式通常与清醒期有关，也与安静睡眠期之后的活动睡眠期有关。在安静睡眠之前的活动睡眠期，我们观察到一个连续的睡眠模式，更多的 δ 波（高达 100 μV）和 8～22 Hz 快波活动的出现（Nolte and Haas 1978，Stockard-Pope et al 1992）。额区出现一些多位相高波幅波，左右同步，这些波形被称为"额区一过性尖波"或"encoches frontales"（Stockard-Pope et al 1992）。

临近足月时，新生儿脑电图包括 5 种不同的经典模式（Dreyfus-Brisac and Monod 1972，Nolte and Haas 1978，Ferrari et al 1992，Stockard-Pope et al 1992）。在清醒期可观察到连续的低振幅模式（低于 50～60 μV），其特征是不规则的 θ 和 δ 频段；在 37～38 周受孕龄后，清醒时将观察不到 8～22 Hz 的快波节律。在安静睡眠之前的活动睡眠期间可见到连续性的中波幅（达 90～100 μV）θ-δ 混合慢波的模式（混合模式），这种图形上叠加的 8～22 Hz 快波活动直到 38～39 周才会消失。反之，安静睡眠期后活动睡眠期的特征是低波幅（比 50～60 μV 还低）为主的连续图形，夹杂规律短阵的 4～5 Hz θ 活动（低波幅非规律模式），在这一期检测不到快波节律。安静睡眠期仍主要为非连续图形（交替图形模式）：在足月龄爆发段的特征是高达 200 μV 的 θ 波上叠加低振幅 8 ~ 22 Hz 快波活动，间隔很短（一般比 10 s 短），且活动相对较多。在受孕龄 40 周左右，安静睡眠期出现新的连续图形，其特征是高波幅（高达 200 μV）的 δ 活动（高波幅慢波模式）。

在足月后的第一个月，在安静睡眠期 8 ~ 22 Hz 快波活动（δ 刷）的逐渐消失。到 44 周受孕龄之前，安静睡眠期虽仍可见爆发趋势，但以高波幅慢波模式为主。此外，随着婴儿更频繁地在安静睡眠期入睡，这种混合模式趋于消失。安静睡眠期之前的活动睡眠期不再可见。

矫正胎龄（CA）1 ~ 24 月婴儿正常脑电图表现

经历新生儿期急剧变化之后，脑电图活动逐渐获得更成熟年龄的特征。在头 2 岁内，清醒期模式主要是低波幅（低至 50 ~ 60 μV）θ 波。脑电图对闭眼的反应一般出现在大约 CA4 个月（Kellaway 1987）：后头部的节律性活动比成人慢得多，属于 δ 频段低端（4 ~ 4.5 Hz）（图 7.4）。在矫正胎龄为 1 岁时的后头部节律的频率为 6.5 ~ 7 Hz（Biagioni et al 2002），通常在 2 岁时达到 α 波（Kellaway 1987）。在清醒安静状态下，Rolandic 区的节律性活动也在同一时期出现相同的频率。

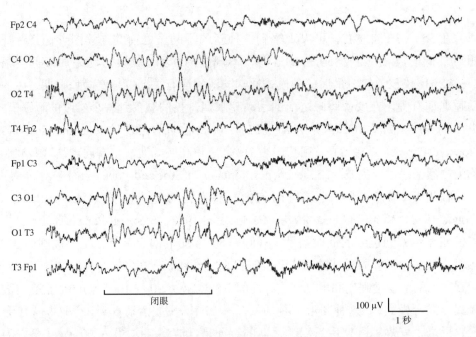

图 7.4 一个 12 月健康婴儿清醒期的脑电图，闭眼后头部出现正常的活动（出现 7 Hz 的节律活动）

矫正胎龄 3 个月在思睡期（入睡前和觉醒后）以高波幅（高达 200 μV）、规律的 3.5 ~ 5.5 Hz 弥漫性活动为特征，即所谓的思睡期超同步化（Kellaway 1987）。

矫正胎龄 1 ~ 24 个月睡眠脑电图特征相较于新生儿而言，与成人脑电图特征更为相似。CA1 月后，非连续模式消失。前面描述的"低波幅非规则"模式，即典型的活动性睡眠模式，一般在矫正胎龄 2 月左右消失。大约在受孕龄 44 周，睡眠期可检测到首次出现的中央区 11 ~ 16 Hz 低波幅活动。所构成的"前纺锤波"，是成长后可观察到更成熟波形的前身（Nolte and Haas 1978）。在婴儿期和生后第 2 年，纺锤波在两个半球有时并不同步，甚至在深睡期也会出现，这比儿童期还常见（图 7.5）。

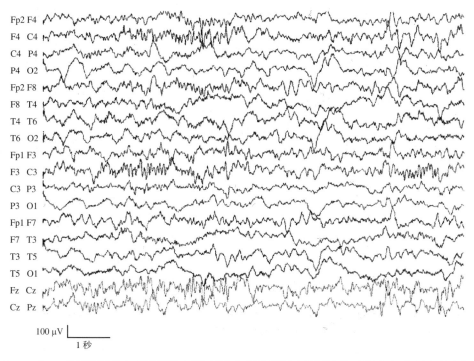

图 7.5　一个 12 月健康婴儿在睡眠期脑电图,同步和部分不同步纺锤波的正常活动,主要出现在额 - 中央区

在矫正胎龄前 2~3 个月也会出现顶尖波和 K- 综合波。值得强调的是，在这一年龄 K- 综合波通常只由高波幅弥漫性多位相尖波组成（也就是说很少像年长儿那样伴有纺锤波）。此外，在典型的 NREM Ⅰ 期顶尖波通常为非常尖锐的外观（所以有时候不易将它们与癫痫样异常区分）。就睡眠组成而言，根据脑电图标准（即Ⅰ、Ⅱ、Ⅲ、Ⅳ 和 REM）区分的经典睡眠状态远没年长儿清晰。

新生儿脑电图的背景异常

脑电图背景异常对新生儿期各种中枢神经系统疾病的诊断和预后均具有最为重要的意义（Monod et al 1972，Pezzani et al 1986，Holmes and Lombroso 1993，Biagioni et al 1996a，Hayakawa et al 1997，Biagioni et al 1999，Lamblin et al 2004）。因此，脑电图活动的波幅、时间组织和形态学的精确检查是进行大脑功能正确评估的必要条件。有些新生儿脑电图背景异常与年长儿相似，但另一些则具有很强的年龄特异性。

持续低电压是一种非常严重的异常现象。其定义包括持续的低电压活动，并缺乏任何状态相关模式特征。一些学者认为，区分电静息（振幅低于 2 μV）和低电压（低于 5 ~ 10 μV）是可能的（Monod et al 1972，Lombroso 1985）。重要的是要记住，当脑电图振幅非常低时，往往很难区分残存的脑电活动和人为干扰信号。此外，脑电图振幅也依赖于电极间距离和滤波，这种严重病理模式在早产儿和足月儿中均可见到，与缺血性脑损伤有关。当然，正如在早产儿早期一样，即使在正常个体中非活动的间隔也可能延长很久（见上文）；在这些婴儿中，只有当这种特征持续很长一段时间，其脑电图才能被归类为低电压。同样重要的是也要考虑到，在某些病例，仅在生后最初几个小时内能观察到持续低电压（例如遭受严重脑损伤之后），随后被其他病理脑电图模式（如持续性不连续图形，见下文）所取代（Biagioni et al 2001）。

持续性不连续图形，也被称为爆发 - 抑制模式，其特征是中 - 高电位的爆发被低电压间断分开（图 7.6）。虽然不连续图形不仅在早产儿而且在足月儿中都是正常的，但为了区分正常和异常，准确地定义这个概念是很重要的。应该遵循两条主要原则：首先，在 PMA37 周之前，不存在可归为持续性不连续图形（或爆发抑制）的脑电图；其次，足月儿期 EEG 只有在睡眠的所有阶段，甚至是清醒状态下都呈现不连续图形时，才可以认为该时期脑电图是持续性不连续图形，除非婴儿身患重病且观察不到任何行为状态（例如昏迷患者）。在所有情况下记录时间必须足够长，以确保不连续图形与特定睡眠阶段无关（如安静睡眠期典型的正常交替样图形）。

持续性不连续图形是足月新生儿缺血缺氧性脑病的常见表现，提示预后严重（只有恒定低电压可能更糟），特别是生后头几天持续出现者（Biagioni et al 1999，Menache et al 2002）。

从预后的角度来看，新生儿持续性不连续图形中一些定量特征被认为尤为重要。间隔期极低波幅（< 10 μV 甚或 < 5 μV）预示严重的预后，因而一些学者只有在间期活动严重抑制时，才将持续性不连续图形认定为"爆发 - 抑制"。根据最近的一些数据（Biagioni et al 1999，Menache et al 2002），抑制段长度是预测后续进展最

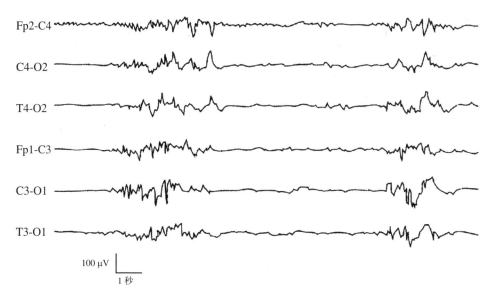

图 7.6　一名 40 周受孕龄伴有出生窒息新生儿第一天的脑电图，这是持续的不连续图形且爆发段阵发异常（尖波）

可靠的参数（抑制时间超过 20 ～ 30 秒通常提示不良预后）。

记录的时间也很重要。足月儿围生期窒息应在出生后尽快进行脑电图检查，如果第一次检查就是持续性不连续图形或者低电压，应在接下来几天内重复检查。脑电图快速正常化（例如连续性活动和状态相关脑电模式的出现）也可能指向正常预后。相反，当持续性不连续图形一直延续到第 8 天或第 9 天，演变总是不好的（Biagioni et al 1999）。除了围生期窒息，持续性不连续图形也可在其他中枢神经系统疾病中出现，如早期婴儿癫痫脑病（Ohtahara and Yamatogi 2003）。在这些严重新生儿综合征中，持续性不连续图形具有特定的阵发性显著性（tracé paroxystique），并总是伴有长时间的脑电图放电。最后，不连续图形有时也可见于新生儿其他代谢、遗传及变性疾病，或者可能是大剂量抗惊厥药物的效应（Ferrari et al 2001）。

半球间不对称也是提示严重预后的一种背景异常。然而在阐释不利预后假设之前重要的是排除一些可能会导致不对称的技术性的原因。首先，一侧电极的失效会导致某些导联出现低平的图形；其次，一些常见的新生儿状态（例如头皮水肿或头颅血肿）会增加一侧的电阻从而降低脑电图信号的波幅；最后，众所周知，在新生儿中轻微的不对称是正常的，特别是在低受孕龄中（Anderson et al 1985）。然而，当不对称过于显著（超过 50%）或上述问题被排除，背景不对称通常是一种潜在病理（如脑梗死、出血等）在脑电图上的表现。在潜在病理情况下，我们观察到受影响的半球波幅下降（Ferrari 2001）。在其他情况下，如皮质发育不良和偏侧巨脑症（特别是后者），受影响半球的脑电图活动较高且慢，并伴有频繁的阵发性放电

97

（Wertheim 1994）。

脑电图成熟不良（dysmature）是新生儿特有的背景异常。其定义包括脑电成熟特征与相应受孕龄不适配。新生儿期脑电活动成熟特征的快速变化已在前面描述过。如果没有遵从相应 PMA 年龄标准，其脑电图记录被认为是成熟不良（Lombroso 1985，Biagioni et al 1996a）。例如，一个 28 周早产儿的脑电图缺乏颞叶锯齿波活动的特征，或一个 34 周新生儿呈持续性相同波形，两者都是发育不成熟的（图 7.2b 和图 7.3b）。

需要强调的是，成熟不良并不意味着具有与前一个年龄正常脑电相一致的特征，而是成熟特征的改变。脑电图成熟不良在足月新生儿中并不常见，通常是形成一些轻微异常。相反，脑电图成熟不良在早产儿脑损伤中很常见（Ferrari et al 1992，Biagioni et al 1996，Hayawaka et al 1997）。脑电图成熟不良的预后提示意义通常很高：在 Biagioni 等的研究中，几乎所有拥有正常脑电图成熟特征的早产儿都有正常的预后，而部分轻微成熟不良和绝大多数严重成熟不良脑电图的新生儿后续发育不佳。

有些学者（Hayawaka et al 1997，Watanabe et al 1999，Kato et al 2004）将成熟解构（disorganization）的急性期表现（不连续图形的增加，振幅的变化等）与成熟异常慢性期表现（特定年龄波形的数量和形状等）区分开来。事实上，记录的时间至关重要。出生后最初几天做脑电图时，即使在相对健康的早产儿中也可能经常出现异常，这可能是由于新生儿的不稳定状态所致（Eaton et al 1994）。相反，在严重脑损伤（如脑室旁白质软化）婴儿出生后两周后，可以发现脑电活动（从成熟的角度来看）的重构（re-organization）。因此，为了获得最佳的神经学预测，我们建议记录生后第 4 天至第 13 天的脑电图（Biagioni et al 1996a）。

新生儿脑电图阵发性异常

新生儿期和其他生命阶段一样，可以检测到脑电图阵发性异常（如棘波和尖波，δ 和 θ 尖波节律，α 节律等），这些必须与上述生理波区分开来。生理波形反映了不同受孕龄典型成熟特征（如枕叶和颞叶锯齿模式、δ 刷、额区一过性尖波等）。新生儿脑电图阵发性异常可以是发作间期异常，也可或多或少呈弥漫性脑电图异常放电，并且与癫痫发作期表现（新生儿惊厥）相对应。后一种情况，在其他年龄阶段，我们可以监测到一组不同的癫痫样活动（如 α 放电，紧随长时间 δ/θ 尖波节律，最后是退化演变的尖波节律），对于新生儿癫痫发作电 - 临床表现的详细描述超出了本章的范围。

棘波和尖波在新生儿发作性异常中频繁可见（Biagioni et al 1996b），同时也被认为是近似正常的特征（Monod et al 1972），尤其是在不连续图形背景下不常见出现时。在新生儿中，和尖波相比棘波的持续时间更短（< 80 ~ 100 ms）且更为罕见。

一种特殊类型的尖波，称为 Rolandic 区正相尖波，其特征是位于中央区的正相高波幅尖波（Dreyfus-Brisac and Monod 1972，Marret et al 1992，Aso et al 1993，Baud et al 1998，Vermeulen et al 2003）（图 7.7）。这些一过性的特征与早产儿不同的脑损伤相关，如脑室内出血、脑积水和白质病变。根据我们的经验，这些异常在严重的脑室旁白质软化的病例中更容易检测到，并且发生在缺血缺氧损伤后几周内（即在超声扫描可见囊肿的前后）。颞区的正相尖波也与早产儿的脑损伤相关，但其预后意义仍存在争议（Castro et al 2004）。

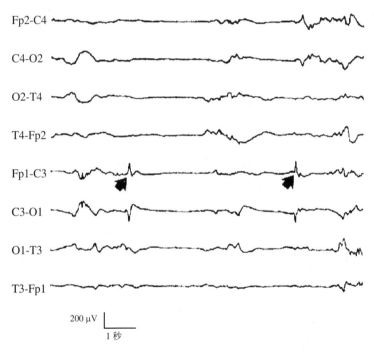

图 7.7　33 周受孕龄图形：记录到在左中央区正相尖波（箭头）

δ 和尖形 θ 节律与癫痫具有肯定的相关意义（包括发作期和发作间期），重要的是将这些活动与其他一过性的生理成熟波区分开来，如早产儿的颞区或枕区 δ 波（颞叶或枕叶锯齿波）。首先，早产儿的 δ 活动以特定受孕龄为特征（而在足月左右，尖形 θ 节律更常见）；其次，枕 - 颞锯齿波呈现出非常规则的（几乎正弦）外观，而这些癫痫样异常通常是尖锐的，有时伴有插入的棘波，产生类似于棘慢复合波样的波形（Biagioni et al 1996）；最后，α 放电的特征是在 α 波频带内的低振幅活动，区分这样的波形和构成 δ 刷的 8 ~ 22 Hz 快波活动通常并不容易。没有重叠在慢波之上、规则的波形（δ 刷通常是尖锐的）和在相同位置存在其他癫痫样异常的相关表现（尖锐的波形等）可以帮助诊断（Biagioni et al 1996b）。

矫正胎龄 1 ~ 24 月婴儿异常脑电图表现

正如前文所强调，在矫正胎龄的第一个月结束后，脑电活动的正常构建发生了显著的变化，同样的变化在病理异常的婴儿中也可以观察到。很显然，在这个年龄范围内，也有可能区分脑电图背景异常和发作期 - 发作间期异常（或癫痫样甚至阵发性）。然而在婴儿期，特别是在婴儿癫痫性脑病患儿中显得尤为突出。背景活动的变化与阵发性波形的联系是如此的紧密以至于很难去定义它们之间的界限。

对于急性缺血缺氧性损伤或其他严重的中枢神经系统疾病（如外伤、中毒、脑炎、代谢紊乱、肿瘤等），主要的异常脑电图背景，例如持续低电压、大脑半球不对称以及持续性的不连续图形，在新生儿期之后是可以被区分开来的。这些脑电图异常的特征和预后意义与上述新生儿脑电图异常是相似的（Limperopoulos et al 2001），而成熟异常在这个年龄通常是无法检测到的。特别是尽管在某些情况下，可以记录一些特定的脑电生理特征的缺失或异常形态（例如闭眼时的后头部节律活动、睡眠纺锤波等），但在同一次脑电图记录中，在任何一个孩子身上都不可能观察到同时具有两个不同年龄段的典型特征（在新生儿期脑电成熟延迟时则可以观察到）。例如，在视觉皮质或通路受损的婴儿中有时缺乏后头部节律，但当出现时，这些活动的频率与这个年龄是相符合的（Biagioni et al 2002）。

然而，以往围生期缺氧 - 缺血性出血性脑病婴儿最常见的脑电图异常背景可能是大量的慢波。其特征是高电压（高达 300 μV）0.5 ~ 3.5 Hz 活动弥漫或局限在一个或两个半球的某些区域，在清醒期和睡眠期都能观察到。慢波可以持续性或间断性出现（即爆发），阵发性异常插入（例如棘波、尖波等）（图 7.8）（Randò et al 2004）。当出现大量弥漫性持续性的慢波，一些棘波、多棘波插入时，我们见到脑电活动出现严重的构建失常，产生了所谓的高峰节律紊乱（图 7.9）。这是最严重的婴儿癫痫脑病的脑电图特征，如 West 综合征。

对婴儿痉挛或其他癫痫综合征的发作期和发作间期脑电图模式的完整描述显然超出了本章范围。然而值得强调的是，在随访的有风险新生儿中，不仅是为了评估精神运动发育，也为早期诊断严重的癫痫综合征，连续脑电图记录是一个强制性的预后评估工具。事实上，有症状的婴儿痉挛在临床发病前有很长一段时间高峰节律紊乱。在这段时间内（通常从产后第二个月开始）会出现异常的慢波，并在一些大脑区域逐渐插入棘波（Suzuki et al 2003），紧接着这些异常波幅增高，并扩散到其他区域，并变得更加频繁。

此外，除了棘波和多棘波，还可以记录到快波节律（10 ~ 22 Hz），特别是在觉醒期和思睡期（Vigecano et al 2001）。当这些节律在两半球同步并伴有短暂抑

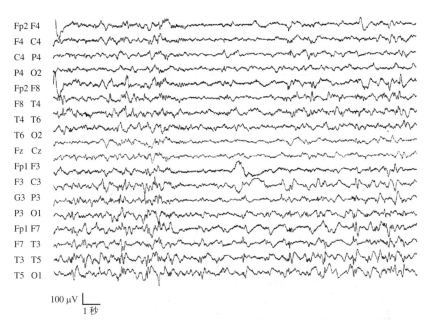

图 7.8 一名严重出生窒息 3 个月大足月儿的脑电图记录。图形显示阵发性异常（大量的慢波、棘波和尖波），主要在双侧颞叶和左中央及左侧后头部。图中部，低波幅快波节律紧随短暂的电压变低

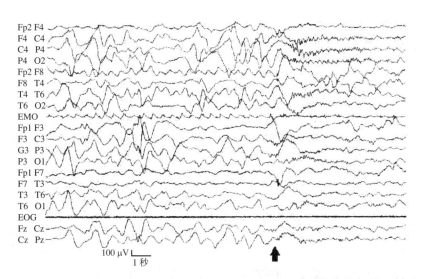

图 7.9 一名严重出生窒息的 6 个月大足月儿脑电图记录。这个图形的特征是高波幅（高达 600 μV）慢波活动，箭头指向表示一个弥漫的高波幅慢波，后面紧跟快波节律（右侧显著）和紧随电压降低。前述这些脑电图异常临床上同时有癫痫性痉挛发作

制时，临床上出现痉挛发作，一般表现"轻微"，呈轻微点头、轻微肩动、眼斜、凝视、觉醒等（Biagioni and Cioni 1996）。在这个阶段，脑电图还没有达到高度失律，且典型的 West 综合征的精神运动障碍尚未被观察到。因此，高危新生儿连续的脑电图可以使有症状的痉挛婴儿早期被诊断出来（早期药物治疗可能会有更好的结果）。

至于新生儿脑电图异常与随后的婴儿痉挛症之间的关系，早期脑电图背景异常（例如早产儿的成熟不良脑电图、足月产儿持续性不连续图形）较新生儿脑电图阵发性异常预测性更好（Okumura and Watanabe 2001）。就我们的经验来谈，在新生儿脑电图背景异常的消失和过量慢波（继之出现"前高峰节律紊乱"）之间几乎总是有一个"平静"间歇。因此，矫正胎龄 1 月末脑电图记录的预后预测价值一般较低。

长程脑电监测技术：脑功能监测

技术方面

脑功能监测（CFM），又称为振幅整合脑电图，是一种新生儿重症监护室非常常见的适用于记录超长时间的神经生理学评估方法。它是以单通道为特征的振幅整合脑电图（国际 10-20 标准的 P3-P4），信号处理包括放大、频率过滤、振幅压缩和校正（Thornberg and Thiringer 1990），消除 2 Hz 以下和 20 Hz 以上的频率，并在相同的范围内，增强更高的频率。这一过程的最终结果是一个极为压缩的图形：图形的下边界反映了对非节律性电活动可能的稳定测量，即所谓的"最低水平的大脑活动"，而上边界同时反映了节律性和非节律活动，即所谓的"最高水平的大脑活动"。压缩图的宽度表示信号的变异，振幅用半对数方式整合，范围在 0 ~ 100 μV。

足月儿和早产儿正常的 CFM 模式

正常新生儿 CFM 脑电图通常显示不同振幅的周期，这一发现在早产儿中也可以观察到，但在足月时更为明显（Thornberg and Thiringer 1990），此时很容易区分宽带宽区域（对应于安静睡眠期）和窄带宽区域（对应于活动睡眠期或清醒期）。类似的变化可以从 PMA 第 31 周或第 32 周观察到，这也可能反映了睡眠 - 觉醒状态的改变（图 7.10a）。通过比较足月儿和早产儿 CFM 的图形可以看出，在较低受孕龄时带宽更宽，脑电活动的最低水平位于较低水平（低 PMA 早产儿为 19±0.5 μV）。随着足月龄的临近，CFM 图形越来越窄，特别是由于下边界的升高可以检测到定义良好的、与状态相关的振幅变化（图 7.11a）。

显然，利用脑功能监测图形去识别早产儿脑电图中特征性的成熟标志（如颞叶锯齿或 δ 刷）是不可能的。这种记录技术反映了整个脑电活动，例如状态相关的脑

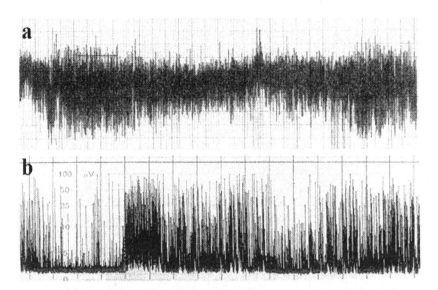

图 7.10　（a）超声波下回声增强后续发育正常的妊娠胎龄（GA）34 周早产儿的脑功能监测：图形示（对应 34 周受孕胎龄）较宽带宽的阶段对应于安静睡眠期，交替阶段的较窄带宽对应于活动睡眠期或清醒期。（b）超声下弥漫性脑水肿的 36 周胎龄早产儿的脑功能监测（该婴儿随后发展为脑瘫），图形示一个不连续的图形，伴有过高的振幅（阵发性活动）和较低的最低脑活动水平（见下边界）

电分化、脑电活动最低水平增长（这可能与不连续图形中爆发段振幅增加相关）和最高电压进行性的下降。

CFM 的异常模式及临床应用

　　CFM 如今广泛应用于新生儿重症监护室，因为它易于使用并允许在线监测大脑活动（de Vries and Hellstrom-Westas 2005），即使没有临床神经生理学方面的专门知识也容易解读，因此适合于儿科医师或新生儿科医师使用。尽管这种记录技术过于简化，但研究结果表明 CFM 在新生儿中具有很高的诊断和预后价值，尤其是在患有缺血缺氧性脑病的足月儿中（Eken et al 1995，Hellstrom-Westas et al 1995，al Naqeeb et al 1999，Toet et al 1999）。

　　不同作者描述了足月儿 CFM 的特异性异常，Toel 等使用的分类如下所示（图 7.11b 和图 7.11c）。

　　a．电静息：极低电压，几乎无电活动，低于 5 μV；

　　b．持续极低电压：极低电压连续模式（约 5 μV 或低于 5 μV）；

　　c．爆发抑制：不连续模式；周期性的极低电压与较高振幅爆发混杂在一起；

　　d．不连续性正常电压，当电压高于 5 μV 时不连续图形。

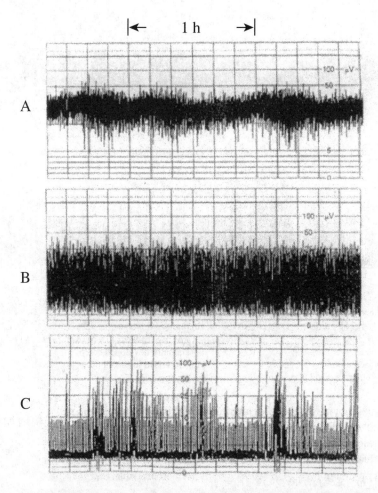

图 7.11　足月儿脑功能监测。（A）正常波幅；（B）中度异常常背景；（C）爆发抑制

　　电静息和持续性低电压图形往往与不良的预后相关，而在后续记录中很快消失的爆发 - 抑制可能进展为正常（Hellstrom-Westas et al 1995，Toet et al 1999）。

　　其他作者采用了基于图形上边界和下边界电压的定量分类（al Naqeeb et al 1999）。中度异常振幅（上边缘＞ 10 μV，下边缘≤ 5 μV）在大多数情况下预后不良，而抑制振幅（上边缘＜ 10 μV，下边缘＜ 5 μV）不会发展到正常。

　　关于早产儿 CFM 背景异常的报道较少。事实上，最常见的异常现象是足月儿背景活动异常（持续性低电压或爆发抑制），通过 CFM 监测，而患病早产儿的特征性脑电图成熟延迟及一过性的特征性异常并不能在脑功能监测中看到，例如正相尖波是无法在一个被压缩的图形中看到的。然而有证据表明，对于矫正胎龄早产儿，脑功能监测中连续性图形和与不同状态相关的图形的出现，可以提示预后良好；而低电压图形往往提示预后不良（图 7.10b）（Hellstrom-Westas et al 1991，Hellstrom-

Westas 1992）。

就新生儿癫痫发作的认识而言，文献中已有一些关于特殊的 CFM 图形的描述。al Naqeeb 等于 1999 年报道癫痫发作的特征是电压的突然升高，伴随着窄带宽，后紧随抑制段。Hellstrom-westas 于 1992 年描述了在脑功能监测中电压活动不断增加的重复阶段，由所谓的锯齿形图案组成，对应于脑电图上的低压放电。另一个与普通脑电图长时间放电相关的常见脑功能监测图形是长时间的高电压平台，表现为上下边界持续抬高。然而也有大量的报道说这种技术可能会错过短暂的或局灶性癫痫活动（Hellstrom-Westas 1992，Toet et al 2002，Rnnie et al 2004），因此有必要将其与标准脑电图方法结合使用。

诱发电位

简述

诱发电位（evoked potentials，EP）是视、听和体感神经重复刺激后的电反应。通过分析诱发电位，为神经系统尤其是中枢和外周感觉神经通路的完整性提供必要的信息。通过对大量重复刺激反应平均化处理可提高信噪比，从而检测到刺激产生的低幅电位。EP 在评估从出生开始神经系统的成熟性，以及预测早期损伤后神经发育预后，均显示出重要价值。

所有三种主要的 EP 类型，即视觉 EP（visual EPs，VEP）、脑干听觉 EP（brainstem auditory EPs，BAEP）和躯体感觉 EP（somatosensory EPs，SEP），都可以自出生开始进行检查。这包括在早产新生儿中检查，但其技术限制会更大。为了将这项技术应用于新生儿和婴儿，需要对成人检查的设置进行一系列调整，包括硬件特性、刺激数量与频率、过滤和后处理等。从一般波形、单峰振幅和潜伏期、峰间距等特征分析刺激后正向和负向偏转。所有这些特征都具有独特的成熟和临床意义，这需要基于特定实验室及所用设置对应的常模资料及发育性变化进行仔细评估。

下面我们将讨论婴儿期临床使用的三种主要诱发电位，并提供各自的方法学、反应波成熟特征、当前临床价值及应用等相关技术信息。

视觉诱发电位（VEP）

VEP 由枕叶皮质神经元群激活产生，反映了这些神经元树突突触电位的总和（Freeman and Thibos 1975）。人体 VEP 发生源的确切部位还没有明确；不过越来越多的数据支持枕叶内侧和外侧皮质存在多个神经元群不同发生源的假设，并具有不同的激活潜伏期和成熟时序（Arroyo et al 1997）。

VEP 刺激有两大类：亮度刺激和模式刺激。第一个通常是用一个匀速的闪光引发，称为闪光 VEP（Flash VEPs，FVEP）；第二个可以是反转或开关方式引发，即模式 VEP（Pattern VEPs，PVEP）。PVEP 被认为更加稳定可靠，是合作的成人的标准模式。因为只能在长时间注视刺激的个体中激发，在婴儿中应用很有限。

闪光视觉诱发电位（FVEP）

FVEP 通常应用于存在神经发育障碍风险的婴儿。分析时间通常设置为 1000 ms，因为响应的主要组件出现在 200 ~ 500 ms。刺激频率应足够低（< 1 Hz），以使视觉系统恢复到静止状态。婴儿的行为状态应该在测试中保持不变，因为它可以影响振幅和潜伏期。

在发育过程中出现的第一个电位偏转发生在胎龄 24 周左右早产儿，由大约 300 ms 处出现一个大的负向波（N300）组成（图 7.12）。随着婴儿的成熟，N300 的潜伏期以每周 4.6 ~ 5.5 ms 缩短（Tsuneishi et al 1995）。第二个可见成分是在约 200 ms 出现一个正向波（P200），大约在胎龄 34 周左右出现。在足月儿即可见到负 - 正 - 负复合体波群，出生后六个月内三个主波潜伏期逐渐缩短，将逐渐达到成人的特征。

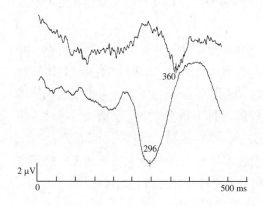

图 7.12 孕 32 周早产儿 FVEP，出生有窒息，超声检查显示脑室旁白质存在缺氧强回声持续 18 天；第 3 天 FVEP（上线图）显示 N300 延迟和伪迹；生后 3 周 FVEP（下线图）显示正常的波形和潜伏期；1 岁时结局正常

FVEP 在婴儿期的主要临床应用，毫无疑问是对伴有各种产前和围生期疾病的新生儿视觉障碍和神经发育结局的早期预测两个方面。在围生期窒息足月婴儿（McCulloch and Skarf 1991，McCulloch and Taylor 1992）和囊性白质软化早产儿（de Vries et al 1987，Eken et al 1996）中，这项技术是中枢源性视觉障碍（visual impairment of central origin，CVI）很好的预测指标。这些婴儿的 FVEP 与视力行为评估（如视力卡）之间存在良好的相关性，两种方法联合使用总体上看来提高了预测效力。

FVEP 在早产儿和足月儿中神经发育预测价值存在差异。几项研究发现 FVEP 异常与早产儿预后之间未存在明确相关性（Beverley et al 1990，Shepherd et al 1999）。然而，两个主要反应特征已被证明经常与不良预后相关：足月前 N300 延迟和足月时 P200 缺失。相反，在出生窒息的足月婴儿研究中，FVEP 与神经发育预后一致显示出很强的相关性（Whyte et al 1986，McCulloch and Skarf 1991，Muttitt et al 1991，Taylor et al 1992）。在生后第 1 周持续 FVEP 异常是不良预后最佳预测指标，而第 1 周末正常 FVEP 通常与正常发育相关。这样的结果模式也见于脑电图背景活动检查中，可能是具有相同的病理生理学基础。其他类型的 EP 也被应用于这类患者，并且显示出更强的预测价值，尤其是 SEP（见下文）。

模式视觉诱发电位（PVEP）

在婴儿期可以使用不同类型的 PVEP。基于黑白棋盘格反转模式 VEP 在儿童和成人中都得到了最为广泛的研究，其波形和波峰潜伏期在个体内和个体间的变异性相对较低。由于婴儿合作性差，特别是有神经系统问题的婴儿，其在婴儿早期的使用受到限制。

该技术在早产儿应用的结果并不一致，因为只有当婴儿接近足月年龄时，波形的形态才会变得更加稳定。因此，在新生儿期对高危新生儿预后评价的应用价值有限。在生后最初几个月里，所有波峰潜伏期都会迅速缩短。大约在 1 岁使用大棋盘格测试 P100 峰值达到成人潜伏期，之后使用小棋盘格测试时也能达到。然而，个体间成熟度的变异性太大。潜伏期逐渐缩短作为神经发育的一种监测指标可能具有潜在的应用价值，但目前缺乏充分的证据（Porciatti et al 2002）。

另一种最近在婴儿早期应用的 PVEP 是定向反转稳态 VEP。它是基于高频率刺激（4 Hz 或 8 Hz），引出一个正弦波，并进行时间相关性统计的后处理分析。该技术已被用于出生一年内的皮质视觉成熟度的评估，显示出在预测高危新生儿脑性视觉损伤和神经发育方面的高效力（Mercuri et al 1995，1998）。

脑干听觉诱发电位（BAEP）

BAEP 是由听觉脑干通路中的神经元群在听觉刺激下激活而产生的。它们是由听觉神经、脑桥和中脑之间的脉冲传输过程中产生的七个连续正波组成的相对稳定的反应。婴儿期电位最重要组成部分是Ⅰ波、Ⅲ波和Ⅴ波（图 7.13）（StocCard-Pope et al 1992）。Ⅰ波是在第八神经中通过在毛细胞中转换成特定音调反应的脉冲而产生的。Ⅲ波在脑干的耳蜗核层形成；而Ⅴ波产生于脑桥腹侧和中脑尾侧。Ⅰ~Ⅴ波间期不受阈值内刺激强度变化的影响，与周边听觉功能无关；因此，它被认为是测量中央听觉传导时间的一个可靠指标（Eggermont and Don 1980）。

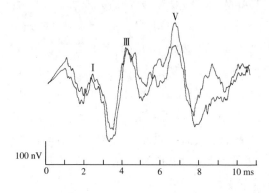

图 7.13 孕期 35 周早产儿，在矫正胎龄 37 周时做 BAEP，发现适龄的潜伏期和波幅（刺激强度 90 dB；频率 11 Hz；测试次数 2000）

BAEP 通常用于有感觉和（或）神经发育障碍风险的婴儿。由于波通常在刺激后的第一个 10 ms 内出现，分析时间通常设置在 15～20 ms。使用每秒 10 次重复刺激率是安全的。刺激是由单耳进行，刺激强度必须在听觉阈值以上进行校准，以获得完整的反应。对侧耳掩蔽用来避免跨骨传导到另一侧耳朵。

BAEP 三个主波在胎龄 25 周以后就可以被识别到，所有波峰潜伏期随年龄增长而逐渐缩短，V 波衰减得更快。这将导致 I～V 波间期随时间而总体缩短。听觉刺激早期暴露对听觉系统成熟度的影响已有研究，结果是模棱两可的，部分原因是使用了不同的纳入标准和研究人群的风险水平。在足月年龄，波形态可以很容易地与成人的反应相比较，但潜伏期明显增高。2 岁左右的儿童会出现类似成人的反应。需要指出的是，在横向研究中发现，个体间的高度变异性是一直存在的，而自身的成熟过程是相当规律的。

一般规律是，I 波潜伏期延长且 I～V 波间期正常，提示周围性异常；I 波潜伏期正常但 I～V 波间期延长，提示中枢传导障碍。在这两种情况下，听力缺陷的早期诊断是非常必要的，尤其与语言发育有关；研究表明，听力缺陷在生后 6 个月内开始治疗，语言更容易得到保留（Murray et al 1985）。因此，当检测结果异常时，应每两个月重复评估一次。

BAEP 作为脑损伤婴儿神经系统预后的预测指标也得到了广泛的研究。与发育预后异常最常相关的特征包括后期波波峰缺失或低波幅，以及 I～V 传导间期延长（Murray et al 1985）。大多数研究是关于这项技术的预测价值，然而，需要强调的是存在大量的关于神经系统预后的假阴性。这主要是由于 BAEP 在许多脑损伤和预后异常的婴儿中经常探索到脑深部结构，干扰信号常被保留。这一发现，再加上脑电图、VEP 和 SEP 等其他神经生理学技术具有很高的预后价值，限制了 BAEP 作为神经预后预测指标的应用。

体感诱发电位（SEP）

SEP 是由于躯体感觉通路内的神经元群在感觉刺激下激活而产生的电位，包括周围神经、脊髓后索、交叉后的内侧丘系、丘脑和顶叶皮质。在新生儿和婴儿中，最常用的外周刺激是对正中神经或胫骨神经的电刺激（Laureau and Marlot 1990，George and Taylor 1991，Boor and Goebel 2000）。

通过 Erb 点（锁骨上 2 ～ 3 cm 臂丛外侧根的位置）（Willis et al 1984，Laureau et al 1988）和脊髓上方（Laureau and Marlot 1990）可以可靠地评估周围体觉通路。由于周围神经和后索的早期成熟明显快于更中枢的结构，这些皮质下反应比出生后 6 个月内的皮质反应更能持续而稳定地被记录到（Boor and Goebel 2000，Laureau et al 1988）。

皮质反应通过对侧 rolandic 头皮电极来检测。对正中神经刺激的第一个皮质反应，在成人中称为 N19，在新生儿和小婴儿中称为 N1。大多数正常早产儿从孕 7 个月开始就能检测到早期 N1 偏移电位，其潜伏期明显长于足月婴儿和成人（Taylor and Wynn-Williams 1986）。从出生到大约 3 岁，呈现潜伏期逐渐缩短、振幅增加和波宽变窄的发育趋势（Desmedt et al 1976，Willis et al 1984，Laureau et al 1988）。传导通路的髓鞘化和成熟化导致传导速度增快。在 3 岁以后，另一个竞争机制占优势，即由于体格生长而引起神经通路延长而使传导潜伏期延长。胫骨神经刺激也呈现出类似成熟模式。

SEP 在婴儿期一种主要临床应用是对早产儿和高危足月婴儿神经发育结局的预测。SEP 对早产儿脑损伤预后预测效力已有广泛的研究，但结果尚不明确。对正中神经刺激的多项研究报告显示低敏感性或低特异性，这可能反映了研究方法上的差异，也可能提示该技术总体预测价值有限。而对同样群体胫骨神经刺激的研究则显示了较高的预后价值，可能是早产儿损伤下肢受累频率较高的缘故。

婴儿 SEP 的另一个重要应用领域是窒息足月婴儿，不同学者对这项技术在新生儿缺氧缺血性脑病异常结局预测中的高价值已达成共识。特别是在分娩后 72 小时内，显示出高敏感性，较超声或其他 EP 效力更强（Eken et al 1995）。

（译者：吴　德　王三梅　廖建湘）

参考文献

al Naqeeb N, Edwards AD, Cowan FM, Azzopardi D (1999) Assessment of neonatal encephalopathy by amplitude-integrated electroencephalography. *Pediatrics* 103(6 Pt 1): 1263–1271.

Anders T, Emde R, Parmelee A (1971) A manual of standardized terminology, techniques and criteria for scoring of the states of sleep and wakefulness in newborn infants. Los Angeles: UCLA Brain Information

Service/BRI Publications Office, NINDS Neurological Infant Network.

Anderson CM, Torres F, Faoro A (1985) The EEG of the early premature. *Electroencephalogr Clin Neurophysiol* 60(2): 95–105.

Arroyo S, Lesser RP, Poon W-T, Webber WRS, Gordon B (1997) Neuronal generators of visual evoked potentials in humans: visual processing in the human cortex. *Epilepsia* 38(5): 600–610.

Aso K, Abdab-Barmada M, Scher MS (1993) EEG and the neuropathology in premature neonates with intraventricular hemorrhage. *J Clin Neurophysiol* 10(3): 304–313.

Battin MR, Maalouf EF, Counsell SJ, et al (1998) Magnetic resonance imaging of the brain in very preterm infants: visualization of the germinal matrix, early myelination, and cortical folding. *Pediatrics* 101(6): 957–962.

Baud O, d'Allest AM, Lacaze-Masmonteil T, et al (1998) The early diagnosis of periventricular leukomalacia in premature infants with positive rolandic sharp waves on serial electroencephalography. *J Pediatr* 132(5): 813–817.

Beverley DW, Smith IS, Beesley P, Jones J, Rhodes N (1990) Relationship of cranial ultrasonography, visual and auditory evoked responses with neurodevelopmental outcome. *Dev Med Child Neurol* 32(3): 210–222.

Biagioni E, Cioni G (1996) Arousal seizures in subjects with infantile spasms. *J Sleep Res* 5(Suppl 1): 15.

Biagioni E, Bartalena L, Boldrini A, Cioni G, Giancola S, Ipata AE (1994) Background EEG activity in preterm infants: correlation of outcome with selected maturational features. *Electroencephalogr Clin Neurophysiol* 91(3): 154–162.

Biagioni E, Bartalena L, Biver P, Pieri R, Cioni G, et al (1996a) Electroencephalographic dysmaturity in preterm infants: a prognostic tool in the early postnatal period. *Neuropediatrics* 27(6): 311–316.

Biagioni E, Boldrini A, Bottone U, et al (1996b) Prognostic value of abnormal EEG transients in preterm and full-term neonates. *Electroencephalogr Clin Neurophysiol* 99(1): 1–9.

Biagioni E, Bartalena L, Boldrini A, et al (1999) Constantly discontinuous EEG patterns in full-term neonates with hypoxic-ischaemic encephalopathy. *Clin Neurophysiol* 110(9): 1510–1515.

Biagioni E, Bartalena L, Boldrini A, et al (2000a) Electroencephalography in infants with periventricular leukomalacia: prognostic features at preterm and term age. *J Child Neurol* 15(1): 1–6.

Biagioni E, Frisone MF, Laroche S, et al (2000b) Occipital sawtooth: a physiological EEG pattern in very premature infants. *Clin Neurophysiol* 111(12): 2145–2149.

Biagioni E, Mercuri E, Rutherford M, et al (2001) Combined use of electroencephalogram and magnetic resonance imaging in full-term neonates with acute encephalopathy. *Pediatrics* 107(3): 461–468.

Biagioni E, Cioni G, Cowan F, et al (2002) Visual function and EEG reactivity in infants with perinatal brain lesions at 1 year. *Dev Med Child Neurol* 44(3): 171–176.

Boor R, Goebel B (2000) Maturation of near-field and far-field somatosensory evoked potentials after median nerve stimulation in children under 4 years of age. *Clin Neurophysiol* 111(6): 1070–1081.

Castro Conde JR, Martinez ED, Campo CG, et al (2004) Positive temporal sharp waves in preterm infants with and without brain ultrasound lesions. *Clin Neurophysiol* 115(11): 2479–2488.

Curzi-Dascalova L, Mirmiran M (1996) *Manuel des techniques d'enregistrement et d'analyse des stades de sommeil et de veille chez le prématuré et le nouveau-né à terme.* Paris: Inserm.

Desmedt JE, Brunko E, Debecker J (1976) Maturation of the somatosensory evoked potentials in normal infants and children, with special reference to the early N1 component. *Electroencephalogr Clin Neurophysiol* 40(1): 43–58.

de Vries LS, Hellstrom-Westas L (2005) Role of cerebral function monitoring in the newborn. *Arch Dis Child Fetal Neonatal Ed* 90(3): F201–F207.

de Vries LS, Connell JA, Dubowitz LMS, et al (1987) Neurological, electrophysiological and MRI abnormalities in infants with extensive cystic leukomalacia. *Neuropediatrics* 18(2): 61–66.

Dreyfus-Brisac C, Monod N (1972) The electroencephalogram of fullterm newborns and premature infants. In: Remon A, editor. *Handbook of Electroencephalography and Clinical Neurophysiology.* Amsterdam: Elsevier, pp 6–23.

Eaton DG, Wertheim D, Oozeer R, Dubowitz LM, Dubowitz V (1994) Reversible changes in cerebral activity associated with acidosis in preterm neonates. *Acta Paediatr* 83(5): 486–492.

Eggermont JJ, Don M (1980) Analysis of the click-evoked brainstem potentials in humans using high-pass noise masking. II. Effect of click intensity. *J Acoust Soc Am* 68(6): 1671–1675.

Eken P, Toet MC, Groenendaal F, de Vries LS (1995) Predictive value of early neuroimaging, pulsed Doppler and neurophysiology in full term infants with hypoxic-ischaemic encephalopathy. *Arch Dis Child Fetal Neonatal Ed* 73(2): F75–F80.

Eken P, de Vries LS, van Nieuwenhuizen O, et al (1996) Early predictors of cerebral visual impairment in infants with cystic leukomalacia. *Neuropediatrics* 27(1): 16–25.

Ferrari F, Torricelli A, Giustardi A, Benatti A, Bolzani R, Ori L, Frigieri G (1992) Bioelectric brain maturation in fullterm infants and in healthy and pathological preterm infants at term post-menstrual age. *Early Hum Dev* 28(1): 37–63.

Ferrari F, Biagioni E, Cioni G (2001) Neonatal electroencephalography. In: Levene MI, Chervenak FA, Whittle M, editors. *Fetal and Neonatal Neurology and Neurosurgery*. London: Churchill Livingstone.

Freeman RD, Thibos LN (1975) Visual evoked responses in humans with abnormal visual experience. *J Physiol* 247(3): 711–724.

George SR, Taylor MJ (1991) Somatosensory evoked potentials in neonates and infants: developmental and normative data. *Electroencephalogr Clin Neurophysiol* 80(2): 94–102.

Hayakawa F, Okumura A, Kato T, et al (1997) Disorganized patterns: chronic-stage EEG abnormality of the late neonatal period following severely depressed EEG activities in early preterm infants. *Neuropediatrics* 28(5): 272–275.

Hellstrom-Westas L (1992) Comparison between tape-recorded and amplitude-integrated EEG monitoring in sick newborn infants. *Acta Paediatr* 81(10): 812–819.

Hellstrom-Westas L, Rosen I, Svenningsen NW (1991) Cerebral function monitoring during the first week of life in extremely small low birthweight (ESLBW) infants. *Neuropediatrics* 22(1): 27–32.

Hellstrom-Westas L, Rosen I, Svenningsen NW (1995) Predictive value of early continuous amplitude integrated EEG recordings on outcome after severe birth asphyxia in full term infants. *Arch Dis Child Fetal Neonatal Ed* 72(1): F34–38.

Hellstrom-Westas L, Klette H, Thorngren-Jerneck K, Rosén I (2001) Early prediction of outcome with aEEG in preterm infants with large intraventricular hemorrhages. *Neuropediatrics* 32(6): 319–324.

Holmes GL, Lombroso CT (1993) Prognostic value of background patterns in the neonatal EEG. *J Clin Neurophysiol* 10(3): 323–352.

Hughes JR, Miller JK, Fino JJ, Hughes CA (1990) The sharp theta rhythm on the occipital areas of prematures (STOP): a newly described waveform. *Clin Electroencephalogr* 21(2): 77–87.

Kato T, Okumura A, Hayakawa F, Kuno K, Watanabe K (2004) Electroencephalographic aspects of periventricular hemorrhagic infarction in preterm infants. *Neuropediatrics* 35(3): 161–166.

Kellaway P (1987) Intensive monitoring in infants and children. *Adv Neurol* 46: 127–137.

Lamblin MD, Andre M, Auzoux M, et al (2004) Indications of electroencephalogram in the newborn. *Arch Pediatr* 11(7): 829–833.

Laureau E, Marlot D (1990) Somatosensory evoked potentials after median and tibial nerve stimulation in healthy newborns. *Electroencephalogr Clin Neurophysiol* 76(5): 453–458.

Laureau E, Majnemer A, Rosenblatt B, Riley P (1988) A longitudinal study of short latency somatosensory evoked responses in healthy newborns and infants. *Electroencephalogr Clin Neurophysiol* 71(2): 100–108.

Limperopoulos C, Majnemer A, Rosenblatt B, et al (2001) Association between electroencephalographic findings and neurologic status in infants with congenital heart defects. *J Child Neurol* 16(7): 471–476.

Lombroso CT (1985) Neonatal polygraphy in full-term and premature infants: a review of normal and abnormal findings. *J Clin Neurophysiol* 2(2): 105–155.

McCulloch DL, Skarf B (1991) Development of the human visual system: monocular and binocular pattern VEP latency. *Invest Ophthalmol Vis Sci* 32(8): 2372–2381.

McCulloch DL, Taylor MJ (1992) Cortical blindness in children: utility of flash VEPs. *Pediatr Neurol* 8(2): 156.

Marret S, Parain D, Jeannot E, Eurin D, Fessard C (1992) Positive rolandic sharp waves in the EEG of the premature newborn: a five year prospective study. *Arch Dis Child* 67(7): 948–951.

Menache CC, Bourgeois BF, Volpe JJ (2002) Prognostic value of neonatal discontinuous EEG. *Pediatr Neurol* 27(2): 93–101.

Mercuri E, Siebenthal K, Tutuncuoglu S, Guzzeta F, Casaer P (1995) The effect of behavioural states on visual evoked responses in preterm and full-term newborns. *Neuropediatrics* 26(4): 211–213.

Mercuri E, Braddick O, Atkinson J, et al (1998) Orientation-reversal and phase-reversal visual evoked potentials in full-term infants with brain lesions: a longitudinal study. *Neuropediatrics* 29(4): 169–174.

Monod N, Pajot N, Guidasci S (1972) The neonatal EEG: statistical studies and prognostic value in full-term and pre-term babies. *Electroencephalogr Clin Neurophysiol* 32(5): 529–544.

Murray AD, Javel E, Watson CS (1985) Prognostic validity of auditory brainstem evoked response screening in newborn infants. *Am J Otolaryngol* 6(2): 120–131.

Muttitt SC, Taylor M, Kobayashi JS, MacMillan L, Whyte HE (1991) Serial visual evoked potentials and outcome in term birth asphyxia. *Pediatr Neurol* 7(2): 86–90.

Nolte R, Haas G (1978) A polygraphic study of bioelectrical brain maturation in preterm infants. *Dev Med Child Neurol* 20(2): 167–182.

Ohtahara S, Yamatogi Y (2003) Epileptic encephalopathies in early infancy with suppression-burst. *J Clin Neurophysiol* 20(6): 398–407.

Okumura A, Watanabe K (2001) Clinico-electrical evolution in pre-hypsarrhythmic stage: towards prediction and prevention of West syndrome. *Brain Dev* 23(7): 482–487.

Pezzani C, Radvanyi-Bouvet MF, Relier JP, et al (1986) Neonatal electroencephalography during the first twenty-four hours of life in full-term newborn infants. *Neuropediatrics* 17(1): 11–18.

Porciatti V, Pizzorusso T, Maffei L (2002) Electrophysiology of the postreceptoral visual pathway in mice. *Doc Ophthalmol* 104(1): 69–82.

Randò T, Bancale A, Baranello G, et al (2004) Visual function in infants with West syndrome: correlation with EEG patterns. *Epilepsia* 45(7): 781–786.

Rennie JM, Chorley G, Boylan GB, et al (2004) Non-expert use of the cerebral function monitor for neonatal seizure detection. *Arch Dis Child Fetal Neonatal Ed* 89(1): F37–F40.

Shepherd AJ, Saunders KJ, McCulloch DL, Dutton GN (1999) Prognostic value of flash visual evoked potentials in preterm infants. *Dev Med Child Neurol* 41(1): 9–15.

Stockard-Pope J, Werner SS, Bickford RG (1992) *Atlas of Neonatal Electroenchephalogrphy, 2nd edn*. New York: Raven Press.

Suzuki M, Okumura T, Watanabe T, et al (2003) The predictive value of electroencephalogram during early infancy for later development of West syndrome in infants with cystic periventricular leukomalacia. *Epilepsia* 44(3): 443–446.

Taylor M.J, Murphy WJ, Whyte HE (1992) Prognostic reliability of somatosensory and visual evoked potentials of asphyxiated term infants. *Dev Med Child Neurol* 34(6): 507–515.

Taylor PK, Wynn-Williams GM (1986) A modified mirror projection visual evoked potential stimulator for presenting patterns in different orientations. *Electroencephalogr Clin Neurophysiol* 64(1): 81–83.

Thornberg E, Thiringer K (1990) Normal pattern of the cerebral function monitor trace in term and preterm neonates. *Acta Paediatr Scand* 79(1): 20–25.

Toet MC, Hellstrom-Westas L, Groenendaal F, Eken P, De Vries LS (1999) Amplitude integrated EEG 3 and 6 hours after birth in full term neonates with hypoxic-ischaemic encephalopathy. *Arch Dis Child Fetal Neonatal Ed* 81(1): F19–F23.

Toet MC, van der Meij W, de Vries LS, et al (2002) Comparison between simultaneously recorded amplitude integrated electroencephalogram (cerebral function monitor) and standard electroencephalogram in neonates. *Pediatrics* 109(5): 772–779.

Tsuneishi S, Casaer P, Fock JM, Hirano S (1995) Establishment of normal values for flash visual evoked potentials (VEPs) in preterm infants: a longitudinal study with special reference to two components of the N1 wave. *Electroencephalogr Clin Neurophysiol* 96(4): 291–299.

Vecchierini MF, d'Allest AM, Verpillat P (2003) EEG patterns in 10 extreme premature neonates with normal neurological outcome: qualitative and quantitative data. *Brain Dev* 25(5): 330–337.

Vermeulen RJ, Sie LT, Jonkman EJ, et al (2003) Predictive value of EEG in neonates with periventricular leukomalacia. *Dev Med Child Neurol* 45(9): 586–590.

Vigevano F, Fusco L, Pachatz C (2001) Neurophysiology of spasms. *Brain Dev* 23(7): 467–472.

Watanabe K, Hayakawa F, Okumura A (1999) Neonatal EEG: a powerful tool in the assessment of brain damage in preterm infants. *Brain Dev* 21(6): 361–372.

Wertheim D, Mercuri E, Faundez JC, et al (1994) Prognostic value of continuous electroencephalographic recording in full term infants with hypoxic ischaemic encephalopathy. *Arch Dis Child* 71(2): F97–F102.

Whyte HE, Taylor M, Menzies R, Chin KC, MacMillan LJ (1986) Prognostic utility of visual evoked potentials in term asphyxiated neonates. *Pediatr Neurol* 2(4): 220–223.

Willis J, Seales D, Frazier E (1984) Short latency somatosensory evoked potentials in infants. *Electroencephalogr Clin Neurophysiol* 59(5): 366–373.

第八章　高危婴儿的发育评估

Samantha Johnson · Neil Marlow

处于发育障碍高风险的患儿主要包括两类：围生期缺氧的足月儿和人数更多的早产儿群体，特别是胎龄极低的早产儿。对于特定的研究项目，可以选定特定的人群，但对于这些研究，研究问题将有助于评估方法的选择。经历过围生期严重缺氧但是恢复后未出现脑瘫的足月儿，在2岁内可表现为正常的生长发育轨迹，但在后期可能会表现出轻度的缺陷。到目前为止，在发育障碍中最具挑战性的群体是早产儿，他们可能同时存在多种发育问题，同时他们的发育轨迹可能会因早产导致的宫内发育中断和获得性脑损伤而改变。因此，我们的研究主要集中于该类患儿。

发展评估是常规访视中的重要组成部分，可以为临床医师提供临床管理建议、识别需要早期干预的个体、监测患者治疗后进步的情况以及为家长提供咨询服务。对于轻度发育迟缓患儿的准确的早期识别尤其重要，这是因为这些发育迟缓未经识别出来持续到学龄期可能会造成更大的危害。在常规检查过程中，关于发育结局的信息也是必要的。而对于研究人员而言，准确的评估对于流行病学研究和随机试验来说十分重要，同时也可以对处于生存极限的孩子是否进行治疗所持续存在的伦理学争议提供重要信息。

由于产科和新生儿护理的进步、产前激素的应用、外源性肺表面活性物质的应用、技术的进步，以及NICU结构化的发展，越来越多的早产儿从新生儿病房中顺利出院（Allen 2002）。然而这些幸存下来的孩子们日后的生活质量一直令人担忧。尽管已经进行了很多研究，但由于发育、遗传、社会和环境因素的多重交互影响，从新生儿期病程预测长期的发育结局依然存在困难。考虑到早产儿尤其是极早产儿残疾的高风险性（Wood et al 2000，Marlow et al 2005），以及现在新生儿看护的昂贵费用，我们有必要为其提供后续的随访服务，以筛选出残疾儿童并为其安排及时的干预，并监测自围生期开始出现不良结局的发病率。这样的管理系统是国家（BAPM 2001）和欧洲建议的一部分，包括一系列发育评估。因此，至少在生后的前两年内，了解和监测发育情况应当是新生儿服务中的重要组成部分，即便后续可能还需要安排其他评估。

本章我们将讨论生后前两年的发育结局。我们列举了一系列可以帮助临床医师和研究者在发育迟缓的早期识别中可以使用的评估工具，并指出发育评估在婴儿中使用时所存在的问题。

我们为什么要进行发展评估？

早产儿可能出现不良的发育结局，并且可能会持续至青少年期及成人期（Bhutta et al 2002，Hack et al 2002，Marlow 2004）。其残疾的发病率和平均认知得分均和胎龄相关（Hack and Fanaroff 1999，Bhutta et al 2002），尤其小于 32 周的早产儿（Wolke et al 2001，Marlow 2005）。不同胎龄儿童发生明显发育落后的概率不同，低出生体重儿 6% ~ 8%［LBW（< 2500 g）］，极低出生体重儿 14% ~ 17%［VLBW（< 1500 g）］，极早产儿（< 26 周）或超低出生体重儿 20% ~ 25%［ELBW（< 1000 g）］（Aylward 2002）。男孩比女孩更容易出现发育问题（Hindmarsh et al 2000，Wood et al 2000，Marlow et al 2005）。

早产儿可能出现多种不良的发育结局，包括脑瘫（cerebral palsy，CP；典型者为痉挛性瘫）、耳聋、失明和严重的认知损害。这些不良结局的发病率在过去十年中保持相对稳定，基本在 15% ~ 20% 之间（Aylward 2003，Marlow et al 2005）。由于并不是所有高危新生儿都会出现发育迟缓或者生活质量的下降（Werner 1994，Tideman 2000，MacCormick 2002），因此对其进行监测，并使发病率以及严重功能损害的发生率下降，是我们努力的目标。随访研究应当遵循一个基本的方案（Mutch et al 1989），而且对于 2 岁时的健康状态（例如，残疾等）要有明确的定义（NPEU 1995）。

尽管早产儿可能出现多种残疾，我们往往根据其发病率不同而对其有不同的关注，然而最常引起我们关注的仍然是认知方面。2 岁时的发育障碍是最为常见的残疾（Wood et al 2000，Marlow 2004）。在年龄大一些之后，多达 50% ~ 70% 的极低出生体重儿在认知、感知 - 运动、视觉空间、语言和行为等领域会出现缺陷（Taylor et al 2000）。在 6 岁时，41% 的超低出生体重儿会出现中度 / 重度认知损害（发育得分低于 –2SD），另有 31% 会出现轻度认知损害（发育得分 –1 ~ –2SD）（Marlow et al 2005）；在 2 岁半时，有 30% 的发育得分低于 –2SD（Wood et al 2000）。如果某种发育测试可以早期识别出学习困难高风险的孩子，那么这种测试将具有重大意义。

筛查或者详细评估？

因此，发育评估必须能够量化婴儿的发病率，并确诊发育迟缓或者残疾。"发育筛查测试"（专栏 8.1）经常用在整个人群的常规监测系统中，目的是从正常人群中识别出来一些"高危"的变异；因此筛查测试工具往往省时、省钱、使用简单，可以用于监测发育的变化情况。然而，此类测试在对异常进行区分和准确分类时会存在困难，这是因为它们是旨在挑选出需要更多详细评估的高危儿童；它们往往对未来结局的预测价值也比较低，除非那些存在严重损害的儿童。因此，这些筛选出来的高危儿童还需要更多详细的综合评估。

发育的标准化测试

标准化测试是一种心理测量，旨在采用特定的评估方法，对婴儿的技能和"正常"人群进行比对。它们通常采用评估人员对婴儿进行测评的方式，由训练有素且能力合格的评估人员观察儿童对一系列结构化任务和活动的反应。这些测验需要评估人员遵循一套严格的施测和评分方案，其中偏离测试结果的分数将被视为无效。这种严格的标准化方式在解释孩子反应时通过排除主观因素的干扰来减少测量误差。尽管测试的评分可能看起来很苛刻，并且测试很"难"，但是它们的统一性和客观性是它们的优势。而如果偏离了标准化过程，比如某儿童据说"经常"能够完成所要求完成的任务，这样会削弱评估的客观性，从而削弱了评估的价值。

标准化测试以数字的形式来呈现结果，这样在进行数据分析和科学研究时更加方便。标准化测试的一个特征是采用常模参照分数或者标准分。测试的标准化过程是通过在一个相应年龄的较大人群中进行测试。人群的选择和代表性非常重要。在对个体进行评分时实际上是将其与常模人群的数据进行比较，以确定他 / 她相对于正常人群的成长情况；按照惯例来说，低于平均值 2 个标准差被认为是早产儿异常的界值。而在实际应用中，有研究认为界值应该取在低于平均值三个标准差（NPEU 1995），这样可以更好地预测不良结局（Marlow et al 2005）。

标准化测试也会产生"相当年龄"和"百分位等级"；尽管这些可以作为个体和同龄人进行比较的指标，但是由于这些指标是基于原始分而非标准分得出，我们在进行发育水平分级的时候往往并不采用这些分数（Salvia and Ysseldyke 1991）。

测试的标准化过程并不能确保其心理测量的完整性。不同测试的效度和可靠性差别很大，而且仅标准化一项很难保证选取的常模人群能够很好代表要被测试的人群。而且，任何测试都应该有近期的再次标准化：随着时间的推移，标准分应该会随之增长，这也被称为 Flynn 效应（Flynn 1999），因此采用旧的标准，可能会导致对儿童发育水平的高估（Campbell et al 1986，Wolke et al 1994，Goldstein et al 1995，Gagnon and Nagle 2000，Marlow et al 2005）。因此在对个体进行测量时应当考虑到其标准化过程和心理测量的完整性（专栏 8.2）。

在实际情况中，临床医师更倾向于采用他们个人比较熟悉的以及在他们所在学科中更有价值的测试。因此某些人会采用一些心理测量特征不够理想但是能够指导临床实践的测试。但是，标准化测试也广泛地被专家和研究人员应用于结局的评价中，很适合进行跨学科和研究方案之间的比较。不同研究之间测试的一致性尤其重要，这是因为结局指标的测量和使用可能会成为试验研究中偏倚的主要来源（Aylward 2002）。

尽管发展测试适用于从出生到生后 2 岁的孩子，但是评估早产儿发展结局的最佳年龄为 2 岁。一些常见的状况和综合征到 2 岁会更加明显或者可以自行缓解，而一些轻度障碍的孩子在 2 岁时可能会表现更加明显（NPEU 1995，Bracewell and Marlow 2002）。使用重复序贯测试存在的一个问题是，某些儿童在生后早期的分数可能会有很大的变化（Largo et al, 1990）。这可能代表了量表在某些特定测试情景下表现和应用中存在的随机变异，而并不是代表了孩子潜在的发展趋势，即便是在残疾的孩子中亦是如此。孩子接近上学年龄时的评估也可以通过缩短评估间隔来优化其对学业表现的预测价值。

专栏8.2　标准测试的心理测量特征评估

信度：指的是测试的一致性——当测试被重复测量时，有多大可能得到相同的结果。在相同条件下使用同一测试方法进行测试，得分的不同应当代表的是实际发育水平的不同，而不是测量误差。

- **内部一致性**：一个量表或者亚量表内部项目之间的关系。
- **重测信度**：同一名施测者在不同情境下对同一名被试进行测试，其结果之间的关系。
- **评分者信度**：两名施测者对同一名被试进行测试，其结果之间的关系。

效度：一项测试在多大程度上度量了它所想要度量的东西。不同个体测试分数的差异应该反映出测试所要评估的具体能力或技能的真正差异。

- **内容效度**：对测试项目进行系统检查，以确定该测试是否包含该测试旨在衡量的能力或领域的代表性样本。
- **结构效度**：评估是否测量其设计用来测量的潜在理论构想或特征——通常通过比较不同个体群体、不同年龄的儿童或验证性因素分析的测试表现来进行评估。

- **同时效度**：在测试中获得的分数和在同一结构的另一个有效测量，即同时进行的"标准测量"，其获得的分数之间的相关性。
- **预测效度**：在测试中获得的分数与在以后实施的另一项经过充分验证的（标准）措施中获得的分数之间的相关性。（同时效度和预测效度也称为标准参照效度。）

早产儿评估时使用矫正年龄一直存在争议，这是因为这可能会导致对发育迟缓和发育障碍的识别不足（Lems et al 1993，Aylward 2002）。在评估极早产儿（＜32周）时应该使用矫正年龄，尤其在婴儿期，因为早产带来的影响还是非常显著的。虽然关于何时才停止使用矫正年龄存在争议，一般还是推荐至少要到生后2岁（NPEU 1995）。

发育评估工具

多领域发育评估工具

由于婴儿期发展技能存在相互依赖的关系，此时对发展的特定方面进行解释是存在困难的。Meisels 和 Atkins-Burneet（2000）提供了一个图片命名任务的例子。正确的反应是指说出对应的名称，除了输出可以得分的表达性词汇外，还需要整合感知觉、认知和口部动作的能力。类似的，用积木搭塔这样的认知任务需要整合认知能力、知觉意识以及粗大和精细动作技能。

近期，Losch 和 Dammann（2004）试图量化动作技能对极低出生体重（VLBW）学龄前儿童在标准认知发展测验中表现的作用。通过使用主成分因素分析，出现了两个因素：认知／语言技能和动作技能，它们共同解释了测验分数变异的53%～70%。尽管"认知"测验可以有效地测量语言和认知能力，但即使对于那些运动障碍并不明显的孩子，测验分数的方差中有很大一部分可以由儿童的运动能力来解释。在极早产人群中，这样的观察可能非常重要，因为运动障碍和认知障碍的病因可能非常不同，这反映在不同研究发现的早产儿童认知和运动分数间的关系有不同的模式以及二者有不同的影响因素（Wood et al，2005）。

因此，对于一般和纵向研究来说，在婴儿期将多个领域的评估相结合可能是适宜的，特别是优化对后期发育结果的预测。多领域发育评估非常适合此目的，这类评估能够提供对全面发育的有效测量。尽管很难将特定的技能独立剔出，但是有些评估工具在设计时已经提供了发育中不同领域（通常是人为划分的）功能的标准测验，以识别出影响整体功能的特定缺陷。这些分量表通常可以从全面发育评估中识别特定发育缺陷后，进一步测查。

在儿童早期有许多标准化测验可供使用，其中许多可以评估 24 个月或者更大儿童的发展（专栏 8.3）。其中，许多评估是从 2 岁开始标准化的，但是通常这是该测试中可测得的最低能力，因此不推荐使用这样的评估工具测量 2 岁的儿童，因为在这个年龄点较难确立最低表现，尤其是在可预见存在明显障碍的早产婴儿样本中。

早期发展评估工具基本上是基于临床使用的，以帮助准确识别障碍的模式。20 世纪 80 年代人们对开发标准化评估工具的兴趣日益浓厚，现在也存在大量的测验用于评估婴儿（表 8.1）。这些通常设计用于记录发展里程碑的获得，因此从多种领域抽取出了一系列技能。在以下各节中，我们将概括这些测验并更加详细地回顾那些得到广泛使用的评估。我们为对此感兴趣的读者提供了一个全面的参考列表，以展现本章介绍的测验的标准化和心理测量学特性。

专栏 8.3　学龄前多领域发育测量工具

- 英国能力量表，第 2 版（BAS Ⅱ）（Elliott et al 1996）
- 鉴别能力量表（DAS）（Elliott 1990）
- Kaufman 儿童能力成套测验Ⅱ（K-ABC Ⅱ）（Kaufman and Kaufman 2004）
- Leiter 国际行为量表修订版（Leiter-R）（Roid and Miller 2003）
- McCarthy 儿童能力量表（MCSL）（McCathy 1972）
- Miller 学前儿童测评（MAP）（Miller 1982）
- Stanford-Binet 智力量表第 4 版（SB-Ⅳ）（Thorndike et al 1986）
- Wechsler 学龄前儿童智力量表（WPPSI）（Wechsler 1989）

标准参照测试和常模参照测试看起来是相似的，但在其创构理念上却大不相同。常模参照测验的结果用于将个体表现与常模人群的表现进行比较，以确定其在同伴中的地位。较之而言，标准参照测试则是将个体表现与商定标准或准则相比较，通常用于测量发展技能的掌握程度。因此，标准参照测验在生成发展概况以及计划或监控干预方面是很有用的。但是，它们无法生成标准化的分数，因此，不太适合用作独立的结果测量，尤其是以研究为目的的测量，因为它们无法进行个体间的比较。尽管表 8.1 中列出的所有测验都提供了常模数据，但是其中 3 个是标准参照而非常模参照的标准测验（译者注：表 8.1 中标示°的测验）。

- **普罗旺斯出生至三岁发育概况**（Provence Birth-to-Three Developmental Profile；PP）它是多学科婴幼儿发育评估包中的一部分（IDA；Meisels and Atkins-Burnett 2000）；导出的表现年龄分数可用于与常模数据以及儿童的实际年龄进

行比较，可以确定是否存在发育迟缓。

- **早期教育评测系统**（Early Learning Accomplishment Profile；E-LAP；Glover et al 1995）可以获得年龄等价分数和包括从其他婴儿测验中抽取的项目，提供一个三岁前的发育测评。

- **发育概况**（Developmental Profile 第 2 版；DP-Ⅱ；Alpern et al 1986）旨在盘点从出生到 7 岁儿童的发育情况；年龄等价分数可被用于与常模样本或儿童的实际年龄进行比较。可以使用常模表来确定任何差异的程度及其临床意义。

表8.1 适用于出生后前两年的标准化或标准参照多领域发育测验

评估工具	年龄范围	来源
Battelle 发育量表Ⅱ	出生～8 岁	Newborg 2005
Bayley 婴儿发育量表Ⅱ	1 月龄～42 月龄	Bayley 1993
Bayley 婴幼儿发育量表Ⅲ	1 月龄～42 月龄	Bayley 2006
年幼儿童发育评估（DAYC）	出生～71 月龄	Voress and Maddox 1998
发育概况Ⅱ[c]	出生～7 岁	Alpern et al 1986
早期教育评测系统[c]	出生～3 岁	Glover et al 1995
Griffiths 精神发育量表修订版	出生～8 岁	Griffiths 1996，Luiz et al 2004
Merrill-Palmer 发育量表修订版	出生～6 岁半	Roid and Sampers 2004
Mullen 早期学习量表	出生～68 月龄	Mullen 1995
普罗旺斯发育概况[c]	出生～3 岁	Provence et al 1995

表 8.1 中的其余测验提供了标准化的结果，并且都是既定的研究工具。尽管在英国和许多其他欧洲国家中 Griffiths 精神发育量表（较早的版本）得到了广泛使用，但是 BSID-Ⅱ仍然是研究中使用最为广泛的测量工具。有关标准化测验的细节信息总结于表 8.5。

Bayley 婴儿发育量表（BSID；Bayley 1969）在 1993 年再次修订并重新标准化即形成了 Bayley 婴幼儿发展量表-Ⅱ（见专栏 8.4）。该测试对各种各样的能力进行了采样，并评估了儿童 1～42 月龄内两个重要的领域中关键发展里程碑的实现情况：认知发育指数（MDI）和心理运动发育指数（PDI）。第三个量表，即行为评定量表（Behaviour Rating Scale；BRS），被用于评估儿童在测试中的表现以提供补充信息来解释测验结果。BSID-Ⅱ是一个高度结构化的测验，它有严格的施测手册，可以记录家长的报告，但是家长的报告无法代替测试者观察到的分数。BSID-Ⅱ的施测时间很长（通常需要 25～60 分钟完成），并且对施测者有较高的要求，需为研究生或者经过专业培训的人员。

119

测试时需施测年龄相关的条目组，在这个范围内有既定的底和顶；与其他测验不同的是，BSID-Ⅱ要求一个累加的而非连续的通过和不通过数量。MDI 和 PDI 各自的粗分可被转化为年龄矫正的*指数分数（平均分 100，标准差 15）*以及发育年龄。此外，还可以得出认知、语言、个人/社会和运动四个方面的发育年龄，但无法获得这四个方面的标准分数。BRS 的粗分只能够被转化为百分等级；该量表与 MDI 和 PDI 整体测验分数的推导无关。

BSID-Ⅱ 的标准化工作是十分出色的。常模样本很大（样本量 n = 1700，包括 1300 个 0～24 月龄的儿童）。还进行了严格的抽样：根据年龄、性别、种族/民族、地理区域和父母的受教育水平进行分层，并且根据 1988 年发布的人口普查数据能够代表美国的人口结构。在 1～36 月龄间每个月都提供一个常模，尽管未提供临床人群的常模数据，但描述了临床群体在 BSID-Ⅱ 上的表现（包括早产儿童）。

BSID-Ⅱ 还描述了该量表的测量学特性。MDI 和 PDI 分量表在所有的年龄组的平均内部一致性大于 0.80；在所有测试年龄中，175 名儿童间隔 4 天（中位数）的重测信度：MDI 为 0.87 和 PDI 为 0.78；测试时 24 个月和 36 个月的儿童信度最高。MDI 和 PDI 量表中 51 个测试的评分者内部一致性分别为 0.96 和 0.75。BRS 的重测信度和评分者内部一致性都较低（行为量表通常都是这样的）。

MDI 和 PDI 量表的效度没有详细的报告，效度主要基于对 BSID 的分析。描述了其内容效度和结构效度。对 200 名儿童使用 BSID 和 BSID-Ⅱ 测得的 MDI 相关系数为 0.62，PDI 相关系数为 0.63，这表明 BSID-Ⅱ 具有较好的效标关联效度。此外，在 50 名儿童中，MDI 和 PDI 与 McCathy 儿童能力量表（McCathy Scales of Children's Abilities）得分之间的相关分别是 0.79 和 0.59。MDI 与 WPPSI 量表分数以及 DAS 的全量表分数之间的相关分别为 0.73 和 0.49。但是，没有提供有关预测效度的数据。

尽管 BSID-Ⅱ 被广泛认可为是测量发育的有效、可信方式，但是在使用该量表时也存在下列不足：

1. 缺乏分量表标准分　与其他评估工具不同的是，BSID-Ⅱ 在评测的不同"方面"只包含少量的条目，无法生成标准化分数。尽管相当年龄分数能够用于比较优势和劣势，但是对它们进行解释时需谨慎。但是，Bayley（1993）认为考虑到婴儿期发展中不同方面的相互关联的本质，对不同方面的评估并非本量表预设的功能。

2. 语言偏见　在 MDI 中包含了众多表达性语言条目，一些作者表示了对非语言行为表现方面标准化得分缺乏的担忧，尤其是对于那些在语言和听力方面有损害或者有残疾的儿童来说。

3. 常模分数的推导　对处于某个月龄范围的极端点上儿童的指数进行转换推导时同样需要谨慎对待，因为相同的粗分可能导致在相邻的常模表中获得不同的指数。

4．使用行为评价量表（BRS）　BRS 的心理测量学特性较差，对结局量化评估的价值较小。

5．有残疾的儿童　在残疾儿童中使用 BSID-Ⅱ测量同样受到批评。常模数据在采集时并未包括有残疾的儿童，因此对于该群体没有关于测试程序应当如何调整的相关指导；事实上，任何测验的调整都会带来常模分数使用上的影响。

6．"地板效应"　由于最低的指数得分为 50 分，所以不推荐使用 BSID-Ⅱ评估存在严重缺陷个体的功能，因为这些儿童的发展水平无法使用该工具进行量化；在这种情况下，想要使用 BSID-Ⅱ去监测此类儿童随时间发生的变化也是不妥当的，因为他们在表现上的进步可能也不在 BSID-Ⅱ的可量化范围内。对于研究目的和统计分析而言，低于 50 的分数（如 39 分）可以被赋予一个标称值，以反映得到的分数是低于 –3 个标准差的；有些研究者对 30 ～ 50 的指数分数使用了扩展的常模（Robinson and Mervis 1996），或者计算出 Bayley 发展商数（Bayley Developmental Quotient，BDQ）便于进行相关分析。

7．"条目组"的使用　非常规性的使用"条目组"一直是很多讨论的焦点。这一措施是为了减少在每次测验时施测的条目数量。在评估可能存在发展迟缓或者失调的人群时，使用这样的措施可能会产生问题，特别是考虑到两个量表的综合性质时。例如，一个语言发育超前的儿童可能会由于在非语言的项目上达到了上限，使其 MDI 的得分无法反映其语言技能；类似的，一个患有痉挛性双侧瘫痪的脑瘫儿童在精细运动方面获得底的下限，得到了一个 PDI 的分数，但是这个分数却无法反映其粗大运动的能力（Black and Matula 2000）。

8．测试的起点　由于测验要求起点开始于儿童的实足年龄，对存在发育迟滞的儿童进行施测时，建立测验的底和顶时可能导致最终需要给儿童在起测条目组之外施测大量的条目，这样也势必会使得必施测和未通过的条目增加。但是，对于有残疾的儿童，测试开始于估计的发育年龄，这也会导致对能力的低估，并且得出的指数得分可能与从儿童实足年龄开始的条目组起测所得到的指数得分有较大的差异（Washington et al 1998）；这种现象同样发生于正常发育的儿童中（Gauthier et al 1999）。

9．早产儿中使用　关于早产儿使用矫正年龄与选择相应的条目组和常模表一直存有疑问（Matula et al 1997，Ross and Lawson 1997）。虽然这仍然是一个有争议的问题，在评估早产儿时，应按照手册中的建议使用儿童的矫正年龄确定起始点和相应的常模表。

BSID-Ⅱ的局限似乎有很多，尤其是将它与其他测验进行比较时。但是，这未必会损害测试。关于这一量表有大量的信息，因为它作为研究和临床工具时受到了广泛的欢迎；鉴于该量表的广泛使用，因此有大量关于其实用性的信息。尽管，此处陈列了一些局限，但是 BSID-Ⅱ同样有大量的特性使其成为一个有价值的测量工具，因此在作为测量结局的工具选择上仍然受到欢迎。这是一种严格的标准化测验，具有合格的心理测量学特性，并且它的广泛运用已经使得 meta 分析和跨学科的交流成为可能，这是一个结局评估工具应当具备的基本要素。除了在英国已经获得了超过 800 名 3 岁儿童中观测到的平均数和标准差外，到目前为止还没有其他国家的常模数据（Wood et al 2000）。

专栏 8.4　Bayley 婴儿发展量表Ⅱ（BSID-Ⅱ）的特性

优点

- 使用最广泛的婴儿发展标准化评估工具。
- 具备两个领域的标准化分数：认知发育指数（MDI）和心理运动发育指数（PDI）。
- 一个由 1300 名 0～24 月龄儿童构成的大常模样本。
- 按照年龄和代表美国人口进行严格、标准的分层抽样。
- 具备足够的心理测量学特性，以提供有效、可靠的评估。

局限

- 对于有特定残疾或者发育迟缓的儿童，以及对早产儿进行年龄校正时，条目集的使用可能存在问题。
- 不太适用于评估有严重发育障碍或残疾的儿童。
- 不允许对残疾儿童进行调整，这样的调整会导致测试无效。
- 缺乏子领域 / 方面的标准化分数。
- 未提供非言语能力的单独得分。

2006 年，Harcourt 评估公司（www.harcourtassessment.com）发布了令人期待的修订版测验，即 Bayley 婴幼儿发育量表第三版（Bayley-Ⅲ；Bayley 2006；专栏 8.5）。现在，这是最新修订和标准化的发展测验，被誉为婴儿发育测量的新标准。尽管 Bayley-Ⅲ继续为经验丰富的专业人员提供了一个全面的、多领域的评估 1～42 个月的儿童发育工具，但是为了使该测验在使用时更加友好，Bayley-Ⅲ也在许多方面进行了明显的改进并解决了 BSID-Ⅱ的一些局限。

专栏 8.5　Bayley 婴幼儿发育量表Ⅲ（BSID-Ⅲ）的特性

修订

- 最新修订和重新标准化的婴儿发育测验。
- 更新了测验的条目，使用更加现代化的刺激材料和操作方式。

（续）

- 在测试者 - 施测的认知、语言和运动量表中都有单独的标准化合成分数（平均数 100，标准差 15）。
- 表达性和接受性语言以及精细和粗大运动都有单独的量表分（平均数 10，标准差 3）。
- 由父母报告的社会 - 情绪发育和适应行为量表。
- 拓展了基线和上限，标准化的分数范围是 40 ~ 160 分。
- 简化了评分和施测的程序，以传统的方式推导基线和上限。
- 更新了常模数据（2004），且该常模样本在抽样时是基于年龄并代表了 2000 年人口普查情况。
- 提供了临床群体中测试的信度、效度和效用等详细信息。

潜在的局限

- 完整的测试可能需要花费很长的时间，尤其是正常发育的儿童。
- 据报告，标准化综合分数高于相应的 BSID-Ⅱ 的指数分数。

　　Bayley-Ⅲ 包含三个不同的测试者施测量表，它们可以生成认知、语言和运动技能三方面的标准化合成分数（均值为 100，标准差为 15）。后面的两个量表还可以分别生成表达性和接受性语言以及粗大和精细运动各自的量表分数（scaled score；均值为 10，标准差为 3）。同时，还可以生成百分位等级（percentile ranks）、相当年龄（developmental age equivalents）以及新的成长分数（growth scores）。有趣的是，许多 BSID-Ⅱ 中属于 MDI 的条目被分散于这三个不同的施测量表中，因此认知量表更集中于测量非言语认知能力；这对于评估早期言语、语言和听力障碍儿童的认知能力是有帮助的。

　　Bayley-Ⅲ 还拓展了基线和上限，其标准分数的范围在 40 ~ 160。拓展后的基线加上每个量表有各自单独的标准化分数，有助于对功能较差、发育障碍或发育受损儿童进行评估，这些可能能够解决 BSID-Ⅱ 的 MDI 中存在的缺乏分量表得分以及语言偏见的问题。此外，测试施测也更为友好：简化了条目的评分程序、放弃了 BSID-Ⅱ 中存在问题的条目组结构，有利于使用传统的累积连续通过和未通过的方式确定基线和上限。

　　Bayley-Ⅲ 还包括两个评估社会 - 情绪发展和适应性行为的父母报告量表。刺激材料和操作方法已经更新，测试条目也进行了修改，但许多 BSID-Ⅱ 条目被保留了下来。测试本身没有那么麻烦，并包括一个有用的培训主试的视频。可以购置评分软件，提供成长图表和详细的照料者反馈表有助于促进结果的报告。

　　Bayley 量表在心理测量学方面的完整性在第三版中得以维持。该量表的标准化程度与 BSID-Ⅱ 做得一样好，2004 年更新的常模数据来自由 1700 名儿童构成的标准化样本，这些儿童是根据年龄和2000年美国人口普查的代表性进行分层抽样获得的。该手册详细介绍了Bayley-Ⅲ量表的信度、聚合和区分效度，以及对临床诊断高发病率的特殊人群（如：小于胎龄儿（SGA）、唐氏综合征、脑瘫、广泛性发育障碍等）的研究结果，以提高量表的临床实用性。有趣的是，Bayley-Ⅲ目前正在英国首次标准化。

Bayley-Ⅲ中包括的修订无疑有助于解决BSID-Ⅱ的局限性，特别是高危人群中的使用。然而，这项测试还处于起步阶段，研究人员和临床医师现在才开始采用Bayley-Ⅲ作为选择工具。与所有的新测试一样，使用Bayley-Ⅲ的研究还需要一段时间才能发表，有关其效用的详细信息以及在临床组中使用的潜在局限也需要一段时间才能获得。

从我们的个人经验和与同行的交流中，我们发现了一些问题。一些主试人员发现，这项测试的施测时间可能会很长，尤其是对正常发展的儿童。考虑到Flynn效应（Flynn 1999），重新标准化测验的平均分数通常低于前一种测验。然而，主试员注意到Bayley-Ⅲ产生的认知量表评分高于BSID-Ⅱ MDI的预期，这可能在发育上是不恰当的，可能导致对残障的识别不足。实际上，该测验的作者指出，Bayley-Ⅲ的分数比BSID-Ⅱ的相应指数分数高出7分左右（Bayley 2006，Harcourt Assessment Inc. 2007）。此外，Bayley-Ⅲ在鉴别早产儿缺陷方面的效用还没有得到充分的评估。在未来的几年里，毫无疑问将会有研究调查该测试在典型和非典型发育儿童中使用情况。

Griffiths 精神发育量表：Griffiths量表由0～23个月的"婴儿量表"（Griffiths 1954）以及24月～8岁的扩展量表组成（Griffiths 1970，Luiz et al 2004）。在本章中，我们将回顾最适用于2岁内儿童使用的发育量表——Griffiths精神发育量表（Griffiths 0～2岁）（见专栏8.6）

0～2岁部分最初于1954年编制，并在1996年经过必要和及时的修订（Griffiths 1996）。该量表由276个项目组成，旨在对运动、个人社交、听力和语言、手眼协调以及表现五个领域的功能进行全面评估。Griffiths量表对测试者有严格的资质审核，只能由具有评估经验的临床医师和心理学家使用。获得测试者认证资质需要参加为期五天的培训课程。每次施测大约需要45分钟。1996年修订的手册为项目施测提供了全面的指导，但关于量表概念的本质，测试者需参考1954年的最初版本。

测试的起点需要根据儿童的实际年龄水平，底和顶通常按照传统的方式设定（分别为连续六次通过和失败）。每个领域的原始分数可以转换为标准分数（平均数100，标准差16），称为"分领域的发育商"，还可以转换为百分位数和相当年龄；这些总和产生总商（GQ）——总体发展水平的标准分数（平均100，SD 12）——

以及对应的相当年龄和百分位数。前 24 个月常模以一个月为间隔。

Griffiths 量表是英国唯一编制和标准化的测试。值得注意的是这个量表的常模采用的是 665 名 0 ～ 24 个月大的儿童的样本。然而，量表的标准化过程却并不是很顺利：尽管样本考虑了性别、城市 / 农村居住、社会阶层、种族和地理位置等分组，但并未按年龄进行分层。选择的样本并未与英国国家人口统计数据进行详细比较，例如，孩子的出生和社会优势被过度代表了。收集常模数据的具体时间也未提供。与其他测试相比，心理测量学信息也很匮乏。量表的内部一致性信度良好，0 ～ 2 岁部分，总商的平均一致性信度为 0.95。重测信度较差，尤其是 0 ～ 1 岁部分：28 名儿童在两次测试中，总商得分之间的相关系数为 0.48。没有提供关于评分者信度和量表修订后效度的信息。Griffiths 扩展量表中提供了更多关于量表标准化和心理测量特性的信息，见 Luiz et al 2004。

Griffiths 量表的局限性：0 ～ 2 岁部分可以总结如下：

1．常模数据标准化过程细节匮乏（见上文）。

2．残疾儿童 与大多数标准化测试一样，该量表在残疾儿童中不太适用，如果修改施测过程，常模就不太适用，而且标准化测试也不容许这样操作。

3．量表的结构 对于年龄在临界值 23 个月左右的儿童来说，使用这种量表可能会有问题。虽然婴儿量表是为 0 ～ 2 岁的儿童设计的，而扩展量表是为 2 ～ 8 岁的儿童设计的，但它们之间没有直接的可比性。扩展的量表包括 6 个子量表（实际推理），任何一个量表都必须单独使用，因为两者是基于不同的常模数据产生不同的总发育商。在扩展量表上评估儿童的表现，特别是对早产儿在婴儿量表上很有可能遇到天花板效应。

4．抚育者的报告 尽管该测试是由施测者测试的，但该测试与 BSID- Ⅱ 的不同之处在于，测试的一些条目是通过照看者报告来计分，可能会影响测试的客观性。

尽管 Griffiths 量表有这些缺点，但在很多国家仍然认定该量表为一种有效的评估工具而广泛使用。虽然该量表在美国不太被认可，但在英国、欧洲其他国家（经过地方标准化）、南非、澳大利亚、新西兰和中国香港却被广泛使用。鉴于这些测试是最近被重新标准化过，关于其作为结局测量的心理测量特性和功能的大量证据将自然出现，可能有助于加强量表的完整性。

Mullen 早期学习量表（MSEL；Mullen 1995））将婴儿（Mullen 1989）和学龄前儿童（Mullen 1992）的 "Mullen 量表" 组合在一起，得到了一个适用于出生到 68 个月的量表（见专栏 8.7）。虽然 MSEL 是为了评估儿童认知功能而设计的，但它可以在五个领域为婴儿提供全面的评估：包括粗大运动（仅适用于出生到 33 个月的儿童），以及四个 "认知" 领域，即精细运动、视知觉、接受性语言和表达性语言。这项测试应该由接受培训的专业人士进行，完整的测试可能需要 30 ～ 40 分钟。

专栏 8.6　**Griffiths 精神发育量表修订版（0 ~ 2 岁）的特性**

优点

- 最广泛使用的发育评估量表之一。

- 最近进行了修订和标准化。

- 对 5 个领域和整体发育水平（GQ）提供标准化评分。

- 强化对施测者的培训，确保施测者的资质。

- 在英国标准化。

局限

- 测试的标准化似乎缺乏方法上的严谨性。

- 心理测量学的特性描述不足。

- 残疾儿童适用性较差，因测试调整后会使常模失效。

- 24 个月儿童的测试可能会遇到天花板效应。

　　虽然在测试过程中照看者可以参与帮助引发孩子完成一些项目，但测试者仍然需要严格遵守操作手册。底和顶也是根据操作手册而设置的（三个连续通过和未通过的项目）。原始分数可以转换为每个分量表的标准 T 分数（平均分 50，标准分 10）、百分位数和相当年龄。将四个认知分量表分数合并得到早期学习综合（ELC）标准分数（平均分 100，标准分 15）、百分位数和相当年龄。常模大样本（$n = 1849$）按年龄分层，分为 1 ~ 14 月龄儿童（2 个月间隔）和 15 ~ 68 月龄儿童（6 个月间隔）；每组由 84 ~ 156 名儿童组成。

　　ELC 内部一致性信度较高（r = 0.91）；1 ~ 24 个月儿童（$n = 50$）的重测信度的相关系数大于 0.80；评分者信度大于 0.90。结构效度以标准相关效度描述，ELC 和 BSID 的 MDI 相关性（r=0.70）、和粗大运动分测验与 BSID 的 PDI 的相关性（r=0.76）和精细运动分测验与 Peabody（PDMS）精细运动分测验相关性（r ≥ 0.65），提示中等程度相关。

　　MSEL 的局限性可以总结如下：

　　1．综合分　ELC 不能反映粗大运动功能。运动发育的分数并不包括精细运动技能，而且是基于少量的测试项目（子量表总分 =35 分）。

　　2．项目难度梯度　认知量表的难度梯度陡峭，尤其在婴儿期，这可能导致个体功能水平的区分度不足（Bradley Johnson 2001）。

　　3．标准化　常模样本量虽然很大，但并不能完全代表美国人口。常模数据现在已经过时了，收集时间是在 15 ~ 23 年前。MSEL 已经被更多新的测试量表取代，因此对量表进行修订和标准化势在必行。

Battelle 发育量表（BDI；Newborg et al 1984，1987）适用于 0 ～ 8 岁，是相对较老的发育测试。虽然 BDI 最近已经被修订和重新标准化（BDI-Ⅱ），并且在准备撰写本章时已经可以购买该量表的评估工具，但我们的讨论将集中在该测试的第一版上，因为到目前为止这一版本已经被广泛使用和引用。这也将为描述该修定量表的特点提供依据。

最初的 BDI 旨在评估儿童发育的五个领域：个人社交、适应性、运动、交流和认知。尽管也可以通过看护者访谈或观察来评分，但它是施测者评估的，而且对于 3 岁以下的儿童来说，评估过程大约需要一个小时。BDI 原本是供教师使用的，也是为数不多的无需接受培训就可以由个体施测的标准化测试之一，因此作为评估入学准备情况和特殊需要的工具而广受欢迎。

专栏 8.7　Mullen 早期学习量表的特性

优点

- 适用年龄较广，从出生到 68 个月。
- 提供对认知能力的详细评估。
- 提供了四个认知领域和整体认知功能的标准化分数，以及粗大运动技能的标准化分数。
- 施测时间相对较短。

局限

- 综合得分仅反映认知能力。
- 常模样本不具代表性，测试缺乏一些心理测量学性质的信息。
- 常模样本已经过时。

五个领域量表再被分为子领域（$n=22$），从这些子领域中，原始分数被转换为标准化的 z 分数（平均值 0，标准差 1），T 分数（平均值 50，标准差 10），百分位数，相当年龄，偏离性商数和正态曲线当量，这包括五个领域量表，另外四个子领域（精细运动、粗大运动、表达和接受语言）和全量表的综合得分。BDI 在 1982—1983 年被标准化，样本为 800 名儿童，每年约 100 名，因此 0 ～ 24 个月的儿童大约有 200 名。人口统计学信息与 1981 年美国人口普查数据相似，样本按地理区域、种族和性别进行年龄分层；关于样本的城乡居住地和社会经济地位的信息未被提供。因为样本属于非正态分布，1984 年标准化的常模在 1987 年重新校准，使用的是中位数而非平均数。

对于 0 ～ 23 个月的 6 个年龄段的儿童，在 4 个月的时间间隔内评估的全量表重测信度系数很高（$r = \geq 0.98$）。评分者信度也很高，从 0.81 ～ 1.0。对内容和结构效度进行了描述，BDI 与其他发育评估测试量表 [如发育性活动筛查量表 DASI（Dubose and Langley 1977）；Vineland 社会成熟量表（Doll 1965）；Stanford-Binet 认知测验修订版（Terman and Merrill 1960）] 均呈中等程度相关（r = 0.40 ~ 0.94）；不出所料，BDI 也与 BDI 筛选量表也呈高度相关（r = 0.99）。然而，并没有提供关于预测效度或量表内部一致性等相关信息。

BDI 的优势在于，它提供了五个领域和更多子领域的标准化分数概况，使其成为指导规划和监测干预效果的理想工具。与标准化测试不同的是，它为残疾人适应测试提供了指导方案，同时又不损害测试的标准化价值。然而，这项测试也有一些局限性：

1. 子领域　据报道，一些子领域的项目数量很少。

2. 标准化分数的推导　当儿童年龄落在一个年龄段的极端时，解释儿童的标准化分数必须谨慎，因为这些分数可能有很大的不同。

3. 有限的心理测量学信息　一些作者认为，提供更多关于量表效度信息是有益的（例如 Malcolm 1998，Salvia and Ysseldyke 1991）。

4. "地板效果"　常模中提供的最低标准化分数为 65 分，因此，与 BSID- Ⅱ 相比，该量表在成绩低于 65 分范围内的儿童可能测试不出区别。根据学者的建议，可以为较低的分数计算发育商。

5. 测试工具的购买　完整的测试工具必须由施测者购买，避免引起潜在的偏差和对标准化程序的影响。

6. 标准化　尽管 BDI 采用了既定的标准化程序，但与其他测试相比，标准样本较小。这项测试允许根据照看者访谈进行评分，可能会影响客观性。更为关键的是，这些常模在 20 多年前修订的，已经过时了，因此对 BDI 的修订势在必行。

在撰写本章时，BDI 第二版已经发行。BDI- Ⅱ（Newborg 2005）保留了原量表的结构，提供了个人社交、适应、运动、沟通和认知技能五个领域以及 13 个附加子领域的标准化分数，因此，保留其作为教学规划和提供详细发展概况的有用工具的特性（见专栏 8.8）。原始分数可以转换为子领域的百分位数、相当年龄和标准化分数（平均值 10，标准差 3）以及整体发育功能的标准化分数（平均值 100，标准差 15）。

修订版还解决了 BDI 的局限。在各个年龄段每个子领域的项目数量都有所增加，标准化领域和综合得分的范围也扩大到 40 ~ 160 分。量表的心理学测量学信息得到了改进，量表编制者称该测试领域和子领域的可靠性达到或超过了传统的心理测量学标准。这项测试最近在一个更大的标准化样本（n=2500）中重新标准化，该样本与 2000 年美国人口普查数据非常接近，从而提供了当代的标准数据。

BDI- Ⅱ 是标准化的婴儿发育评估工具之一，该测试局限性较少。作为一种同

Griffiths 或 BSID-Ⅱ同时期的测量方法，它的受欢迎程度是值得怀疑的：临床医师和研究人员可能会继续使用他们熟悉的工具，而这些工具以前已经成为他们的常规的测量方法。它不太可能取代这些量表，尤其这些测试也可以进行修订和重新标准化。

表 8.1 中列出的其余两个测试代表最新的多领域发育测试。年幼儿童发育评估（DAYC）首次发布于 1998 年，旨在评估从出生到 6 岁儿童的五个领域的"不同但相互关联的发育水平"（Voress and Maddox 1998，第 3 页），包括认知、语言、社会情感、身体和适应性行为（见专栏 8.9）。它要求同时在测试环境和自然环境中进行，并通过观察、直接评估以及父母或老师的访谈获得信息。测试遵循常规程序，测试的起点需要根据儿童的实际年龄水平，底和顶通常按照传统的方式设定。将原始分数转换为每个分领域量表的标准化分数（平均分数 100，标准差 15）、百分位数和相当年龄，以及综合发育商（GDQ）。

测试的开发和标准化效果良好。大的常模样本（$n=1269$）包括 441 名从出生到 2 岁的儿童。样本选择很合理，可以按年龄分层，并准确代表了 1996 年发布的美国人口国家数据。对于 0 ～ 15 个月的儿童常模，2 个月为间隔，对于 16 个月以上的儿童常模，3 个月为间隔。与其他测试不同的是，DAYC 标准样本包括残疾儿童和有发育不良风险的儿童。

专栏 8.8 Battelle-Ⅱ发育量表的特征

优点

- 适用年龄较广，从出生到 8 岁。
- 施测者不需要经过专业的培训。
- 标准化分数是针对 5 个领域、13 个附加子域和整体发育功能得出的。
- 提供多领域的发育水平，对指导规划非常有用。

局限

- 项目可能会根据照看者报告进行评分，这可能会影响客观性。

这项测试在心理测量学上也是合理的。GDQ 的内部一致性系数为 0.99，证明了该方法的可靠性。子量表的测试 - 重测信度大于 0.90，GDQ 全量表的重测信度为 0.99。评分者信度的一致性系数为 0.99。测试效度的描述也非常详细。标准化测试的相关的效度较低，与 DAYC 和 Battelle 筛查试验以及修订的 Gesell 和 Amatruda 发育和神经检查（Knobloch et al 1987）之间呈中等程度相关，相关系数在 0.48 ～ 0.57 之间。相对筛查测试，标准化测试，提供测试的同时效度和预测效度的

进一步信息将是有利的。

由于这是一个相对较新的测试，它还很少在学术文献中提及，关于该测试的评论也较少。DAYC 的测试时间较长，完整的测试大概需要 50 分钟到 1 小时 40 分钟左右。作者指出，应用该量表对早产儿评估时，应采用孩子的实际年龄，而不是孩子的矫正年龄；这可能是较大的争议，因为多数标准化测试一般采用矫正年龄矫正到 2 岁。虽然作者也证明了使用看护者报告进行项目评分是合理的，但研究人员仍然担心由于看护者误解测试的内容，从而引起测量误差。

总的来说，DAYC 是一个结构良好的测试，提供了关于该量表详细的开发概况。但它相对于其他标准化测试的测试结果以及早产儿的测试效用还有待确定。

最近开发的测试是 Merrill-Palmer 发育量表修订版（M-P-R；Roid and Sampers 2004）。与 Leiter-R 量表类似，M-P-R 与其他发育量表理念有所不同，它被设计用来评估构成传统上智力和发育测验所衡量能力的基础认知过程。除了评估发育里程碑能力外，还要评估其表现的质量（见专栏 8.10）。对评估者的资质要求较高，理想的测试应该由受过心理测量专业训练的心理学家进行。

这个测试适用于 1 ~ 78 个月的儿童。测试的结构取决于所采用的理论框架，包括两个主要的测试单元——认知和粗大运动——旨在评估以下领域的技能：认知、精细运动、接受 / 婴儿语言、记忆、处理速度、视觉运动整合、表达性语言和粗大运动。粗大运动量表还包括对不寻常运动和运动质量的评估，旨在识别达到运动发育里程碑儿童的非典型表现。一系列的父母报告也被用来评估社会情绪发展和自理 / 适应行为。家长报告也与评估者测试的表达性语言测量方法结合使用，是对 13 个月以下儿童进行此项技能测量的唯一方法。

与其他测试不同，该测验的测试起点是基于检查者对孩子发育年龄水平的估计；只有发育年龄无法进行估算时才使用儿童的实际年龄。原始分数可以转换为常模标准化分数。该量表的指数得分（平均分 100，标准分 15）、相当年龄和百分位数来源于以下 12 个领域：认知、精细运动、接受性语言、视觉运动整合、记忆、处理速度、粗大运动、表达性语言、整体语言、社会情感发育（父母报告）、气质（父母报告）、自理 / 适应性行为（父母报告）。从认知、精细运动和接受性语言子量表得出认知或智力的发育指数（DI）（尽管对于年幼的婴儿，可用的标准化分数数量有所减少）。每个量表指数的原始分数也可以转换为参考标准的"成长分数"，可用于通过反复测试来衡量个人自我成长（这些分数的建立和应用参照 Roid and Miller 2003 和 Roid and Sampers 2004）。

M-P-R 是在美国全国有代表性的 1068 名儿童样本上进行标准化的，但相对较小的样本是 356 名 0 ~ 24 个月的儿童。常模样本按年龄、性别、种族、父母教育水平和地理区域分层；一些子量表是在 650 ~ 850 名儿童的较小样本上进行标准化的。除记忆和处理速度外，几乎所有子量表的所有年龄组的内部一致性系数均大于 0.90。对 41 名儿童在相隔约三周的两次评估中，所有子量表重测系数均大于 0.80；然而在婴儿语言和记忆测试中，评估者对行为评分和父母对气质评分的相关性较差。

专栏 8.9　幼儿发育评估量表（DAYC）的特性

优点

- 最近开发和标准化 (1998 年首次发布)。
- 常模样本按年龄分层，包括有缺陷的儿童。
- 良好的心理测量学特性，提供较好的信效度。
- 综合评估五个领域的发展情况。
- 提供各分量表和全发育水平的标准化分数。
- 提供多领域发展概况，对教学计划非常有用。

局限

- 项目可以通过照看者／教师报告进行评分，这可能会影响测试客观性。
- DAYC 的全量表测试可能需要很长时间。
- 尚未确立为常规的结局评估方法。

M-P-R 认知量表的主要分领域量表与 BSID- Ⅱ 的认知指数呈中度至高度相关 [r=0.76（认知技能）至 r=0.98（表达语言）]；M-P-R 粗大和精细运动指数与 BSID- Ⅱ 的运动指数相关系数分别为 r=0.81 和 r=0.49。M-P-R 认知量表各分量表与 Leiter-R 标准化评分也显著相关（r 大于 0.80）。还收集了临床组的数据，其中包括 39 名早产儿童的小样本。

M-P-R 是最近发展起来的评估方法，它与现有测试的理论框架有所不同。除了汇总分数外，在 12 个发展领域中标准化分数的推导也令人印象深刻，并且用于评估个体微小进步的"增长分数"对于纵向监测儿童发展（尤其是在残疾人群中）非常有效：严重的残疾可能无法通过其他测试来测评，因为它们的能力发展低于均值 2 ~ 3 SD，且最低原始分数在每次测试中产生相同的标准化分数或分类描述。

该测试也非常适用于其他维度上能力受损的人群。认知的系列测试只需要接受性语言能力。允许对测试程序进行调整，并且作者提供了针对身体残障、听力障碍和耳聋、表达能力有限（例如自闭症）以及母语不是英语的儿童进行测试调整的指南。

此外，作者提供了关于如何在最少或完全非语言形式进行测试的具体指南。可以省略接受性语言项，提供非语言的认知测试，但随后可能无法得出 DI。还为一些测试项目提供了具体的指导方针，如在 Leiter-R 中，完全通过哑剧或手势进行非语言测试，但必须谨慎解释领域分数，并且在这种情况下必须解释 DI。重要的是，M-P-R 可能提供一种方法来评估早产儿预后残留障碍相关的更轻微的认知缺陷。

粗大运动发育水平的评估

为了临床和（或）研究目的，可以单独评估儿童的运动发育水平。尽管可以使用多领域评估的"运动"分量表，但这些量表大多基于少数几个测试项目，对于结果的解释应基于标准化分量表的测试环境。已经设计了许多其他测试，用来评估 0～2 岁更详细的运动发育指标（见表 8.2）。

专栏 8.10　M-P-R 量表的特性

优点

- 旨在评估认知能力的组成成分。
- 包括粗大运动、社会情绪和适应行为的测量。
- 提供 12 个领域的标准化分数和全量表的汇总分数。
- 旨在评估儿童随时间推移各领域的微小进步。
- 提供残疾儿童用药调整指南。
- 提供了关于如何在最少或完全非语言形式进行测试的具体指南，适用于能力受损和母语英语的儿童。
- 样本样本（美国）具有代表性，并按年龄分层。
- 在大多数维度上都有良好的心理测量学特性。

局限

- 施测过程可能很复杂，并且施测资质较高。
- 施测、评分和解读可能需要很长时间。
- 在进行非言语测试时，必须谨慎解读测试结果。
- 尚未确立常规的结果衡量标准。

表8.2　0～2岁粗大运动发育评估

评估量表	适用年龄	来源
婴儿运动发育量表（MAI）	出生至 12 个月	Chandler et al 1980
Alberta 婴儿运动发育量表（AIMS）	出生至 18 个月	Piper and Darrah 1994
Peabody 运动发育量表 2（PDMS-2）	出生至 5 岁	Folio and Fewell 1983，2000

上面这些工具中有两种是标准参照测试，而不是常模参照测试。

- **婴幼儿运动评估**（MAI；Chandler et al 1980）被用来评估神经运动功能的四个方面：原始反射、肌张力、自主反应和意志运动。原始分数为每个子量表和总量表的风险分数，分数越高表示风险程度越大，或偏离常模越大。

- **Alberta 婴儿运动量表**（AIMS；Piper and Darrah 1994）是一个观察婴儿的自发运动发育模式的量表，抽取生活在加拿大 Alberta 省的 2202 名婴儿为样本。内部一致性信度、重测信度以及同时效度由作者提供，随后的研究证明了该量表对早产儿的预测效度及其实用效度（Darrah et al 1998，Jeng et al 2000）。鉴于其可以发现婴儿细微的运动能力变化，AIMS 可能非常适合纵向监测和评估婴儿的运动能力。

相反，**Peabody 发育运动量表 2**（PDMS-2；Folio and Fewell 2000）是一个从出生到 5 岁运动发育的标准测试（见专栏 8.11）。它评估了与粗大以及精细运动相关的五个分量表：反射（出生到 11 个月）、实物操作（超过 12 个月）、移动、抓握和视觉运动整合。全量表施测需要 45 ～ 60 分钟，应该由对运动发育有透彻了解的专业人员使用。

原始分数将转换为每个分量表的相当年龄、百分位数和量表分数（平均值为 10，标准差为 3）。然后将它们组合起来以提供三个综合发育商（平均值 100，标准分 15）：粗大运动商（GMQ）、精细运动商（FMQ）和总运动商（TMQ）。作者指出，测试结果解释应主要基于综合发育商的水平，TMQ 可以提供对儿童总体运动水平的最佳估计。作者还指出，早产儿的年龄校正不应超过 24 个月。

由于 PDMS-2 旨在提供纠正运动障碍的教学计划，因此该量表适用于测试残疾儿童。尽管未提供具体项目的调整指南，但作者提供了有关量表调整的一般说明，并允许对量表调整后完成标准化评分。

PDMS-2 在 1997 年和 1998 年针对 2003 名儿童进行了标准化，其中包括 898 位 0 ～ 2 岁的儿童。常模样本按有关的地理区域、性别、种族、城市/农村居民和种族划分年龄，并包括残疾和残障儿童，代表了美国当时的人口统计学信息，同时也为量表的心理计量学特性提供了依据。在所有年龄段的综合发育商和来自不同种族群体的儿童以及患有语言障碍和肢体残疾的儿童的内部一致性的相关系数均大于 0.90。2 到 11 个月大儿童的重测信度在 0.73 ～ 0.96，而 12 ～ 17 个月大的儿童的重测信度稍高在 0.93 ～ 0.96。评分者信度均很高（r = ≥ 0.96）。内容和结构效度已得到充分证明，通过 PDMS-2 与原始 PDMS 的 GMQ 和 FMQ 之间的相关性（分别为 0.84 和 0.91），确定了测试效度。PDMS-2 还与 MSEL 粗大运动量表和精细运动量表（分别为 0.86 和 0.80）呈现高度相关性。

PDMS-2 是唯一可以对儿童的运动能力发展进行全面标准化评估的量表。它提供了五个领域的详细状况，因此非常适合教学计划。虽然在较小年龄段（2～11月）该量表的信度较差，但该标准化测试的信效度还是良好的。作者指出，该测试适合残障儿童使用，应首先按照测试标准对其进行施测，并在必要时进行修改。尽管如此，作者并未提供针对此类修改的具体准则，因此，施测者一致性较差，从而可能丧失测试的客观性。施测者必须单独施测，这将导致测试标准化的细微差别。

然而，这些缺点并不多，PDMS-2 提供了一个很好的标准化和全面的评估量表。这是一个最近修订的测试，作者认为，大量的经验性工作肯定了各种样本和方法测试的效用，他们鼓励施测者分享他们的成果。

认知发育评估

> **专栏 8.11   Peabody 运动发育量表 2（PDMS-2）的特性**
>
> **优点**
> - 最近进行了修订和重新标准化。
> - 粗大和精细运动能力用五个分量表评估。
> - 提供每个子量表的标准化分数和另外三个综合分数。
> - 提供运动能力、优势和缺点的简介。
> - 可在不影响测试标准的情况下适用于残疾儿童。
> - 包括运动技能干预的指导方案。
> - 标准化程度高，样本按年龄分层。
> - 具有代表性的常模大样本（898 名 0～24 个月儿童）。
> - 良好的心理测量学特性
>
> **量表的局限性：**
> - 对于 2～11 个月大的儿童，该量表的信度较差。
> - 缺乏为残疾儿童调整测试方案的具体施测标准，会影响测试客观性。
> - 施测者必须购买大量的评估工具，否则可能会影响测试的标准化。

除了 M-P-R 的综合认知结构外，还设计了其他标准化测试，以提供 0～2 岁认知发展的具体评估方法（表 8.3）；本节将简要讨论这些问题。

最古老的测量方法是 Cattell 婴儿智力量表（Cattell Infant Intelligence Scale，Cattell 1940）。Cattell 最初是在 274 名儿童的样本中进行标准化的，于 1940 年发布，尽管这个测试有很大的历史意义，但它已经过时了，如今很少使用。婴儿心理发育量表（Infant Psychological Development Scale：Uzgiris and Hunt 1975）是一种设计用于评估八个认知领域发展的标准参照测验，现在也很少使用，已经被更新的测验所取代。

表8.3　0～2岁认知发育评估

评估量表	适用年龄	来源
Cattell 婴儿认知量表	2 至 30 个月	Cattell 1940
婴儿心理发育量表	2 周至 2 岁	Uzgiris and Hunt 1975
认知能力量表 2（CAS-2）	出生至 3 岁	Bradley-Johnson 1987，Bradley-Johnson and Johnson 2001

最近修订的一项测试是认知能力量表 2（CAS-2，Bradley-Johnson and Johnson 2001）（见专栏 8.12）。CAS-2 包括婴儿量表（3 ～ 23 个月）和学龄前量表（24 ～ 47 个月），施测需要 20 ～ 30 分钟。婴儿量表包括三个分量表：探索对象、交流、启动和模仿。与其他测试相比，每个项目给孩子三次测试，以获得足够的儿童样本，从而解释了婴儿测试表现的不一致性。该测试产生一个综合的一般认知商数（GCQ；平均值 100，标准差 15）及相应的百分位数和相当年龄。该测试还会产生一个非语音认知商数（NCQ），它可以量化孩子在非语音项目上的表现，这对于评估那些表达能力有限的孩子和那些在测试情境下变得害羞的孩子很有效。

标准化样本为 1106 名儿童，其中每年 248 ～ 305 名儿童，代表美国人口，包括有缺陷的儿童。常模以 1 个月为间隔，最大为 12 个月；以 2 个月为间隔，最大为 23 个月。所有年龄段的内部一致性系数均大于 0.80，评分者之间的系数也很高，从 0.95 到 0.99 不等。虽然对于 3 ～ 11 个月大的儿童超出可接受的范围（0.81 至 0.79）；但 12 ～ 47 个月儿童的重测信度相对很好，在 0.95 ～ 0.99 之间。GCQ 和 NCQ 与婴儿型 BSID- II MDI 呈现中等程度的相关性（r = 0.66 和 0.62），与 WPPSI 分测试也呈现中等程度的相关（r = 0.77 和 0.87）。仅提供了学龄前儿童的预测效度。

CAS-2 是一个很好的认知发育标准化测量工具。NCQ 是该量表的一个优势，和 M-P-R 一样，对评估有语言表达困难的儿童很有效。有关更详细的回顾，请参阅 Haile Mariam 2004。

标准化测试的局限性

标准化评估的相对优点是一个有争议的话题。特别是，这种单独使用测试的做法受到了专业人士的指责，他们主张多学科纵向追踪方法的重要性，并从各种背景中收集信息：评估本身并不是目的，而是一种收集信息的方法，以便更广泛影响社区和家庭，促进儿童的健康发展（e.g. Aylward 1994，Meisels and Atkins-Burnett 2000）。这对早产儿尤其重要，因为早产本身并不是唯一的高风险因素，也不是唯一的病因：多个相关因素（例如社会经济地位、母亲教育水平，母亲心理健康状态）结合有可能会加剧或预防发育缺陷。将所有这些方面纳入儿童养育环境的评估中是有益的（Sameroff and Chandler 1975）。虽然我们承认对于评估结果的解释必须结合评估环境，但在本章中，我们重点讨论了结果评估的量化性质——对个体进行分类和对发展结果进行定量。对于这种"第一线"的识别，标准化的评估仍然是重要的工具。

在婴儿期使用标准化测试的另一个限制在于它们的预测效度往往很差，特别是考虑到在结果评估中强调预测后期的残疾和阐明这种缺陷的早期预测因素。一致的发现表明，对发育缺陷儿童和临床人群的长期预测有所改善，对表现出临界或正常表现的儿童的预测问题最大（Largo et al 1990，Gross et al 1997，Barnettet al 2004）。预测学龄儿童的有效性随着孩子年龄的增长而提高：学龄前测试和后来的智商测试之间的相关性通常比婴儿期和成年期的测试之间的相关性更强。

对相对较差的预测有效性的解释主要集中通过婴儿和学龄儿童测试评估的技能之间的质的差异，中枢神经系统功能的变化，以及社会和环境因素的逐渐影响（Aylward and Kenny 1979）。尽管在临床人群和年龄较大的儿童中预测有效性有所提高，但对个人结果的预测仍然很困难。如上所述，考虑到婴儿期发展的相互依赖性以及评估多个领域对解释后来能力差异的贡献，全面评估婴儿的整体发育水平可能会提高对后期发育结果的预测。

专栏 8.12　认知能力发育量表 2（CAS-2）的特性

优点

- 最近进行了修订和重新标准化。
- 提供了整体认知发育水平的标准化分数（GCQ）。
- 还提供了非言语测试的标准化分数（NCQ）。
- 对残疾人群、不能或不会发声的儿童很有效。
- 每个测试项目都进行了三次试验，获得儿童的最佳表现水平，以减少误差的影响。
- 按年龄分层的且具有代表性的大样本。

局限

- 测试的效度需被进一步验证。

父母进行的发育测量

虽然标准化测试是衡量结果的"金标准"，但它们可能昂贵且耗时：它们通常需要专业人员来操作，而测试本身和相关设备（例如标准记录单）的购买成本可能也很高。在测试有缺陷或遇到不愿合作的儿童时，操作时间也可能很长。这在大规模使用时尤其是一个问题，比如，在流行病学研究、多中心随机试验和实验研究中，以及在常规临床随访中。在这些情况下，另一种省钱省力的方法可能会更占据优势。这种方法为父母报告的形式。

父母报告问卷的准确性通常存在争议。一些作者强调了父母报告的好处，因为父母掌握了关于子女发育的更多的信息（例如 Bates 1993、Dinnebeil and Rule 1994）。测试者施测是基于孩子在一个新的环境下的行为表现，孩子也可能存在着不安的情绪，而父母报告则是基于丰富的日常环境下的行为观察。因此，相对于让孩子在短时间内在一个陌生人面前表现来说，父母更有能力报告孩子目前的实际能力。

然而，也有作者认为父母报告的准确性可能有限，并指出，和专业人士进行施测的标准化测试相比，父母报告更容易高估孩子的发育水平（Glaun et al），尽管标准化测试也同样因为可能低估孩子的发育水平而备受争议。Dale（1991）认为，父母问卷的争议应该集中在测试的研发方式，而并不是父母问卷本身是否能够作为一个好的评估方法。因此，一份有效编制的父母问卷能够反映关于儿童发育的准确信息，也就是说，父母问卷的有效性最终取决于其编制的质量（Dale et al 1989, Dinnebeil and Rule 1994）。

父母报告的优点是问卷简短、价格便宜、省时、易于施测和评分，并且可以由各种卫生专业人员使用，且无需进行深入的评估培训。另外，它们易被父母所接受，可以快速、轻松地完成，也可以通过邮寄完成，甚至可以在候诊室完成。父母报告也可能有助于促进父母与专业人士之间的交流，并促进父母参与对其子女的监测。

目前已经有较多的评估婴儿期和幼儿期发育情况的父母报告问卷，表8.4列出了使用范围较为广泛的父母问卷。这些问卷的内容通常看起来和标准化测试相似，它们要么是原始开发为父母报告的版本，要么是在标准化测试条目的基础上研发而成。

产生标准分数，如相当年龄和发育商（如 CDI）。这些分数被用来区分是否存在发育迟缓，并确定是否需要进一步监测。因此，这些工具的有效性通常取决于父母和专业人员评估之间的一致性程度，以及这些工具的筛选测试特征（例如敏感性和特异性）。

据我们所知，Kent 发育技能量表（KIDS；Reuter et al 2000）是唯一一份针对五个发展领域（认知、语言、运动、自我帮助和社交）和整体功能进行标准化评分（平均值为 100 分，标准差为 15 分）的家长报告问卷，并且在英国和欧洲其他国家已经标准化。因此，在正式评估不可行的情况下，这一问卷可能更适合作为一种独立的工具来使用。

值得注意的是父母报告儿童能力问卷（PARCA；Saudino et al 1998, Oliver et al 2002），该研究旨在为 2 岁儿童的认知和语言发展提供家长评估。我们最近修订并验证了该问卷（PARCA-R；Johnson et al 2004），用于评价极早产儿（< 30 周）的结局。该问卷与 BSID- Ⅱ MDI 评分具有良好的同时效度（r = 0.68），并且对于预测 MDI 评分 < 70 具有良好的诊断实用价值（敏感性 81% 和特异性 81%）。考虑到 BSID- Ⅱ 的可靠性，PARCA-R 可能与另一位评估者重复一次正式的评估的准确性类似。

表8.4　生后2岁内的父母报告问卷

父母报告	适用年龄	评估领域	来源
明尼苏达儿童发育问卷（MCDI）	1 岁至 6 岁	粗大运动 精细运动 表达性语言 理解 - 概念 情境理解 自我帮助 个人 - 社会 整体功能	Ireton and Thwing 1974
儿童发育问卷（CDI，MCDI 的修订版）	15 月至 6 岁	粗大运动 精细运动 社交 自我帮助 表达性语言 语言理解 字母 数字 整体功能	Ireton 1992
年龄和发育进程问卷，第 2 版（ASQ）	19 个年龄段：4 ~ 60 月	交流 粗大运动 精细运动 解决问题 个人 / 社会	Squires et al 1999（2nd edn）
发育现况Ⅱ（DP- Ⅱ）（PDQ Ⅱ）	出生至 7 岁	躯体 自我帮助 社会 学业 交流	Alpern et al 1986
父母评估发育状态问卷（PEDS）	出生至 8 岁	全面发育状态	Glascoe 1998
Denver 预筛选发育问卷Ⅱ	出生至 6 岁	精细运动 粗大运动 个人 - 社会 语言	Frankenburg and Bresnick 1998

续表

父母报告	适用年龄	评估领域	来源
Kent 发育技能问卷（KIDS）	出生至 15 月	认知 语言 运动 自我帮助 社会	Reuter et al 2000
Vienland 适应行为量表（VABS）	出生至 18 岁 11 月	交流 日常生存技能 社会化 运动技能	Sparrow et al 1984
父母报告儿童能力 - 早产儿修订版（PARCA-R）	矫正年龄 24 月	非语言认知 语言技能 父母报告合成	Saudino et al 1998 Johnson et al 2004

PARCA-R 已被证明是评估早产儿 2 岁认知发展的有效工具。它目前被用于几个大型的国家和国际随机试验，并被纳入一系列新研究的规划中。

因此，在资源有限的情况下，家长报告问卷可能提供一个相对准确的可以替代正式评估的方法。父母报告的作用在于对是否存在发育迟缓进行分类，产生的年龄相对应的得分适合临床使用，而问卷原始分数和标准化分数（KIDS）可能更适合统计使用。然而，在使用时也应当谨慎。虽然家长报告是有效的筛查措施，但是它们并不能替代评估者进行施测的正式评估。应当尽可能的进行由评估者施测的标准化测试。父母问卷可能可以减少标准化测试的频率，因此可以将其视为优化标准化测试的一种方法，而不是替代品。

总结

基于常模的标准化测试被临床医师和研究人员广泛应用于高危婴儿的发育结局的评估中。它们可以提供高度客观、有效和可靠的数据来确定发育迟缓或损害的程度。虽然对不同领域进行发育评估对制订结构性训练计划有用，但在婴儿期很难将各个领域的功能严格的区分开来，而跨多个领域的发育评估，可能可以更好地预测发育结局。测试方法的选择取决于测试的具体目的，但具有良好心理测量特性的测试在所有情况下都是有帮助的。

一些覆盖多领域的标准化测试已成为常规的评估发育结局的测试方法，其中 BSID- II 和 Griffiths 量表仍然是使用最广泛的量表。最近发展起来的 DAYC 和 M-P-R 似乎是不错的发育评估方法，但是它们尚未被确立为常规检查方法，并且需要与既往较受欢迎的方法的最新修订版进行比较，例如最近修订和重新标准化的

表8.5 出生至2岁的标准化测试

评估	年龄范围	操作方案	操作时间	测试领域	标准化时间	标准化样本	常模分数	施测者资质
Bayley 婴儿发育量表，第2版（BSID-II）	1月至42月	直接评估	25～60分钟	精神发育（MDI）运动发育（PDI）行为等级评分（BRS）	1991-1992	1700 美国	年龄对应的标准分和发育相当年龄（平均值100，标准差15）；BRS百分位 MDI 和 PDI 得分的描述性分类和 BRS 的百分位数	具有个体评估资质或者相关专业毕业生；具备测试年幼儿童的经验
Bayley 婴儿和儿童发育量表，第3版（Bayley-III）	1月至42月	直接评估及家长报告	30～90分钟	认知 语言 运动 社交-情绪（父母报告）获得性行为（父母报告）	2004	1700 美国	各亚量表，认知领域和社交-情绪量表年龄对应的标准分（平均值为10，标准差为3）；认知、语言、运动和适应性行为量表合成分数（平均值为100，标准差为15）以及所有量表的百分位等级 亚量表中的发育相当年龄和生长得分	具有教育学或者心理评估专业资质或者接受过发育评估培训或者具备相关经验
Griffiths 精神发育量表，幼儿版（Griffiths Scale: 0～2）	出生至23月	直接评估	35～60分钟	运动 个人-社会 听力和语言 手眼协调 表现	未说明	665 英国	每个亚量表中年龄对应的标准分（子商，SQ，平均值为100，标准差为16），相当年龄和百分位等级 由亚量表原始分一起得出年龄对应的标准分（总商，GQ，平均值为100，标准差为12），相当年龄和百分位等级未评估体总功能	高级检查者资质：心理学家或者在发育评估方面受过培训的心理学家或者临床医师，检查者必须参加为期五天的认证培训课程

评估	年龄范围	操作方案	操作时间	测试领域	标准化时间	标准化样本	常模分数	施测者资质
Mullen早期学习量表（MSEL）	出生至5岁8月	直接评估；允许看护者进行一些评估	1岁：15分钟 3岁：30分钟	粗大运动（<33月）精细运动 视觉接收 接受性语言 表达性语言	1981-1986 1987-1989	1849 美国	每个亚量表年龄对应的标准分T得分（平均值为50，标准差为10），百分位等级和相当年龄 四个认知亚量表一起合成调整后标准早期学习合成分数（ELC）（平均值为100，标准差为15），百分位等级和相当年龄 所有得分的描述性分类	具备婴儿和年幼儿童以及临床评估经验或者训练的专业人士
Battelle发育量表II（BDI-II）	出生至8岁	直接评估，和看护者访谈	1~2小时	个人-社会 适应性 运动 交流 认知	2002-2003	2500 美国	亚量表年龄对应的标准分（平均值为10，标准差为3，量表值为100，标准差为15），总发育商（平均值为100，标准差为15，z等分，百分位等级和相当年龄	心理学家和相关专业专家（如婴幼儿，学龄前，小学或者特殊教育的老师）
年幼儿童发育评估（DAYC）	出生至5岁11月	直接评估，观察，和（或）看护者访谈	50分钟至1小时 40分钟（全量表）	认知 交流 社交-情绪 躯体 适应性行为	未说明	1269 美国和加拿大	每个亚量表的百分位等级，相当年龄和年龄对应的标准分（平均值为100，标准差为15），以及总发育商（GDQ，平均值为100，标准差为15）	检查者应该接受过评估技术的正规训练
Merril-Palmer量表，修订版（M-P-R）	1月至6岁6月	直接评估，检查者观察和父母报告	认知量表需要30~40分钟，粗大运动和表达性语言及检查者报告另需时间	认知 精细运动 接受性语言 记忆 视觉-运动 加工速度 表达性语言 粗大运动 社交-情绪 自我帮助/适应性 气质	2000	1068 美国	11个领域的年龄对应的标准分（平均值为100，标准差为15），相当年龄和百分位等级，总语言由能力和认知能力描述类别得出的发育指数（DI）	需要高级资质认证：心理学家，儿童评估专家以及医师或者心理学评估的专业人员理解和解释应该是心理学家水平

续表

评估	年龄范围	操作方案	操作时间	测试领域	标准化时间	标准化样本	常模分数	施测者资质
婴儿运动评估 (MAS)	出生至 12 月	直接评估	30 分钟	粗大运动	—	—	标准参照测验：只有"危险分数" 没有标准分数	具备儿童发育知识的健康专家和心理学家 建议接受 MAI 使用的正式培训
Alberta 婴儿运动量表 (AIMS)	出生至 18 月	观察	20 ~ 30 分钟	粗大运动（四个体位）	1990-1992	2202 加拿大、阿尔伯塔	粗大运动发育的百分位数 没有标准分	具备运动发育知识和婴儿运动评估经验的健康专家
Peabody 运动发育量表, 第 2 版 (PDMS-2)	出生至 5 岁 11 月	直接评估	45 ~ 60 分钟	粗大和精细运动	1997-1998	2003 美国和加拿大	每个亚量表的年龄对应的标准分（平均值 10，标准差为 3），百分位等级和相当年龄 亚量表合成后生成后粗大运动商（GMQ），精细运动（FMQ），总运动商（TMQ，平均值为 100，标准差为 15），百分位等级和相当年龄 所有得分的描述性分类	具备关于运动技能、校验统计学和运动发育迟缓领域的丰富知识 在运动评估方面使用经验
认知能力量表 2 (CAS-2)	3 月至 3 岁 11 月	直接评估	20 ~ 30 分钟	认知	1997-1999	1106	总认知商（GCQ，平均值 100，标准差 15），百分位等级和相当年龄 测试也会生成非语言认知商（NCQ，平均值 100，标准差 15）	认知能力、心理学家；也可被教学心理学家使用

Bayley-Ⅲ。特定技能或能力的评估方法可以从上述量表的子量表中获得，或者使用旨在评估某一特定领域发育的标准化测试——例如，使用 PDMS-2 评估运动能力，或者使用 CAS-2 或 M-P-R 评估认知能力。虽然家长报告可能成为标准化测试经济有效的替代方法，但标准化测试仍然是对高危婴儿进行发育结局评估的基准。

致谢

Ms Nikki McNarry, Physiotherapist, Queen's Medical Centre, Nottingham, NH7 2UH.
Dr Sarah Horrocks, Consultant Community Paediatrician, Rhuddlan Children's Centre, Denbighshire, North Wales.

（译者：张　茜　梁　熙　武　元）

参考文献

Allen MC (2002) Preterm outcomes research: a critical component of neonatal intensive care. *Ment Retard Dev Disabil Res Rev* 8: 221–233.

Alpern GD, Boll TJ, Shearer M (1986) *The Developmental Profile II (DP-II)*. Los Angeles, CA: Western Psychological Services.

Aylward GP (1994) *Practitioner's Guide to Developmental and Psychological Testing*. New York: Plenum Publishing Corporation.

Aylward GP (1995) *The Bayley Infant Neurodevelopmental Screener*. San Antonio, TX: The Psychological Corporation.

Aylward GP (2002) Cognitive and neuropsychological outcomes: more than IQ scores. *Ment Retard Dev Disabil Res Rev* 8: 234–240.

Aylward GP (2003) Cognitive function in preterm infants. No simple answers. *JAMA* 289: 752–753.

Aylward GP, Kenny TJ (1979) Developmental follow-up: inherent problems and a conceptual model. *J Pediatr Psychol* 4: 331–343.

BAPM (2001) *Standards for Hospitals Providing Intensive and High Dependency Care*. London: British Association of Perinatal Medicine.

Barnett AL, Guzzetta A, Mercuri E, Henderson SE, Haataja L, Cowan F, Dubowitz L (2004) Can the Griffiths scales predict neuromotor and perceptual-motor impairment in term infants with neonatal encephalopathy? *Arch Dis Child* 89: 637–643.

Bates E (1993) Comprehension and production in early language development. *Monogr Soc Res Child Dev* 58: 222–242.

Bayley N (1969) *Bayley Scales of Infant Development, 1st edn*. New York: The Psychological Corporation.

Bayley N (1993) *Bayley Scales of Infant Development, 2nd edn*. San Antonio, TX: The Psychological Corporation.

Bayley N (2006) *Bayley Scales of Infant and Toddler Development, 3rd edn*. San Antonio, TX: Harcourt Assessment Inc.

Bellman M, Lingam S, Aukett A (1996) *Schedule of Growing Skills, 2nd edn*. London: NFER-Nelson.

Bhutta AT, Cleves MA, Casey PH, Cradock MM, Anand KJS (2002) Cognitive and behavioral outcomes of school-aged children who were born preterm: a meta-analysis. *JAMA* 288: 728–737.

Black MM, Matula K (2000) *Essentials of Bayley Scales of Infant Development-II Assessment*. New York: John Wiley & Sons.

Bracewell M, Marlow N (2002) Patterns of motor disability in very preterm children. *Ment Retard Dev Disabil Res Rev* 8: 241–248.

Bradley-Johnson S (1987) *Cognitive Abilities Scale*. Austin, TX: Pro-Ed.

Bradley-Johnson S (2001) Cognitive assessment for the youngest children: a critical review of tests. *J Psychoed Assess* 19: 19–44.

Bradley-Johnson S, Johnson CM (2001) *Cognitive Abilities Scale, 2nd edn*. Austin, TX: Pro-Ed.

Brigance AH (1991) *Revised BRIGANCE Diagnostic Inventory of Early Development (Birth to Seven Years)*. North Billerica, MA: Curriculum Associates, Inc.

Campbell SK, Siegel E, Parr CA, Ramey CT (1986) Evidence for the need to re-norm the Bayley Scales of Infant Development based on the performance of a population-based sample of 12-month-old infants. *Top Early Child Spec Educ* 6: 83–96.

Cattell P (1940) *Cattell Infant Intelligence Scale*. San Antonio, TX: The Psychological Corporation.

Chandler LS, Andrews MS, Swanson MW (1980) *Movement Assessment of Infants: A Manual*. Rolling Bay, WA (published by the authors).

Dale P (1991) The validity of a parent report measure of vocabulary and syntax at 24 months. *J Speech Hear Res* 34: 565–571.

Dale P, Bates E, Reznick J, Morrisset C (1989) The validity of a parent report instrument of child language at twenty months. *J Child Lang* 16: 239–249.

Darrah J, Piper M, Watt MJ (1998) Assessment of gross motor skills of at-risk infants: predictive validity of the Alberta Infant Motor Scale. *Dev Med Child Neurol* 40: 485–491.

Dinnebeil L, Rule S (1994) Congruence between parents' and professionals' judgements about the development of young children with disabilities: a review of the literature. *Top Early Child Spec Educ* 14: 1–25.

Doll E (1965) *Vineland Social Maturity Scale, rev edn*. Circle Pines, MN: American Guidance Service.

Dubose RF, Langley MB (1977) *Developmental Activities Screening Inventory*. Hingham, MA: Teaching Resources.

Elliott CD (1990) *Differential Ability Scales*. San Antonio, TX: The Psychological Corporation.

Elliott CD, Smith P, McCulloch K (1996) *British Ability Scales II, Administration and Scoring Manual*. Windsor: NFER-Nelson.

Flynn JR (1999) Searching for justice. The discovery of IQ gains over time. *Am Psychol* 54: 5–20.

Folio MR, Fewell RR (1983) *Peabody Developmental Motor Scale and Activity Cards*. Chicago: Riverside Publishing Co.

Folio MR, Fewell RR (2000) *Peabody Developmental Motor Scales, 2nd edn*. Austin, TX: Pro-Ed.

Frankenburg WK, Bresnick B (1998) *DENVER II Prescreening Developmental Questionnaire II (PDQ II)*. Denver: Denver Developmental Metrics, Inc.

Frankenburg WK, Dodds JB, Archer P, Bresnick B (1990) *Denver II Screening Manual*. Denver: Denver Developmental Materials.

Frankenburg WK, Dodds JB, Archer P, Bresnick B (1992) The Denver II: a major revision and restandardisation of the Denver Developmental Screening Test. *Pediatrics* 89: 91–97.

Gagnon SG, Nagle RJ (2000) Comparison of the revised and original versions of the Bayley Scales of Infant Development. *School Psychol Int* 21: 293–305.

Gauthier SM, Bauer CR, Messinger DS, Closius JM (1999) The Bayley Scales of Infant Development II: where to start? *J Dev Behav Pediatr* 20: 75–79.

Glascoe FP (1995) *A Validation Study and the Psychometric Properties of the Brigance Screens*. North Billerica, MA: Curriculum Associates.

Glascoe FP (1998) *Collaborating with Parents: Using Parents' Evaluation of Developmental Status to Detect and Address Developmental and Behavioral Problems*. Nashville, TN: Ellsworth & Vandermeer Press LLC.

Glaun D, Cole K, Reddihough D (1999) Mother–professional agreement about developmental delay in preschool children: a preliminary report. *J Appl Res Intellect Disab* 12: 69–76.

Glover EM, Preminger JL, Sanford AR (1995) *Early Learning Accomplishment Profile Revised Edition (E-LAP)*. Lewisville, NC: Kaplan Press.

Goldstein DJ, Fogle EE, Wieber JL, O'Shea TM (1995) Comparison of the Bayley Scales of Infant Development – Second Edition and the Bayley Scales of Infant Development with premature infants. *J Psychoed Assess* 13: 391–396.

Griffiths R (1954) *The Abilities of Babies*. London: University of London Press.

Griffiths R (1970) *The Abilities of Young Children*. London: Child Development Research Centre.

Griffiths R (1996) *The Griffiths Mental Development Scales from Birth to 2 Years, Manual. The 1996 Revision*. Henley: Association for Research in Infant and Child Development, Test Agency. (Revised by M Huntley.)

Gross RT, Spiker D, Haynes CW (1997) Helping low birth weight premature babies. *The Infant Health and Development Program*. Stanford, CA: Stanford University Press.

Hack M, Fanaroff AA (1999) Outcomes of children of extremely low birthweight and gestational age in the 1990s. *Early Hum Dev* 53: 193–218.

Hack M, Flannery DJ, Schluchter M, Cartar L, Borawski E, Klein N (2002) Outcomes in young adulthood for very-low-birth-weight infants. *N Engl J Med* 346: 149–157.

Haile Mariam A (2004) Review of the cognitive abilities scale–second edition. *J School Psychol* 42: 171–176.

Harcourt Assessment Inc. (2007) Bayley-III Technical Report 2. Factors contributing to differences between Bayley-III and BSID-II scores.

Hindmarsh GJ, O'Callaghan MJ, Mohay HA, Rogers YM (2000) Gender differences in cognitive abilities at 2 years in ELBW infants. *Early Hum Dev* 60: 115–122.

Ireton HR (1992) *Child Development Inventory*. Minneapolis: Behavior Science Systems.

Ireton HR, Thwing EJ (1974) *The Minnesota Child Development Inventory*. Minneapolis: Behavior Science Systems.

Jeng S, Yau KT, Chen L, Hsiao S (2000) Alberta Infant Motor Scale: reliability and validity when used on preterm infants in Taiwan. *Phys Ther* 80: 168–178.

Johnson S, Marlow N, Wolke D, Davidson L, Marston L, O'Hare A, Peacock J, Schulte J (2004) Validation of a parent report measure of cognitive development in very preterm infants. *Dev Med Child Neurol* 46: 389–397.

Kaufman AS, Kaufman NL (2004) *Kaufman Assessment Battery for Children, 2nd edition*. Circle Pines, MN: American Guidance Service.

Knobloch H, Stevens F, Malone AF (1987) *Manual of Developmental Diagnosis: The Administration and Interpretation of the Revised Gesell and Amatruda Developmental and Neurologic Examination*. Houston: Developmental Evaluation Materials.

Largo RH, Graf S, Kundu S, Hunziker U, Molinari L (1990) Predicting developmental outcome at school age from infant tests of normal, at-risk and retarded infants. *Dev Med Child Neurol* 32: 30–45.

Lems W, Hopkins B, Samsom JF (1993) Mental and motor development in preterm infants: the issue of corrected age. *Early Hum Dev* 34: 113–123.

Losch H, Dammann O (2004) Impact of motor skills on cognitive test results in very-low-birthweight children. *J Child Neurol* 19: 318–322.

Luiz D, Barnard A, Knoesen N, Kotras N (2004) *Griffiths Mental Development Scales – Extended Revised (GMDS-ER)*. Amersham: Association for Research in Infant and Child Development.

McCarthy D (1972) *Manual for the McCarthy Scales of Children's Abilities*. New York: The Psychological Corporation.

MacCormick MC (2002) Premature infants grow up. *N Engl J Med* 346: 197–198.

Malcolm KK (1998) Developmental assessment: evaluation of infants and preschoolers. In: Vance H, editor. *Psychological Assessment of Children: Best Practices for School and Clinical Settings, 2nd edn*. New York: John Wiley & Sons.

Marlow N (2004) Neurocognitive outcome after very preterm birth. *Arch Dis Child Fetal Neonatal Ed* 89: F224–F228.

Marlow N (2005) Outcome following preterm birth. In: Rennie JM, editor. *Roberton's Textbook of Neonatology, 4th edn*. London: Elsevier.

Marlow N, Wolke D, Bracewell M, Samara M (2005) Neurologic and developmental disability at 6 years of age after extremely preterm birth. *N Engl J Med* 352: 9–19.

Matula K, Gyurke JS, Aylward GP (1997) Response to commentary: Bayley Scales-II. *J Dev Behav Pediatr* 18: 112–113.

Meisels SJ, Atkins-Burnett S (2000) The elements of early childhood assessment. In: Shonkoff JP, Meisels SJ, editors. *Handbook of Early Childhood Development, 2nd edn*. Cambridge: Cambridge University Press.

Miller LJ (1982) *Miller Assessment for Pre*schoolers. Oxford: The Psychological Corporation.

Mullen EM (1989) *Infant Mullen Scales of Early Learning*. Cranston, RI: TOTAL Child.

Mullen EM (1992) *Preschool Mullen Scales of Early Learning*. Cranston, RI: TOTAL Child.

Mullen EM (1995) *Mullen Scales of Early Learning*. Los Angeles: Western Psychological Services.

Mutch LM, Johnson MA, Morley R (1989) Follow up studies: design, organisation, and analysis. *Arch Dis Child* 64: 1394–1402.

NPEU (National Perinatal Epidemiology Unit) and Oxford Health Authority (1995) Report of two working groups. Disability and Perinatal Care: Measurement of health status at two years. Oxford.

Newborg J (2005) *Battelle Developmental Inventory II*. Chicago: Riverside Publishing Co.

Newborg J, Stock JR, Wnek L, Guidubaldi J, Svinicki J (1984) *Battelle Developmental Inventory*. Allen, TX: DLM Teaching Resources.

Newborg J, Stock JR, Wnek L, Guidubaldi JE, Svinicki J (1987) *Battelle Developmental Inventory with Recalibrated Technical Data and Norms: Examiner's Manual*. Chicago: Riverside Publishing Co.

Oliver B, Dale PS, Saudino KJ, Petrill SA, Pike A, Plomin R (2002) The validity of a parent-based assessment of cognitive abilities in three-year olds. *Early Child Care Dev* 172: 337–348.

Piper MC, Darrah J (1994) *Motor Assessment of the Developing Infant*. Pennsylvania: W.B. Saunders Company.

Provence S, Erikson J, Vater S, Palmeri S (1995) *Infant-Toddler Developmental Assessment: IDA*. Chicago: Riverside Publishing Co.

Reuter J, Katoff L, Wozniak JR (2000) *Kent Inventory of Developmental Skills, 3rd edn*. Los Angeles: Western Psychological Services.

Robinson BF, Mervis CB (1996) Extrapolated raw scores for the second edition of the Bayley Scales of Infant Development. *Am J Ment Retard* 100: 666–670.

Roid G, Miller L (2003) *Leiter International Performance Scale–Revised*. Wood Dale, IL: Stoelting Co.

Roid GH, Sampers JL (2004) *Merrill-Palmer-R Scales of Development Manual*. Wood Dale, IL: Stoelting Co.

Ross G, Lawson K (1997) Using the Bayley-II: unresolved issues in assessing the development of prematurely born children. *J Dev Behav Pediatr* 18: 109–111.

Rossman MJ, Hyman SL, Rorabaugh ML, Berlin LE, Allen MC, Modlin JF (1994) The CAT/CLAMS assessment for early intervention services. Clinical Adaptive Test/Clinical Linguistic and Auditory Milestone Scale. *Clinical Pediatr* 33: 404–409.

Salvia J, Ysseldyke JE (1991) *Assessment, 5th edn*. Boston, MA: Houghton Mifflin Co.

Sameroff A, Chandler, M (1975) Reproductive risk and the continuum of caretaking casualty. In: Horowitz F, Hetherington J, Scarr-Salapatek S, Siegel G, editors. *Review of Child Development Research*. Chicago: University of Chicago Press.

Saudino K, Dale P, Oliver B, Petrill S, Richardson V, Rutter M, Simonoff E, Stevenson J, Plomin R (1998) The validity of a parent-based assessment of the cognitive abilities of 2-year-olds. *Br J Dev Psychol* 16: 349–363.

Sparrow SS, Balla DA, Cicchetti DV (1984) *Vineland Adaptive Behavior Scales*. Circle Pines, MN: American Guidance Service.

Squires J, Bricker D, Potter L (1999) *Ages and Stages User's Guide, 2nd edn*. Baltimore: Brookes Publishing.

Taylor HG, Klein N, Hack M (2000) School-age consequences of birth weight less than 750g: a review and update. *Dev Neuropsychol* 17: 289–231.

Terman LM, Merrill MA (1960) *Stanford-Binet Intelligence Scale, 3rd Revision (Form L-M)*. Boston: Houghton Mifflin.

Thorndike RL, Hagen EP, Sattler JM (1986) *Technical Manual: Stanford-Binet Intelligence Scale, 4th edn*. Chicago: Riverside Publishing Co.

Tideman E (2000) Longitudinal follow-up of children born preterm: cognitive development at age 19. *Early Hum Dev* 58: 81–90.

Uzgiris IC, Hunt JM (1975) *Assessment in Infancy: Ordinal Scales of Psychological Development*. Urbana: University of Illinois Press.

Voress JK, Maddox T (1998) *DAYC. Developmental Assessment of Young Children*. Austin, TX: Pro-Ed.

Wachtel RC, Shapior BK, Palmer FB, Allen MC, Capute AJ (1994) CAT/CLAMS: a tool for the pediatric evaluation of infants and young children with developmental delay. *Clin Pediatr* 33: 410–415.

Washington K, Scott DT, Johnson KA, Wendel S, Hay AE (1998) The Bayley Scales of Infant Development-II and children with developmental delays: a clinical perspective. *J Dev Behav Pediatr* 19: 346–349.

Werner EE (1994) Overcoming the odds. *J Dev Behav Pediatr* 15: 131–136.

Wechsler D (1989) *Wechsler Preschool and Primary Scale of Intelligence*. San Antonio, TX: The Psychological Corporation.

Wolke D, Ratschinski G, Ohrt B, Riegel K (1994) The cognitive outcome of very preterm infants may be poorer than often reported: an empirical investigation of how methodological issues make a big difference. *Eur J Pediair* 153: 906–915.

Wolke D, Schulz J, Meyer R (2001) Entwicklungslanzeitfolgen bei ehemaligen, sehr unreifen Fruhgeborenen. *Monatsschrift fur Kinderheilkunde* 149: 53–61.

Wood NS, Marlow N, Costeloe K, Chir B, Gibson AT, Wilkinson AR, for the EPICure Study Group (2000) Neurologic and developmental disability after extremely preterm birth. *N Engl J Med* 343: 378–384.

Wood NS, Costeloe K, Gibson AT, Hennessy EM, Marlow N, Wilkinson AR, for the EPICure Study Group (2005) The EPICure Study: associations and antecedents of neurological and developmental disability at 30 months of age following extremely preterm birth. *Arch Dis Child Fetal Neonatal Ed* 90: F134–F140.

第九章　2岁内婴儿的认知发展

Francesco Guzzetta · Chiara Veredice · Andrea Guzzetta

引言

尽管发育测量作为常规检查的重要组成部分已被运用了50多年（见第8章的系统回顾），但是在对发育具体方面进行鉴别时，仍存在许多未解决的问题。悬而未决的一个最重要的问题是，现有量表是否能够并且怎样将认知功能与其他发育紧密相关的方面鉴别开来，以及该如何评估早期认知发展。

众所周知，无论是遗传的或在宫内、围生期或新生儿期获得的，早期遭受损伤的婴儿在出生不久时神经发育异常的程度一般并不显著。这一"潜伏期"，如在运动技能方面也可观察到，而在认知能力上表现得特别长，因为其通常在较晚期获得。所谓认知上必要准备的研究，即认知由自发育的最初技能，成为可以预测认知发展障碍（甚至是早期认知发展）的相关目标。本章中，我们将评述认知功能特定方面测验的价值，以及生命前两年可以使用的其他技术的价值。

认知能力的发展

出生时，展现认知要素的感觉 - 运动行为已经可以被识别出来。新生儿评估技术，如 Brazelton 新生儿行为评估量表（NBAS）（Brazelton 1984），或更复杂的量表如 NICU 协作网神经行为量表（NNNS）（Lester et al 2004），包括了几个探索"前认知"行为的项目。这些项目均是关于习惯化、视听觉对生命和非生命体的定向反应、搂抱偏好、可安慰性和自我宁静。虽然出生时习惯化和定向反应被认为是皮质下的行为，但它们可能已经由新生的选择性注意和记忆能力所支持。这些技能已经可以通过其自主变化在新生儿中检测到（Montagner et al 2002）。

早期吸吮动作的改变，从非特异性吸吮分化为营养性和非营养性吸吮，可以观察到从"反射"到"认知"行为同样的演变过程。然而，跟踪婴儿认知行为成熟的最佳方法是观察对感官刺激的反应，尤其是视觉行为的反应。

由大脑皮质下网络活动支配的视知觉功能在出生时就已经开始运作。出生后头3～4个月，视知觉功能逐渐转变为完全由大脑皮质控制（Atkinson 1984）。这期间皮质功能的成熟是基于一系列在不同年龄阶段开始运行的皮质网络连接区带。主要的两条明显与两种解剖上截然不同的神经网络（即小细胞和大细胞）有密切的联系：小细胞系统（腹侧支）涉及详细的立体视觉和颜色视觉；而大细胞系统（背侧支）则辅助空间和运动感知。

随着视知觉的成熟接踵而来的是整合发展，使动作得以实现：首先在 4 ~ 5 个月时表现为手动作（够取 / 抓握），然后在 12 个月时表现为移动，直到言语的产生和视觉运动程式的自动化（Atkinson 2000）。

这种神经生物学（解剖 - 生理学）方式与眼动分析和发育量表评估的行为特征相符。关于早期（生命的前 3 个月）眼动行为的评估可以正确地检查视知觉的成熟，包括在视觉记忆中对视觉信息进行分类和存储。一旦对纯感官经验依赖消失，就能观察到表征的出现：注视转移测验可以评估从最初的反射性注视中获得自由（Atkinson et al 1992），这种扫视能力的成熟是未来获得表征的必经阶段。

在 5 个月到 2 岁之间，婴幼儿处于感觉 - 运动认知发展阶段，伴随多项能力的获得或完善，包括（a）客体恒常性，即唤起婴儿对感觉范围内不存在物体的认知能力，是表征认知的基础；（b）符号能力，这是语言的基础；（c）通过动作进行逻辑操作运算，如因果关系的运算、环境期待事件的获得方法以及空间中物体关系的构建。

传统的认知发展量表纯粹是描述性的。关于早期认知发展的首个系统理论由 Jean Piaget 提出：所谓心理发生模型，即神经系统的心理（认知）能力产生自身的发展，以及后 Jean Piaget 学派演进，代表了一个更坚实的框架用来考虑早期认知发展的心理特性。

正如 Jean Piaget 所强调的，因缺乏思维和语言而被定义为感知运动阶段的认知能力，标志其智力行为的心理运算是简单的动作。由此产生了以下两个重要的后果。首先，很难区分运动能力和认知能力，从而很难区分知觉 - 运动与认知的障碍。因此，认知评估技术可能会因为感知或运动障碍的存在而受到严重影响，这在早期脑损伤的婴儿中并不罕见。这个年龄段认知能力的感觉 - 运动特征的另一个相关效应是与后续发展阶段的认知行为的不连续性。这使得在两个不同时期进行的认知评估之间很难建立联系。这可能部分解释了在生命的最初几个月和 2 ~ 4 岁进行的发育测试之间的低相关性，其相关系数为 0.21，而 5 ~ 7 岁时下跌至接近零的水平，在正常婴儿及高危婴儿或发育结局异常婴儿中均如此（McCall et al 1972，Kopp and McCall 1982）。因此，采用常规评估方法进行的认知评估结果的预测价值低是显而易见的。

评估技术

认知的先决条件

认知的构建模块可以从出生开始通过使用习惯范式研究神经行为来检测。通过这些步骤，人们发现早期表现和后期认知发展之间存在中等但显著的相关性（Lewis and Brooks-Gunn 1981，Fagan and Singer 1983）。感知觉似乎是神经发育的一个重要决定因素，而对视觉行为的观察是评估早期认知能力最常用的方法之一，而此时的表征和语言能力以及最终的运动范式（应用）还无法观察到。视觉上的"抓握"（注视和追视）、扫视、注意和选择在婴儿出生后头几个月就已经存在，主要用来探索周围的世界。因此，对生命最初几个月视觉功能成熟和障碍的研究是理解追溯认知缺陷可能起因和预测认知发育迟滞的一个重要措施（Atkinson 2000）。

一些研究报道了在患有严重先天性周围视觉系统障碍的婴儿（Sonksen and Dale 2002）和因脑性视觉障碍（cerebral visual impairment，CVI）引起交叉后视觉通路异常的婴儿中，认知发展受损的风险明显增加。然而，患有CVI的婴儿经常表现出广泛的脑损伤，也可能是导致更广泛神经发育障碍的原因，从而很难确定视觉功能障碍在导致认知延迟可能的作用。然而，最近的研究表明，发育商（DQ）与视敏度、视野、视觉转移和多导视觉诱发电位（VEP）等视觉功能异常之间的相关性，要强于发育商与脑损伤或运动障碍之间的相关性（Mercuri et al 1999，Cioni et al 2000）。

从这方面来看，出生4～5个月后，视觉功能的特定方面发展相对成熟，如视觉转移能力、快速图形翻转诱发电位、高频方向反转刺激的诱发反应可能作为预测皮质成熟度以及发育商的重要指标（Mercuri et al 1999）。这些发现与其他的研究结果一致，均强调视觉功能在婴儿神经发育早期阶段的作用（Tröster et al 1994，Shumway-Cook and Woollacott 1995）。

不仅视觉功能被认为是婴儿早期发育的预测指标，婴儿听觉注意的评估也已用于认识和预测认知障碍（Gomes et al 2000）。为了监测听觉注意发展，可以分析听觉注意的不同组成成分。觉醒从出生就可以分析。婴儿出生几周后，睡眠/觉醒周期明显可区分时，觉醒才变得更加稳定和可预测。然而，婴儿出生后最初几周定向反应在很大程度上是由刺激的物理特征所驱动的，但最终与刺激的新颖性更相关。在某种情况下，小婴儿适当的注意反应最初可以在特定环境下有限时段内表现出来。进一步发展涉及自动听觉、自动辨别能力的提升，这可能是由于记忆中更精确的刺激呈现，以及反应时的延长。

有几项研究报道，外周和中枢听觉通路的异常在一定程度上与认知发展的某些异常相关。Schlumberger et al（2004）研究了 54 例重度双侧先天性耳聋患儿，不伴有神经或认知损伤。研究结论是早期人工耳蜗植入术与良好的语言发展有关，但也可能提高非语言能力，包括空间整合、运动控制和注意力等。Benasich and Tallal（2002）对一组特殊语言障碍家族史阳性的婴儿进行了研究，发现 7.5 个月时快速听觉处理（通过强制选择范式评估）与 24 个月时语言出现能力之间存在显著相关性。

生命前两年的发育评估：从兼容并蓄模式到信息加工模式

尽管婴儿神经发育研究从 18 世纪就开始，系统研究最早是由 Gesell 进行的（Gesell and Thompson 1934），他创制的发育量表后来被广泛接受和使用，并被连续修订和出版（Knobloch and Pasamanick 1960）。修订后的 Gesell 发育量表包括五个发展领域：粗大运动、精细运动、语言、个人 / 社会和适应性，后者反映了婴儿早期解决问题的能力。Gesell 量表的项目是在准确和系统地观察婴儿行为的基础上确定的，并建立在兼容并蓄的发展模式之上。在最近几十年里，其他广泛使用的量表也遵循了同样的原则，如 Bayley 婴儿发育量表、Griffiths 精神发育量表，或者不太为人所知的 Cattell、Brunet 量表和 Lézine 量表。

一种新的原创方法来自 Jean Piaget 的"心理发生学"，导致了基于模型的量表的构建。Jean Piaget 学说的基本原则是通过连续发展的适应性（智能）行为，在一个越来越高的层次上组织新的认知能力。这些量表的灵感来自于 Jean Piaget 的模型，或基于相似原理，如 Uzgiris 和 Hunf 的婴儿心理发展量表，包括了旨在监测单一认知功能的不同系列的项目，如客物永恒性、手势或声音模仿、因果操控、获取期待的环境事件的方法，以及空间物体关系的构建。有关所有这些量表的更详细描述和评论，请参见第 8 章。

信息处理模型呈现出一个完全不同的方法，现有的几种新技术都基于该模型而创立。这种方法的原理是，传入的刺激通过不同感觉模块由大脑网络处理。这使它能够被识别，并为个体作出或多或少精准的反应而准备。在感觉 - 运动期评估婴儿的反应是运动性的。

这个模式有不少优点。首先，它使得认知特定过程的研究更加容易，通过对单一感知（如视觉功能）的分析，使得跟踪特定生物结构的成熟成为可能。这些信息与神经影像学等其他技术相结合，可以提高受损能力的解剖功能研究。最后，对某一特定功能进行纵向评估，捕捉认知发展的连续性，增强了评估的预测价值。

信息处理模型在婴儿时期可能应用的主要领域是视觉识别记忆、视觉注意和刺激处理速度的检测。

视觉识别记忆（**visual recognition memory，VRM**）基于婴儿对新刺激而不是对已见"旧"刺激的偏好。VRM 评估一般采用配对比较范式（Fantz 1964，Fagan

1970）。VRM的主要指标是新颖性评分，即比较婴儿看新奇刺激所花时间与两者（熟悉的和新奇的刺激）总观看时间的百分比。婴儿智力的Fagan测试（FTII；Fagan and Sheperd 1989），是目前VRM唯一的测试，虽尚未完全标准化，但其信度和效度均有资料证明该量表可用（Rose et al 2003）。

正常婴儿在出生第一年其VRM能力明显增长（Ross-Sheehy et al 2003）。该测试曾被用于不同危险人群，包括早产、新生儿呼吸窘迫综合征和子宫内暴露于不同致畸因素（如酒精、可卡因、营养缺乏等）的患儿。

VRM似乎对一般认知功能和特定的信息处理能力（如记忆或加工速度）都具有高度预测性。通过对文献的meta分析，婴儿VRM与后期认知功能的相关性高于早期使用的任何其他心理测试（McCall and Carriger 1993）。在低出生体重早产儿和足月婴儿两组中也发现，7个月时VRM与随访评估（甚至达11岁）的IQ之间存在显著预测相关性（Rose and Feldman 1995）。另有报道，在7个月大的时候，新奇偏好54%临界值能可靠有效地识别出后来发展为智力障碍的儿童，其结果具有良好的敏感性和特异性（Rose et al 1988，Fagan and Haiken-Vasen 1997）。也有证据表明，在更大的年龄，达青春期结束时，这些测量方法对智商分数也有预测能力（Sigman et al 1997）。

婴儿VRM与后期整体智力发展的关系与信息处理能力的特定测验强相关。正如Rose et al的研究所展现的，婴儿VRM与儿童11岁的记忆和处理速度的特定认知测试之间存在良好的相关性（Rose et al 2003）。

一些研究报告表明，整个婴儿期视觉注意的成熟度可能提供一些VRM和更一般的认知发展成熟的信息。随着年龄的增长，注意持续时程变短，转移率变频繁，这些与VRM的成熟相关（Colombo 1993）。

加工速度是可以在生命的前两年进行评估的认知功能。现在可以在婴儿期测量处理速度，该测试基于在视觉期望模式中开始扫视的反应时的测量（Haith et al 1988），或者那些依赖于在一个持续熟悉任务（熟悉时间）中编码信息所需时间的测量（Rose et al 2002）。

加工速度的测量对后期认知发展似乎也有预测价值（Vernon 1987，Dougherty and Haith 1997）。

神经生理学和神经影像学技术

最近几十年，为了对认知功能的具体方面（甚至在婴儿时期）如工作记忆或行为抑制进行客观评价，引进了更复杂的技术。

一些**神经生理学研究**使用了事件相关电位（event-related potentials，ERP），记录大脑在特定刺激下的电活动并进行平均化处理。ERP的原理与通常用于评估特定感觉通路（视觉、听觉、躯体感觉）完整性的诱发电位相同，但是 ERP 专注于大脑执行特定认知过程的能力上。ERP 成分在时序和头皮分布上的差异，使我们能够推断出参与刺激处理的认知元素相关大脑活动的时间和空间特征。

将婴儿暴露在一个可识别的视觉刺激（如父母的脸）下，在刺激呈现之后，潜伏期 300 ms，产生一个大的正峰（P300 波），这个波峰被认为反映了刺激呈现后工作记忆的刷新过程，通过分析记录最强烈反应的电极可以在大脑中大致定位（Thomas 2003）。为了获得产生活动更精确的大脑定位，需要更复杂的数学分析，如偶极子定位。然而，这些类型的研究很难在婴儿期进行，因为需要大量重复试验和非常低的噪音水平。

ERP 技术在探索婴儿其他领域也被证明是有用的。Carver et al（2000）通过行为和电生理方法对 9 个月大的婴儿长期外显记忆进行了评估，显示出在接近 1 周岁时出现的长期回忆能力是如何通过 ERP 测量的长期识别能力反映出来的。Richards（2000）分析了 14 周大的婴儿的内隐注意，当视觉刺激前呈现有效线索目标时，更大的 ERP 反应提供了内隐注意的证据。

Molfese et al（2003）在学前语言表现的早期预测中展示了另一种可能的应用。他们通过对不同声音（/bi/ vs /gi/）ERP 反应的分析来评估新生儿期声音辨别能力，研究显示 ERP 结果与 5 岁时语言智商有显著相关性。Black et al（2004）也对宫内生长受限（intrauterine growth-restricted，IUGR）不伴颅脑发育受限的新生儿的声音识别进行了研究，用言语/非言语范式评估听觉处理，用新颖（陌生人的声音）和熟悉（母亲的声音）范式评估识别记忆。与对照组相比，IUGR 新生儿对母亲声音的反应要强烈得多，这表明不伴颅脑受限的 IUGR 新生儿可能有一个加速但非典型的认知发展过程。

神经功能影像学是探索早期认知过程的一种新方法。近年来，该技术在婴儿正常和异常发育的研究中发挥着越来越重要的作用。与 ERP 相比，它提供了更准确的大脑定位信息。由于所需技术调适的复杂性，在婴儿期的应用仍然非常有限。

一些研究报道了 fMRI 在视觉系统（Born et al 2000，Morita et al 2000）和听觉系统（Altman and Bernal 2001，Anderson et al 2001）功能组织评估中的应用。最近，fMRI 研究了更高认知能力的功能，如语言（Dehaene-Lambertz et al 2002）。为了确定在这么小的年龄哪些脑区支持语言处理，研究者评估 3 个月的婴儿在清醒和睡眠期由正常和逆向说话所诱发的大脑活动，提示远在婴儿开始说话之前，与成人类似的左侧脑区就已经活跃了。

总的来说，这些研究似乎为研究正常婴儿和先天或早期获得性脑损伤婴儿的早期认知发育开辟了重要的新视野。

生命前两年发育评估的临床作用

对有神经系统高危风险的新生儿进行随访期间，最具挑战性的任务之一是对认知发展的早期评估。认知发展先决条件的估计，即认知发展肇始的初级技能，是早期预测未来发展的基本手段。

发展认知评估可以有两个主要的临床目标：①及早发现发育异常，以便及早干预；②为预测发育结局提供有用信息。

与正常儿童相比，发育迟缓或神经功能受损的儿童似乎更能预测其后来的认知表现；这可能是因为大脑损伤随时间的发育变异性受限而增加了认知功能的纵向稳定性（Largo et al 1990）。对正常和残疾儿童，从9个月到24个月（根据一些作者的说法，甚至在严重残疾婴儿9个月之前）发育表现的预测价值都足够可靠，但对边缘患者则不然。分领域得分和特定领域组得分似乎比总分更能预测IQ。例如，使用Griffiths量表，D（表现）、E（手眼协调性）和C（听觉和语言）这三个分领域量表的组合与后期认知发展紧密相关。粗大动作发展似乎是认知发展的弱预测因子（有运动缺陷的婴儿可以表现出良好的认知发展，而运动技能超前可以伴随较差的认知发展）。

认知障碍通常仅通过对认知发展曲线的分析来发现，显示为发育的分离，例如与语言变异性相关（在生命的第2年和第3年暂时延迟）；因此，有必要详细分析单一领域（如语言、表现、运动）的发展特征。

发育偏离可能由器质性脑损伤或重大生活事件（重病、住院、与家人分离等）引起。不同临床研究范畴中开展的婴儿期认知发展的评估，如非进行性脑损伤、退行性或代谢性疾病或不利的社会环境，我们将简要讨论一种典型的情况，即早发性癫痫。

早期发育中断的模型：早发性癫痫

早发性癫痫是认知发展早期受阻的一种优良的自发模型，尤其West综合征，全面发展停滞或倒退是其临床特征中的一项。根据Illingworth（1955）的开创性观察，早发性癫痫的认知受累已成为准确研究的目的，旨在了解其可能的机制，进而了解最终的治疗策略。

早发性癫痫性脑病以及早发性癫痫常伴有认知功能的停滞或倒退。认知落后的不同病理机制，被认为与癫痫本身或其他原因有关（Deonna，1999）。早期认知评估的困难性，尤其在癫痫同时存在时，成为文献报道不多的缘由。

某些癫痫综合征，尤其是West综合征中典型的知觉受累，也许是癫痫障碍认知后果表现的可能机制的关键（Guzzetta et al 1993，Jambaque et al 1993，Guzzetta et al 2002）。有报道称，在 West 综合征的活动期，视觉功能的各个方面都受到了损害。视觉异常已经可以在发病几周甚至发病之前，通过行为方式和电生理检查发现（Iinuma et al 1994，Okumura and Watanabe 2001，Guzzetta 2002），包括视觉反应性差（Guzzetta et al 1993，Jambaqué et al 1993，Castano 2000，Brooks 2002）、视觉诱发电位异常（Taddeucci et al 1984，Wenzel 1987），以及其他视觉功能缺陷，如注视视觉转移（Guzzetta et al 2002）。这些知觉异常似乎不仅与脑损伤有关，而且与癫痫本身有关，因为多数病例在癫痫发作改善之后视觉功能会恢复（Rando et al 2004）。此外，脑电图上睡眠期组织性显示其与视觉发现有良好的相关性，进一步提示脑活动紊乱对视觉行为的特定作用（Randò et al 2004）。

在研究听觉功能时，也出现了类似的结果——支持知觉障碍与 West 综合征的密切关系。一些作者描述了该综合征急性期脑干诱发电位的异常（Kaga et al 1982，Curatolo et al 1989，Miyazaki et al 1993）。

最近，我们对一组患有 West 综合征的婴儿的听觉功能进行了纵向研究，从发病到随后的两个月（Baranello et al 2006）。在我们的系列研究中，听觉功能在综合征的早期明显受损，这是低层级的唤醒功能障碍和高层级的皮质处理异常的结果。虽然我们未能在听觉功能和脑电图不同方面间呈现出显著相关性，隐源性癫痫婴儿存在的异常在癫痫发作消失后的改善的现象，似乎至少在一定程度上支持癫痫本身影响感知觉障碍的发生。

知觉系统的完整性在早期认知发展中被认为是非常重要的，因此它的错乱与发育迟缓有着密切的联系。这已在患有 West 综合征的婴儿中得到证实，特别是涉及视觉行为时（Rando et al 2005）。重要的是要识别异常，以便能够制定适当的治疗（康复）策略。此外，对两岁内癫痫疾病早期认知发展的评估，可以帮助在药物难治性癫痫患儿中识别适合手术者是否适合手术。发现这些婴儿认知功能退化是决定是否尝试手术干预的一个关键的因素。

（译者：邵 洁 李 明）

参考文献

Altman NR, Bernal B (2001) Brain activation in sedated children: auditory and visual functional MR imaging. *Radiology* 221: 56–63.

Anderson AW, Marois R, Colson ER, Peterson BS, Duncan CC, Edhrenkranz RA, et al (2001) Neonatal auditory activation detected by functional magnetic resonance imaging. *Magn Reson Imaging* 19: 1–5.

Atkinson J (1984) Human visual development over the first 6 months of life. A review and a hypothesis. *Hum Neurobiol* 3(2): 61–74.

Atkinson J (2000) *The Developing Visual Brain*. Oxford: Oxford University Press.

Atkinson J, Hood B, Wattam-Bell J, Braddick O (1992) Changes in infants' ability to switch visual attention in the first three months of life. *Perception* 21(5): 643–653.

Baranello G, Randò T, Bancale A, D'Acunto MG, Epifanio R, Frisone MF, et al (2006) Auditory attention at the onset of West syndrome: correlation with EEG patterns and visual function. *Brain Dev* 28(5): 293–299.

Bayley N (1936) *California Infant Scale of Mental Development*. Berkeley: University of California Press.

Benasich AA, Tallal P (2002) Infant discrimination of rapid auditory cues predicts later language impairment. *Behav Brain Res* 136: 31–49.

Black LS, de Regnier RA, Long J, Georgieff MK, Nelson CA (2004) Electrographic imaging of recognition memory in 34–38 week gestation intrauterine growth restricted newborns. *Exp Neurol* 190(Suppl 1): S72–S83.

Born AP, Miranda MJ, Rostrup E, Toft PB, Peitersen B, Larsson HB, et al (2000) Functional magnetic resonance imaging of the normal and abnormal visual system in early life. *Neuropediatrics* 31: 24–32.

Brazelton TB (1984) *Neonatal Behavioral Assessment Scale*. Clinics in Developmental Medicine 88. Philadelphia: JB Lippincott.

Brooks BP, Simpson JL, Leber SM, Robertson PL, Archer SM (2002) Infantile spasms as a cause of acquired perinatal visual loss. *J AAPOS* 6(6): 385–388.

Carver LJ, Bauer PJ, Nelson CA (2000) Associations between infant brain activity and recall memory. *Dev Sci* 3: 234–246.

Castano G (2000) Cortical visual impairment in children with infantile spasms. *J AAPOS* 4(3): 175–178.

Cattell P (1940) *The Measurement of Intelligence of Infants*. New York: Psychological Corporation.

Cioni G, Bertucelli B, Boldrini A, Canapicchi R, Fazzi B, Guzzetta A, et al (2000) Correlation between visual function, neurodevelopmental outcome, and magnetic resonance imaging findings in infants with periventricular leucomalacia. *Arch Dis Child Fetal Neonatal Ed* 82: F134–F140.

Colombo J (1993) *Infant Cognition: Predicting Later Intellectual Functioning*. Newbury Park, CA: Sage.

Curatolo P, Cardona F, Cusmai R (1989) BAEPs in infantile spasms. *Brain Dev* 11(5): 347–348.

Dehaene-Lambertz G, Dehaene S, Hertz-Pannier L (2002) Functional neuroimaging of speech perception in infants. *Science* 298(5600): 2013–2015.

Deonna T (1999) [Dysphasias of development.] *Arch Pediatr* 6(Suppl 2): S383–S386.

Dougherty TM, Haith MM (1997) Infant expectations and reaction time as predictors of childhood speed of processing and IQ. *Dev Psychol* 33: 146–155.

Fagan JF (1970) Memory of the infant. *J Exp Child Psychol* 9: 217–226.

Fagan JF, Haiken-Vasen JH (1997) Selective attention to novelty as measure of information processing. In: Burack JA, Enns JT, editors. *Attention, Development, and Psychopathology*. New York: Guilford Press.

Fagan JF, Sheperd P (1989) *The Fagan Test of Infant Intelligence*. Cleveland, OH: Infantest Corporation.

Fagan JF, Singer LT (1983) Infant recognition memory as a measure of intelligence. In: Lipsitt LP, Rovee-Collier CK, editors. *Advances in Infancy Research*, Norwood, NJ: Ablex, vol 2, pp 31–78.

Fantz RL (1964) Visual experience in infants: decreased attention to familiar patterns relative to novel ones. *Science* 146: 668–670.

Gesell A, Thompson H (1934) *Infant Behaviour: Its Genesis and Growth*. New York: McGraw-Hill.

Gomes H, Molholm S, Christodoulou C, Ritter W, Cowan N (2000) The development of auditory attention in children. *Front Biosci* 5: 108–120.

Griffiths R (1954) *The Abilities of Babies*. High Wycombe, UK: The Test Agency.

Griffiths R (1970) *The Abilities of Young Children*. High Wycombe, UK: The Test Agency.

Guzzetta F, Crisafulli A, Isaya Crino M (1993) Cognitive assessment of infants with West syndrome: how useful is it for diagnosis and prognosis? *Dev Med Child Neurol* 35(5): 379–387.

Guzzetta F, Frisone MF, Ricci D, Rando T, Guzzetta A (2002) Development of visual attention in West syndrome. *Epilepsia* 43(7): 757–763.

Haith MM, Hazan C, Goodman GS (1988) Expectation and anticipation of dynamic visual events by 3.5-month-old babies. *Child Dev* 59: 467–479.

Iinuma K, Haginoya K, Nagai M, Kon K, Yagi T, Saito T (1994) Visual abnormalities and occipital EEG discharges: risk factors for West syndrome. *Epilepsia* 35(4): 806–809.

Illingworth RS (1955) Sudden mental deterioration with convulsions in infancy. *Arch Dis Child* 30: 529–537.

Jambaqué I, Chiron C, Dulac O, Raynaud C, Syrota P (1993) Visual inattention in West syndrome: a neuropsychological and neurofunctional imaging study. *Epilepsia* 34(4): 692–700.

Kaga M, Azuma C, Imamura T, Murakami T, Kaga K (1982) Auditory brainstem response (ABR) in infantile Gaucher's disease. *Neuropediatrics* 13(4): 207–210.

Knobloch H, Pasamanick B (1960) An evaluation of the consistency and predictive value of the 40 week Gesell Developmental Schedule. In: Shagass C, Pasamanick B, editors. *Child Development and Child Psychiatry*. Psychiatric Research Reports of the American Psychiatric Association 13, pp 10–31.

Kopp CB, McCall RB (1982) Predicting later mental performance for normal, at-risk, and handicapped infants. In: Bates PB, Brin OG, editors. *Life Span Development and Behavior*. New York: Academic Press, pp 33–61.

Largo RH, Graf S, Kundu S, Hunziker U, Molinari L (1990) Predicting developmental outcome at school age from infant tests of normal, at-risk and retarded infants *Dev Med Child Neurol* 32: 30–45.

Lester BM, Tronick EZ, Brazelton TB (2004) The Neonatal Intensive Care Unit Network Neurobehavioral Scale procedures. *Pediatrics* 113(3 Pt 2): 641–667.

Lewis M, Brooks-Gunn J (1981) Visual attention at three months as a prediction of cognitive functioning at two years of age. *Intelligence* 5: 181–190.

McCall RB, Carriger MS (1993) A meta-analysis of infant habituation and recognition memory performance as predictors of later IQ. *Child Dev* 64: 57–79.

McCall RB, Hogarty PS, Hurlburt N (1972) Transitions in infant sensori-motor development and the prediction of childhood IQ. *Am Psychol* 27: 728–748.

Mercuri E, Braddick O, Atkinson J, Cowan F, Anker S, Andrew R, et al (1998) Orientation-reversal and phase-reversal visual evoked potentials in full-term infants with brain lesions: a longitudinal study. *Neuropediatrics* 29(4): 169–174.

Mercuri E, Haataja L, Guzzetta A, Anker S, Cowan F, Rutherford M, et al (1999) Visual function in term infants with hypoxic insults: correlation with neurodevelopment at 2 years of age. *Arch Dis Child Fetal Neonatal Ed* 80: F99–F104.

Miyazaki M, Hashimoto T, Tayama M, Kuroda Y (1993) Brainstem involvement in infantile spasms: a study employing brainstem evoked potentials and magnetic resonance imaging. *Neuropediatrics* 24(3): 126–130.

Molfese DL, Molfese VJ, Key AF, Kelly SD (2003) Influence of environment on speech sound discrimination: findings from a longitudinal study. *Dev Neuropsychol* 24(2–3): 541–548.

Montagner H, Deliac P, Bordes JP, Cazenave M, Bensch C (2002) Heart rate variations in five-month-old children during interactions in a controlled environment. *Acta Paediatr* 91(6): 641–648.

Morita T, Kochiyama T, Yamada H, Konishi Y, Yonekura Y, Matsumura M, et al (2000) Difference in the metabolic response to photic stimulation of the lateral geniculate nucleus and the primary visual cortex of infants: a fMRI study. *Neurosci Res* 38: 63–70.

Okumura A, Watanabe K (2001) Clinico-electrical evolution in prehypsarrhythmic stage: towards prediction and prevention of West syndrome. *Brain Dev* 23(7): 482–487.

Randò T, Bancale A, Baranello G, Bini M, De Belvis AG, Epifanio R, et al (2004) Visual function in infants with West syndrome: correlation with EEG patterns. *Epilepsia* 45: 781–786.

Randò T, Baranello G, Ricci D, Guzzetta A, Tinelli F, Biagioni E, et al (2005) Cognitive competence at the onset of West syndrome: correlation with EEG patterns and visual function. *Dev Med Child Neurol* 47(11): 760–765.

Richards JE (2000) Localizing the development of covert attention in infants using scalp event-related potentials. *Dev Psych* 36: 91–108.

Rose SA, Feldman JF (1995) Prediction of IQ and specific cognitive abilities at 11 years from infancy measures. *Dev Psychol* 31: 685–696. *J Pediatr* 116: 19–26.

Rose SA, Feldman JF, Wallace JF (1988) Individual differences in infants' information processing: reliability, stability, and prediction. *Child Dev* 59: 1177–1197.

Rose SA, Jankowski JJ, Feldman JF (2002) Speed of processing and face recognition at 7 and 12 months. *Infancy* 3: 435–455.

Rose SA, Feldman JF, Jankowski JJ (2003) The building blocks of cognition. *J Pediatr* 143: S54–S61.

Ross-Sheehy S, Oakes LM, Luck SJ (2003) The development of visual short-term memory capacity in infants. *Child Dev* 74(6): 1807–1822.

Schlumberger E, Narbona J, Manrique M (2004) Non-verbal development of children with deafness with and without cochlear implants. *Dev Med Child Neurol* 46: 596–606.

Shumway-Cook S, Woollacott M (1995) *Motor Control: Theory and Practical Applications*. New York: Williams and Wilkins.

Sigman MD, Cohen SE, Bechwith L (1997) Why does infant attention predict adolescent intelligence? *Inf Behav Dev* 20: 133–140.

Sonksen PM, Dale N (2002) Visual impairment in infancy: impact on neurodevelopmental and neurobiological processes. *Dev Med Child Neurol* 44: 782–791.

Taddeucci G, Fiorentini A, Pirchio M, Spinelli D (1984) Pattern reversal evoked potentials in infantile spasms. *Hum Neurobiol* 3(3): 153–155.

Thomas KM (2003) Assessing brain development using neurophysiologic and behavioural measures. *J Pediatr* 143: S46–S53.

Tröster H, Hecker W, Brambing M (1994) Longitudinal study of gross-motor development in blind infants and preschoolers. *Early Child Dev Care* 104: 61–78.

Vernon PA (1987) *Speed of Processing and Intelligence*. Norwood, NJ: Ablex.

Wenzel D (1987) Evoked potentials in infantile spasms. *Brain Dev* 9(4): 365–368.

第十章　听力、语言和交流

Anna Chilosi・Paola Cipriani・Sandra Maestro・Elisabetta Genovese

本章将阐明高危新生儿听力筛查项目的主要工具和结果，并回顾婴幼儿2岁前言语和交流功能的发展进程，以及可用于多种语言环境的主要评估工具。在本章的最后将简要描述自闭症的早期症状，自闭症是此年龄段可检测到的最严重的交流障碍。

高危新生儿听力筛查方法

在高危新生儿中，听力损失的发生率很高（占存活新生儿的1%～3%），并且常常合并有理解和语言障碍。

儿童双侧听力损失的总发病率在不同的研究中，因不同听力损失检测方法、不同听力损失程度分级标准、不同地域或研究时期而略有不同，大约占存活新生儿的0.5‰（Pabla et al 1991）～1.2‰（Davis et al 1995），最高达到2.1‰（Vartainien et al 1997）。对听力损失儿童进行调查研究，致力于明确听力损失的原因，并为儿童和家庭提供有关听力损失相关的诊疗管理、并发疾病和预后等信息。

Davis于1985年到1990年在英格兰特伦特地区（总人口470万）开展了一项关于工业化国家中1～6岁儿童听力损失患病率和病因相关的最有意义的队列研究。该项研究纳入了366,480名儿童（表10.1）。

病因学方面（表10.2），该研究强调了43%的先天性听力损失为遗传性，而4%为产前因素，7%为围生期因素，还有一小部分是由于颅面骨畸形和综合征型听力损失导致。遗传性听力损失的高发生率是显而易见的，其中60%是非综合征型遗传性听力损失，而其余40%为伴有其他先天性异常的综合征型听力损失。最常见的基因遗传方式是孟德尔遗传（单基因遗传性听力损失）：75%为常染色体隐性遗传，25%为常染色体显性遗传，5%为X连锁遗传，1%为线粒体遗传。另一种更罕见的遗传模式是染色体变异，如Dalia Piccola等所报道的（1996）。

遗传学最近的研究热点聚焦于位于13号染色体13q12（DFNB1和DFNA3）上的特征性的Cx26/GJB2基因突变，并导致非综合征型听力损失（隐性或显性）（Kelsell et al 1997，Denoyelle et al 1998，Estivill et al 1998）。

表10.1 特伦特地区每10万名活产儿的永久性听力损失患病率
487例患儿的PTA（0.5-2～4）≥40 dBHL（409例先天性，78例后天性）

PTA dBHL	总数	先天性	后天性
≥ 40	100%（prev.133）	100%（prev.112）	100%（prev.21）
≥ 50	83%（prev.110）	81%（prev.90）	92%（prev.20）
40～50	17%（prev.23）	19%（prev.21）	8%（prev.8）
51～69	38%（prev.51）	38%（prev.43）	36%（prev.8）
70～94	22%（prev.28）	20%（prev.23）	24%（prev.5）
≥ 95	23%（prev.31）	22%（prev.24）	32%（prev.7）

dBHL，听力损失分贝；prev.，患病率；PTA，平均纯音听阈。
资料来源：英国特伦特地区；出生：1985-1990；出生人口 366,480 人（Forulum and Davis 1997）。

表10.2 听力损失的病因学分类

病因学	总数	先天性（85%）	后天性（15%）
遗传学	259（39.7%）	237（42.6%）	22（23.1%）
产前	24（3.7%）	23（4.2%）	1（1.0%）
围生期	44（6.7%）	43（7.7%）	1（1.0%）
出生后获得	40（6.1%）	-	40（41.2%）
颅面骨异常	8（1.2%）	8（1.4%）	-
其他	11（1.7%）	8（1.4%）	3（3.0%）
失访 *	267（40.9%）	237（42.6%）	30（30.9%）
总数	**653**	**556**	**97**

* 与调查中孩子失访有关。
资料来源：英国特伦特地区；出生：1985-1993；出生人口 552,558 人（Forulum and Davis 1997）。

Cx26 基因最常见的隐性遗传突变是单碱基缺失（35delG），最近连接蛋白家族的其他基因也与听力损失有关，如 Cx30、Cx31 和 Cx32。

新生儿重症监护的发展和全民普遍免疫计划项目的实施导致儿童听力损失的流行病学数据发生显著变化。25 年前围生期因素相关的儿童听力损失发病率仅为 2%，而现在的发病率达到 27%（Roizen 1999）。在英国有新生儿重症监护病史的听力损失儿童在 15 年的时间里发病率增加了 4 倍（Davis et al 1995），并高于同一时期其他欧洲国家（Parving and Stephens 1997）。新生儿重症监护病史、听力损失家族史和出生时表现的颅面部畸形这些因素合在一起，可能导致多达 64% 的听力损失。

在过去 30 年里，很显然由于预防项目的普及和推广，主要的病因病理因素也在逐渐改变，如强制初潮前进行风疹疫苗接种、妊娠期 TORCH 复合物血清学监测、

Rh/ABO 血型的组织相容性监测、新生儿黄疸监测和治疗、慎用耳毒性药物、更好的孕产监控以及遗传性疾病的预防干预。

自 1960 年以来，新生儿重症监护病房（NICU）的普及使得极早早产儿生存率增加，因此听力损失的发生率也有所增加。

听力损失通常分为以下几类。

1．传导性听力损失：声音从外耳道到内耳的传播受到了影响。

2．感音神经性听力损失：耳蜗内的感觉器官或毛细胞受到损害所致。

3．中枢性听觉障碍：绝大多数确诊儿童表现为沟通障碍，听力正常，无明显中枢神经系统病变（Stach 1998）。

通过高危新生儿的随访发现，最主要的听力损失是高听阈、低言语识别率的感音神经性听力损失。根据好耳 500-1000-2000 Hz 的平均纯音阈值对听力损失进行分度是一种常见的做法，根据严重程度可分为四度：轻度、中度、重度和极重度听力损失。目前我们使用美国国家标准协会（American National Standards Institute，1991）的分度标准，其中听力损失的描述是基于言语察觉感知、识别、理解、产生及学习能力降低程度所制定的分度标准（表 10.3）。

儿童的听力和言语感知能力的发展发生于 2 ~ 3 岁前。最近的研究表明，早于 6 月龄进行早期诊断和早期干预的听力损失儿童，其语言能力的发展显著好于 6 月龄后被确诊和干预的儿童。

听力损失的发病年龄以及儿童当时的言语 / 语言和认知能力是听觉发育和中枢通路建立最重要的预期影响因素。听力损失的早期发现，早期干预（使用适当的助听器）和特殊教育，对儿童言语 / 语言、认知和社会交流能力发展至关重要。

1982 年，婴儿听力联合委员会（JCIH）制定了耳聋高危新生儿登记表，以确定重度和极重度听力损失的高危新生儿。联合委员会于 2000 年再次开会，根据新的认知和文献综述，复核和更新了立场声明。推荐所有新生儿重症监护病史超过 24 小时的婴儿均应在出院前进行听力损失筛查。

有新生儿重症监护病史的婴儿中听力损失的高发生率（占住院婴儿的 1% ~ 3%），是由于呼吸窘迫综合征、高胆红素血症、耳毒性药物使用和围住院期的并发症。上述因素均为听力损失的独立危险因素。表 10.4 和表 10.5 中显示了 2000 年 JCIH 的立场声明，列出了婴儿出生时听力损失或进展性或迟发性感音神经性和（或）传导性听力损失的危险因素。

出生后的早期干预，可以避免较晚诊断所带来的严重损害语言和学习能力以及社会 - 心理发展的后果，这一点非常重要。诊断流程（从高危儿筛查到最终确诊）必须在儿童 1 岁前完成，如果可能最好在 6 ~ 8 月龄内完成。诊断流程分两步：识别高危儿（筛查），和对筛查阳性儿童进行诊断和治疗评估。由于小婴儿行为测听无法足够准确，筛查和确诊均采用客观检查方法，以帮助调整助听和康复方案。

表10.3　听力阈值平均水平较好的听力功能障碍（美国国家标准协会听力损失分类）

可能需求	如果在第一年没有接受治疗的残疾程度	没有助听器能听到什么	常见病因	类型	在500～2000 Hz平均阈值水平（ANSI）
无	无	所有语言都能听到	–	正常范围	0 ～ 15 dB
考虑需要助听器、唇语、听力训练、语音治疗、优先的座位、合适的手术	可能是轻度或者暂时的听觉功能障碍、部分语音理解困难	可以清楚听见元音，可能会错过清音化的辅音	浆液性中耳炎、鼓膜穿孔、单体鼓膜、鼓膜硬化、感音神经性听力损失	轻微听力损失	16 ～ 25 dB
助听器、唇语、听力训练、语音治疗、合适的手术	听觉学习功能障碍、轻度语言障碍、轻度语音问题、注意力不集中	只能听到部分语音，更大一点发声	浆液性中耳炎、鼓膜穿孔、单体鼓膜、鼓膜硬化	轻度听力损失	26 ～ 40 dB
以上的所有需要，同时要考虑教室环境的特殊性	语音问题、语言障碍、学习障碍、注意力不集中	在日常对话中错过大部分语音	感音神经性听力损失、或因感音神经性听力损失加上中耳疾病而造成的混合性听力损失	中度听力损失	41 ～ 65 dB
以上所有的需要，配置特殊的课程	重度语音问题、语言障碍、学习障碍、注意力不集中	日常对话中听不到任何语音	感音神经性听力损失、或因感音神经性听力损失加上中耳疾病而造成的混合性听力损失	重度听力损失	66 ～ 95 dB
以上所有的需要，配置特殊的课程	重度语音问题、语言障碍、学习障碍、注意力不集中	听不到语音和其他声音	感音神经性或混合性听力损失	极重度听力损失	96+dB

　　目前，客观听力学评估方法如听觉诱发反应（auditory evoked responses，AER）和耳声发射（oto-acoustic emissions，OAE）在诊断中起着至关重要的筛选作用。未来，行为测听更可能成为儿童听力评估的基础，因为行为测听可以根据听力阈值和听力残疾两方面更好地定义听觉感知（儿童人工辅助装置助听下的语言感知能力）。

听力评估

听力筛查是指对大样本人群进行可靠的、快速的、简单的测试、检查或其他流程，进而发现可能听力损失的高风险个体。筛查并不是确诊，而是作为早期诊断儿童听力损失的第一步。

表10.4 出生后至28天听力损失的危险因素（JCIH 2000）

（a）所有需要进入 NICU 48 小时或以上的疾病或状况
（b）皮肤特征或其他与包括感音神经性和（或）传导性听力损失的综合征相关的症状
（c）儿童期永久性感音神经性听力损失家族史
（d）颜面畸形，包括耳郭和耳道的形态异常
（e）宫内感染，如巨细胞病毒、疱疹病毒、弓形虫或风疹病毒（TORCH）

来源：JCIH 2000。

表10.5 从29天至2岁婴儿再筛查的危险因素和指标

- 父母或照顾者对听力、言语、语言和（或）发育迟缓的关注
- 儿童期永久性感音神经性听力损失家族史
- 皮肤特征或其他与感音神经性和（或）听力损失或咽鼓管功能障碍相关的症状
- 与感音神经性听力损失有关的出生后感染，包括细菌性脑膜炎
- 宫内感染，如巨细胞病毒、疱疹病毒、弓形虫、风疹病毒（TORCH）或梅毒
- 新生儿特异性指标
  ——高胆红素血症达到需要换血的血清含量水平
  ——新生儿有与机械通气相关的持续性肺动脉高压
  ——需要使用 ECMO（膜肺）的条件
- 与进行性听力损失相关的综合征，如神经纤维瘤病、骨质疏松症和 Usher 综合征
- 神经退行性疾病，如亨特综合征；或者感觉运动神经病变，进行性神经病性肌萎缩
- 头部外伤
- 至少三个月的复发性或持续性分泌性中耳炎

来源：JCIH 2000。

新生儿听力筛查是基于两阶段方案，使用耳声发射作为出生检查，然后应用听性脑干反应（auditory brainstem response，ABR）检查。新生儿普遍听力筛查的成本和阳性预测值与其他先天性疾病筛查的成本和预测值基本持平（Mehl and Thomson 1998）。

下一个诊断步骤是应用以强声刺激诱发听觉通路电活动的客观检查。听觉反应

可能是近场或远场记录，这取决于电极相对于生物电位发生器的距离。近场反应是经鼓膜置于鼓岬（中耳内侧壁）的针式电极记录耳蜗电图，远场反应是头顶电极记录的 ABR、MLR、SVR 和 CNV（见下）。耳蜗电图是有创操作，但信噪比更佳，因此具有更大的潜力。

Davis（1976）将听觉诱发反应按潜伏期进行如下分类。

- **快反应**：耳蜗电图（ECochG）（Eggermont 1976）由多个听觉电位组成，包括整个神经动作电位（action potential，AP）、耳蜗微音电位（cochlear microphonic，CM）和总和电位（summating potential，SP）。CM 起源于毛细胞和听神经，潜伏期为 0 ~ 5 ms；
- **早反应**：ABR（听性脑干反应）和 FFR（频率跟随反应）是脑干和听神经产生的电位，潜伏期为 1.5 ~ 15 ms。
- **中反应**：中潜伏期反应由丘脑区和初级听觉皮质产生，潜伏期为 10 ~ 100 ms；
- **慢反应**：颅顶慢反应（SVR）是由听觉皮质产生的，潜伏期为 100 ~ 300 ms；
- **晚反应**：额叶皮质产生认知负性变异、晚期正电位（P300）和慢波，潜伏期为 300 ~ 800 ms。

目前，仅 ABR 和 ECochG 两种方法仍用于常规临床听力评估。ABR 的检测结果简单明了，因此是听力评估的首选检查，也是现在所有不能配合儿童听力检查的基石。在某些情况下，ECochG 是后续验证听力评估结果可靠性的重要部分。

ABR 直到出生后 12 ~ 18 个月才较为成熟，因而在进行婴幼儿 ABR 评估时应注意校正年龄的重要性，不同年龄段婴幼儿 ABR 的正常参考标准不同（Gorga et al 1987）。

ABR 是由短声刺激诱发的，其频谱能量在 1000 ~ 4000 Hz 之间，主要反映耳蜗的底转功能。当刺激强度接近听阈时，V 波往往是仅存的反应标志（Moore 1983，Arslan and Conti 1994），短声诱发的 ABR 阈值与 2000 ~ 4000 Hz 的行为听力阈值密切相关。

任何中耳病变均可能影响传导成分的重叠，从而导致无法检测出真正的外周感音性听力阈值。然而，这种容易识别的病变只稍微影响阈值。通过 ABR 测试评估各波潜伏期（波峰之间的间隔和输入 - 输出函数），可以获得所有必要的信息，进而可以进行任何传导性听力损失的精确检测和后续评估。在混合性听力损失患者中，传导成分的听力损失可通过耳镜和鼓室图来初步诊断，这些病例需要在治疗后和（或）术后规律随访 ABR 测试（Arslan et al 1997）。

我们的经验

自 1974 年以来，我们对 1300 多名 10 月龄至 13 岁的儿童进行了研究；大部分数据是通过 ECochG 获得的（Arslan et al 1983，Conti et al 1984，Arslan et al 1997）。ECochG 是在全麻下进行，采用经鼓膜针状电极置于鼓岬处。以短声刺激诱发反应，分别检测复合动作电位（AP）（Kiang et al 1965，Dallos 1975）和耳蜗微音电位（CM）。

ECochG 作为一种听阈的客观检查方法在很大程度上已逐渐被 ABR 广泛取代。ABR 方法更为无创，操作简单，因其可于自然睡眠状态或镇静状态下进行检测。临床上行全麻下 ECochG 检查的标准如下：

1．由于儿童躁动不安，ABR 在自然睡眠或镇静状态下无法获得可靠的阈值测量；

2．由于各波潜伏期不符合标准数据，ABR 阈值指标不可靠；

3．存在重要的形态学异常，使 ABR 检测结果不可靠；

4．怀疑与复发性分泌性中耳炎有关的重度听力损失。

两种方法的检测听阈在伴有中枢神经系统病变或中枢发育迟缓的个体中存在差异。ECochG 可能是不能配合的患者听力评估的唯一可靠诊断工具，因此，ECochG 是 ABR 之后可靠的验证诊断的检测方法。所有明显听力下降的儿童都应佩戴助听器，而合适的助听设备需要听觉功能相关的精准信息。

早期诊断耳聋的关键是建立何时 ABR 单独评估及何时需 ECochG 补充评估的诊断策略。合理的诊断策略可以将目标阈值检查的误差风险降到最低（图 10.1）。

研究表明，两项检查联合使用，诊断灵敏度可达 100%，从而可准确鉴别所有可疑的听力损失。

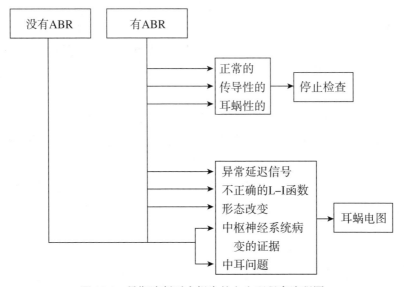

图 10.1 早期诊断听力损失的电生理程序流程图

ECochG 中 AP 的缺失，表明由于耳蜗损伤导致极重度感音神经性听力损失（nHL），表现为 2.0 ~ 4.0 kHz 频率范围阈值大于或等于 90 dB nHL。因此，这种情况并不排除中低频存在残余听力，并可通过助听器或人工耳蜗改善听力。如果存在残余听力，须验配助听器和进行适当的康复训练，长期随访评估儿童的感知能力和语言能力。短声强声刺激后 AP 的出现，是通过助听器获得感知和语言能力的良好预测指标。

语言和沟通能力的发展

评估婴幼儿的语言和沟通行之不易。既需要全面的理论框架，也需要在观察和描述幼儿行为方面的临床经验。从理论的角度来看，所谓的"互动论"语言发展模式认为，语言习得的准备状态或认知和沟通的前提条件是发展的基础。

这一观点采纳了 Bloom 和 Lahey（1978）关于正常和异常语言习得的三维观点。根据这一观点，语言形式、内容和使用的前身与正常发展的早期阶段紧密相连，高度依存，领域间的分离可能导致临床上不同类型的疾病。

婴儿感知并产生声音（形式）；他们知悉周围的环境（内容）；同时他们在语境中与他人和物互动（使用）。婴儿在出生后第一年发育情况的数据为此提供了证据，证明婴儿已准备好以特定的方式学习和使用语言。理论上与语言习得相关的行为是程序化的神经系统结构和功能以及发育过程中成熟事件（生物、认知和社会）的产物。生物性准备是指人类婴儿大脑及其听觉发声机制的独特性，这些机制被预先编程用以感知和产生语音。

语言内容的前身（或认知准备）包括只关注全部感官刺激中某些方面的能力，这是婴儿从出生时就表现出来的。特别为语言习得而设计的处理能力包括将听觉和视觉信息联系起来的能力，以及婴儿早期的模仿能力。根据 Menyuk（1988），新生儿的注意过滤和对事件在模式间联想、识别和回忆能力的发展是语言发展的重要先导。

此外，语言是一个涉及社会互动的交流体系。在参与者中，某些形式的社会准备可能也是语言发展的重要前提。社会准备似乎也取决于天生的结构和功能或倾向，婴儿很早就关注对理解与人沟通至关重要信息的能力。

在语言开始之前，婴儿表现出一系列有意的目标导向行为，这些行为从出生起就被父母认为是有意的，Reznick 和 Schwartz（2001）将这种结构称为"父母对婴儿意向性的感知"。

言语感知与产生

已经发展出来可以确定语言产生前婴儿可以感知的语音 / 音位对比的行为技

术，多年的经验已经清楚地表明，人类婴儿在出生时和（或）在出生的最初几周内能够感知自然语言中几乎所有的语音对比。在子宫的最后几周里，对语音的听觉感知似乎也已经存在。对 3 个月大婴儿进行的功能磁共振成像研究提示语言处理的早期左偏侧化（Dehaene-Lambertz et al，2002）。非母语语音的选择性丧失或抑制在 10 ～ 12 个月已经开始。这正是孩子们开始理解有意义的语言，开始认识他们自己语言典型的语调轮廓，并开始在他们自己的言语前咿呀中发出母语独特声音。

在最初的两个月内，人类婴儿的发音在本质上是反射性的，与特定的内部状态（如啼哭）有关；在 2 ～ 6 个月之间，开始产生元音（例如咕咕声和发音玩耍）。在大多数儿童中，所谓的标准的或连续重复的咿呀学语（以短段或长串的形式咿呀学语，以辅音为分割，例如"bababa"）开始于 6 ～ 10 个月之间。

语音的发展需要有良好的模仿能力为前提（即将听觉输入转化为输出的能力）。8 ～ 10 个月的年龄是一个"转折点"（Bates et al 1992），在这个转折点上出现了一些新的技能，特别是模仿发出新声音和手势（包括诸如拜拜之类的交际手势）的能力，这是孩子对输入特征日渐关注的明证。此外，大约在 10 个月大的时候，大多数孩子开始产生类字词音，在特定情境中以相对一致的方式使用。尽管婴儿之间所喜欢的特定语音存在相当大的差异，从说话前咿呀发音到第一个单词，婴儿"喜爱音"的连续性是很明显的（Vihman et al 1985）

语言里程碑

语言习得是一个主动的过程。如果没有与他人交流的强烈动机，如果不理解声音和意义之间的关系，孩子就不会发展出恰当的语言。婴儿直到 8 ～ 9 个月大时才主动参与建立共同注意，这时他们开始展示、给予并最终指示物体作为社会交流方式。

最初两年的语言发展主要体现在孩子通过手势和字词交流的能力和词汇的习得上。

语言理解

语言的正常发展是一个渐进的过程，从存在所有感知线索的情景识别，到符号与其指称对象没有感知相似性的一个真正随意的表征系统。从实验研究和父母报告中获得的数据表明，在所谓的感觉运动阶段，儿童在 8 ～ 10 个月之间开始出现单字理解的迹象。在这一阶段，语言理解通常表现为对特定的语境支持的声音的反应，当孩子以适当的行为对语言命令作出反应时，就可以推断出来。许多孩子在 10 ～ 12 个月后在语言理解方面表现出快速的爆发力。基于父母问卷（Fenson et al 1993，Caselli and Casadio 1995），平均理解词汇在 10 个月时约为 58 个词，13 个月时 128 个，16 个月时 210 个。

在第二年，语言理解能力从单词句子理解发展到多词句子理解。在大约 20 个月大的时候，普通的孩子开始理解可预测性两字话语。研究表明，在这一阶段，儿童使用各种非语言策略来解码语言指令（Chapman 1978、Bridges 1980、Miller et al 1980、Chilosi et al 2003），理解句子中单词之间的关系取决于孩子对世界的了解，而不是真正的语言信息。

24 ～ 30 个月的孩子表现出越来越强的执行不可预测（或不寻常）指令的能力，这些指令大概 2 ～ 3 个字长。当被要求用洋娃娃或玩具做动作（表演测试）时，儿童首先会做动作的实施者，以后才能用物体做动作。在这一时期，儿童开始意识到简单的空间关系，但对介词的理解仍然受到对空间概念化的限制。到了 36 个月，大多数儿童已经学会了利用一些句法信息（词序）作为解码简单主动句的线索（Chapman 1978）。然而，尽管这一点至关重要，但这只是学习成熟语言处理策略的第一步，复杂语法的学习过程将一直持续到学龄早期（Bishop 1997）。

语言产出

真正的词汇产生通常发生在 11 ～ 13 个月之间。在这个早期阶段，理解性语言和表达性语言之间存在着巨大的差异，而表达性语言在正常的发展过程中落后于前者。然而，就像理解一样，产出与特定的情况相联系，构成了已知事件顺序的一部分。它主要包含发声动作，如在程式化的游戏中发出动物的声音，或在请求某个物体或活动时使用特定的声音。

一开始，"真正"的单词是不稳定的，直到孩子已经建立了大约 10 个一致产生的单词库。新单词逐渐增加到 50 ～ 75 个。这一发展阶段被认为关键，因为它通常与新词学习速度的迅速加快相一致（Bates et al 1992）。这种所谓的"词汇爆发"伴随着词汇组成和使用的变化，完成了从提示意义（单字意义）到预测意义（关系意义）的质的转变。

单词组合始于 18 ～ 20 个月左右，通常与 50 ～ 100 个单词的累积词汇习得相一致（Bates et al 1988, Fenson et al 1993）。有趣的是，这也是孩子们开始产出动词、形容词和其他谓词的时候。尽管在孩子们用来交流的形式上，一种语言和另一种语言之间存在着相当大的差异，但跨语言研究（Slobin 1985）表明，全世界 20 个月大的婴儿编码的关系意义的基本词库是相同的（例如，有趣对象或事件的出现、消失和再现；拒绝、否认和请求；基本事件关系）。

20 个月后，语法发展迅速爆发，但只有在 36 ～ 40 个月大的时候，正常儿童才能完全掌握最复杂的语法和句法。

语言发育迟缓时要做什么

当一个孩子因为语言发育迟缓而被转诊时，很明显，首要的任务就是评估语言发展的水平。由于正常儿童在首次使用单词以及首次将单词串成短语的年龄上有很大差异，缺乏经验的临床医师会倾向于在没有进一步评估的情况下安抚父母。然而，在说让家长安心的话之前，有必要检查孩子各方面的发育进程是正常的（Rutter 1987）。在询问语言发育里程碑时，问题具体化是关键。收集家族和个人史是必要的，可以通过结构化的访谈来获得。集中年龄期父母容易回忆，聚焦于此最有成效。

在获得了早期语言发展过程的概要历史之后，聚焦于儿童目前语言水平和语言相关功能的详细信息是必要的。以下是 Rutter（1972、1987）提出的体系，概述了言语和语言的一些主要方面，构成了任一基本临床评估的核心，在家长访谈设计中必须覆盖。

1. 模仿与想象游戏
2. 口语理解和听力行为：听、注意和理解
3. 发声和咿呀学语：数量、复杂性、质量和社会性应用
4. 语言产生：方式（手势、言语等）、复杂度（句法、语义）、数量、社交性使用
5. 单词发音，说话的发音和节奏

此外，还需要确认孩子是否有前语言发育迟缓，观察社会性反应（面部表情和情绪、社会互动）的数量和质量。

对于一个不会说话的孩子，"听觉行为"应该引起观察者的注意。这个术语指的是听力定向行为，比如孩子在门铃声响起时走向大门，倾听和注意（听到呼唤而警觉，看着对其说话的人，追随母亲手指指向），孩子遵从没有视觉、情景或手势线索的指令的能力（理解）。

一般来说，这第一个非正式的评估足以让临床医师确定在言语和语言发展中是否存在问题。接下来，必须遵循一系列"决策"步骤，以确定语言延迟是否可能反映出一些临床上显著的障碍。

评估什么及如何评估

两岁内语言和交流间接和直接评估的主要工具：概述

最简单的语言发育量化方法是基于父母提供的有关孩子在特定功能领域技能的信息制订检查表和量表。目前已经开发了不同的检查表和早期的"筛选"测试，

目的是描述正常儿童词汇、手势和语法习得的早期阶段，并识别有语言落后风险的儿童。

Boyle et al（1996）广泛分析了语言产出测验在 18 ～ 36 个月年龄段筛查的特殊适用性，考虑到其预测效度水平，尤其是结合父母报告数据。

作者认为，多领域筛查测验，如 Griffiths 智力发展量表（Griffiths 1970）、Denver 发展筛查测验（Frankenburg et al 1971）和 Bayley 婴儿发展量表（Bayley 1969），旨在从儿童早期开始评估儿童发展的不同方面，包括粗大运动、精细运动、语言和社会发展等。这些测验是评估任何因语言延迟而被转诊儿童的基础。事实上，它们允许临床医师对原发性（或特发性）和继发性语言延迟做出诊断性区分。后一个术语是指与其他病理状况（如学习障碍、广泛发育障碍、身体残疾、听力损失等）相关的一组异质性疾病 [ICD-10 和 DSM-IV（ICD-10 1992，美国精神病协会 1994）]。然而，在语言和交流方面，这些量表通常缺乏敏感性，因此会漏掉较轻的病例。

家长报告

在过去 15 年中，关于儿童早期交际和语言能力的标准化家长报告和调查问卷的开发突出了父母在亲近环境中观察儿童行为的重要作用（Rescorla 1989，Fenson et al 1993）。目前，可用于筛选早期语言发展延迟的问卷中使用最广泛的是 Mac Arthur-Bates 交际发展量表（Mac Arthur CDI；Fenson et al 1993）（表 10.6）。

CDI 的检查表包含几个不同的维度，旨在用来测量理解性和表达性词汇、交流和象征性手势以及语法的复杂性等。父母按指示独立完成。这些量表适用于 8 ～ 30 个月的儿童，可获得基于正态分布（百分位数）的标准化分数。CDI 已经被改编成许多不同的语言（目前超过 35 种语言），其可靠性和有效性已经得到了很好的证明（Bates et al 1988，Fenson et al 1993；见其他语言的网站 CDI）。

尽管有文化和语言上的差异，这些量表的跨语言应用结果在很大程度上类似于美国的量表。此外，对英语、日语、西班牙语和希伯来语儿童的一些研究表明，词汇比之于年龄或性别，对语法发展的预测效力更强。

最近，已开发了若干种语种 CDI 的简短版本，以便在全表难以实施的研究和教育环境中使用。

尽管家长评估报告是有效的，但对于高危儿童，或当需要更精确的评估时，父母提供的信息还须加上结构化或半结构化的临床评估程序。事实上，直接观察和记录孩子对一组标准刺激的反应可以提供一些在自然环境中不容易看到的数据，而且还可以评估孩子在日常环境之外的语言能力（这是对后续语言发展的一个更强的预测指标）（Bates et al 1988）。如文献所述，早期识别有语言延迟风险的儿童需要一个

表10.6　早期语言发展筛查方法（父母报告和问卷）

适用于早期交际发展的检查表	适用于早期言语发展的检查表
交际能力检查表 （Gerard 1986） 适用于出生到 2 岁。详细的检查表涉及理解与交际发展、认知发展、社会和运动发展等。提供建议的年龄常模，但未完全标准化	**早期语言里程碑量表** （Coplan 1987） 以里程碑导向的发展量表。设计用于出生到 3 岁的儿童。包括家长里程碑报告，以及一些直接引发的儿童行为。里程碑分为四个象限：听觉表达（AE）、听觉接受（AR）、视觉表达（VE）、视觉接受（VR）
临床语言和听觉里程碑（CLAMS）（Capute and Accardo 1978，Capute et al，1986） 以里程碑为导向的发展量表。为从出生到 2 岁的儿童设计。询问家长关于孩子达到 25 个（包括理解和表达）听觉语言发展里程碑的年龄	**语言发展情况调查**（Rescorla 1989） 表达性词汇检查表为 2 岁儿童的父母设计。家长指出他们的孩子说什么
婴幼儿意向性问卷（IIQ） 由 Feldman 和 Reznick（1996）开发，用于评估婴幼儿意向性的归因，广泛定义为有意图的行动和精神状态的意识	**MacArthur-Bates 交际发展量表（MacArthur CDI）** (Fenson et al，1993) 婴儿表（Ⅰ）用于评估 0.8 ～ 1.4 岁的儿童。评估词汇的理解和表达，以及手势的应用。 幼儿表（Ⅱ）用于评估 1.6 ～ 2.6 岁的儿童。评估词汇的表达和语法的复杂性

有效和可靠的诊断标准。单一的信息不足以进行评估，而父母报告和孩子行为的直接观察相结合可能增加预测效度（Boyle et al，1996）。

标准化方法

　　因而标准化的直接评估方法还是需要的，尽管其费时并存在严重的方法学问题，尤其在非常年幼儿童测试的时候。首要的一个问题与表现方面巨大的个体差异有关，甚至与发展的不连续性有关，这可以在 24 个月的语言中观察到。Tomblin et al（1996）讨论了一个相关议题，对评估方法严重关切，特别是确定特定语言发育迟缓所必需的常模分数的应用方法以及和语言成就与实际年龄或心理年龄间的差异度（切值）。

　　多数诊断语言延迟的"自然主义"方法采用了自发言语的准标准化测量。这些"标准参照"方法，如 Miller（1981）所描述的，使用了发展心理语言学研究的实验数据。几位作者认为，尽管标准化的诠释和常模的参考性有限，在自然交流环境中对儿童引导下进行非正式的观察是恰当的。

　　表 10.7 中，我们选择了一些适用于英语和意大利语儿童语言评估的标准化量表。

表10.7   早期语言评估标准化量表

测试	语言评估领域（语种：E=英语，I=意大利语）	年龄范围	说明
Peabody 图片词汇测试（PPVT-Ⅲ）（Dunn and Dunn 1997）	接受性词汇（E）	2.5 ～ 18 岁	呈现在孩子面前一个四选一的图片组，并要求他们指向可以代表检查员所说的名词或动词的图片
Reynell 语言发展量表（RDLS-Ⅲ），理解量表（Edwards et al 1997）	接受性词汇（E）	1 ～ 7 岁	最早的项目包括询问家长孩子对于不同种类单词的反应
RDLS-Ⅲ，Reynell 理解量表（Edwards et al 1997）	句子理解（E）	1 ～ 7 岁	在后面的阶段，孩子首先被要求从一个组中挑选出一个被指定的物品，然后执行越来越复杂的命令
早期理解测试（TCP）（Chilosi et al 2003）	句子理解（I）		
RDLS-Ⅲ，表达量表（Edwards et al 1997）	表达性词汇（E）	1 ～ 7 岁	孩子被要求去命名物体或者图片，并给出一些简单的单词
单词图片词汇表达测试 - 修订（EOWPVT）（Gardner 1990）	表达性词汇（E）	2 ～ 12 岁	孩子必须用黑白线条标记
RDLS-Ⅲ，表达测试（Edwards et al 1997）	表达性语法（E）	1 ～ 7 岁	在整个测试过程中，检查员会记录所有孩子的自发的和被激发的语言，并对其复杂性和结构性进行分析。孩子还被要求看图片，并讲述关于图片的故事
自由说话样本分析（CHILDES）（Mac Whinney 1991, Bortolini and Pizzuto 1997）	表达性语法（E/I）		

语言理解的评估

本节的目的不是全面评述语言测试，而是为婴幼儿评估提供一些指导，因为适合 3 ～ 4 岁以下儿童的标准化工具寥寥无几。

众所周知，语言理解技能的评估很重要，因为正是通过对语音和单词的检测、辨别和识别，以及对连续语音（句子）的解释，幼儿才能够获取语言代码。因此，必须按照以下独立（但互补）的发展性阶段评估。

1. 在高度互动的社会环境中对言语的感知和对听觉刺激的注意

2. 理解不熟悉和熟悉的单词的意思（包括身体部位、拟声词、言语习惯和社

交游戏)

3．理解在非常熟悉的语境中所说句子的意义

4．理解语境之外的单词和句子，包括语义上不合理的话语

5．理解由关系词（空间和时间词）编码的意义，并对复杂的语义和语法结构仅仅依靠语言自身的（语法）信息进行解码。

对于 30 个月以下的儿童，一致达到的只有前三个阶段，必须包括在正式和（或）非正式测验中。

评估词汇理解的经典方法是多项选择的图片指认。根据这种方法，孩子需要选择一张图片来匹配测试者所说的单词（例如 Peabody 图片词汇测试）。对于 30 个月以下正常发育的儿童，这种方法未必能给出可靠的结果，而且对于注意力不集中的年长儿童，其使用往往也有问题（Bishop 1997）。在非常年幼或注意力不集中的儿童中，理解性词汇可以通过父母的报告（如 CDI）得到更充分的评估。然而，语言理解量表只适用于年龄从 8 个月到 18 个月的年龄，因为 18 个月后，由于词汇量增长（词汇突发），父母无法掌握孩子所知道的所有单词。

如前所述，语言理解经历了从 18 个月到 24 个月的显著变化，因此在这一阶段，评估儿童对关联言语的理解至关重要。然而，标准化测试数量有限，而且通常过于粗糙，无法准确描述和分析儿童解码语法的处理策略的质量。Miller（1981）指出实验操作程序的临床应用同样凤毛麟角。对于讲英语的儿童，可以参考 Miller et al（1980）的研究和 Menyuk et al 1995 发表的关于足月和早产儿早期语言发展的研究。

对于讲意大利语的孩子，我们设计了一个与 Miller et al（1980）使用的相似（经过修改）的测试。这项测试 [称为早期理解测试（TCP；Chilosi et al 2003）] 能够对 16 ～ 36 个月的意大利儿童进行标准化测量。它包括 56 个复杂性的项目，孩子需要在一套玩具或熟悉物体，执行简单口头指令。复杂性在句子长度（从一到两个和三个词）、语义复杂度（可预测的与不可预测的或不规则的句子）、施事（儿童与对象作为动作的施事）方面不同。常模数据可用于五个年龄组，并以百分位数和标准分数表示。该测试目前正在我们的临床上作为评估方案的组成部分来使用，适用于语言迟缓和其他发育障碍的儿童。它还被用于研究局灶性脑损伤（Chilosi et al 2005）和说话延迟儿童（Cipriani et al 2002）以及接受早期人工耳蜗植入的儿童的语言习得。

测试早期理解的替代方法是基于行为技术和实验，最初是为了研究语言产生前婴儿的注意和感知。其中一种方法涉及记录皮质事件相关电位（ERP），并已用于评估单词理解和句子处理（Molfese 1990，Mills et al 1997）。

另一项技术，即"优先观察范式"，是基于以下证据：非常小的孩子（14 ～ 16 个月大）更喜欢看一张与一句话相匹配的图片，而不是一张不匹配的图片。迄今为

止，这一方法已被用于一系列实验中，这些实验为幼儿解释语言输入的组织原则提供了新的线索（见 Hirsh-Paseks and Michnik-Golinkoff 1991 年的评论）。但其临床应用尚不明确。

根据 Bates 等（1988）的研究，28 个月前的语言产生涉及词汇量暴增（通常发生在 18 ~ 24 个月），这本身可能也涉及理解的各个方面。这一假设支持以下观点，即可靠和有效的表达性语言测量方法不仅可以测量出表达方面有延迟的儿童，还可以测量到绝大多数理解方面有问题的儿童（Whitehurst and Fischel 1994）。上述假设和儿童测量中的困难之处也可以解释为什么目前开发出来的符合临床标准的早期语言理解测试量表还很少。然而，在语言习得迟缓的儿童中，由于他们有限的表达能力，对理解能力的评估比对产出能力的评估更能提供有效信息。此外，对语言迟缓超过 36 个月的晚说话儿童的随访研究表明，早期语言理解能力是后续语言结果最重要预测因素之一。

言语与语言产生的评估

言语

言语发展的评估应包括观察儿童的言语和发音能力，口语机制检查发现口 - 面发音器官异常，通过要求儿童模仿简单的口部运动来非正式地测试口部运动技能（Cantwell and Baker 1987）。在 6 个月大的时候没有任何发声或自发的模仿声音，在 1 岁的时候没有任何涉及辅音的咿呀学语，都是不正常的，需要进行更全面的检查。

为了测量语音发展，Paul 和 Jennings（1992）建议计算 10 分钟亲子视频互动中产生的不同辅音类型的数量。作者认为，所得指标（语音清单和辅音词比）信息很丰富，可以识别语言表达发展缓慢的婴幼儿。正常儿童 18 ~ 24 个月平均产生 14 种辅音，24 ~ 34 个月平均产生 18 种辅音，而语言迟缓儿童的辅音种类明显减少。

词汇和语法

表达性词汇和语法的评估可以采用非正式和正式测试。如 Yulle（1987）所述，标准化量表如 CDI 的语法复杂性分数和 Reynell 测验的表达量表可用于测量语言水平，但在句法"阶段"（或水平）方面没有提供任何语法发展的详细描述。

在熟悉的成人陪伴下，在半结构化环境（游戏情境）中，自发语言样本不仅可以评估语法组织水平（语言形式），还可以评估儿童的语用、互动和象征能力（语言内容和使用）。

基于设定的评估目标，对转录本的分析可以采取几种不同的方向。在转录成人 / 儿童对话之后，临床医师通常能够很好地了解儿童一般的语言产生能力。应选择具体的分析程序来量化和记录儿童的语言组织。对于说英语的儿童，Miller（1981）为测量平均话语长度（MLU）和 Brown（1973）的阶段标定提供了参考常模。目前已经开发了许多不同的计算工具来自动分析这些文本。为了进行跨语言比较，儿童语言数据交换系统（MacWhinney 1991、Bortolini and Pizzuto 1997）中已建立了语言表达大数据库。

对于意大利语儿童，我们为编码自然语音样本开发了一个系统。这些样本采自 6 名正常发育儿童语言习得纵向研究的数据（Cipriani et al 1993）。每个孩子的语言发展水平（语法分数）可以根据 6 级评分系统从 0 级（前语言）到 5 级（复杂语法）进行打分。

根据 Edwards et al（1999）的意见，任何测验都不能对语言的所有方面提供完整评估；特别是以筛查早期语言发展迟缓儿童为目的，设计要实用，还要足够全面。另外，任何评估方法还要提供主要障碍的诊断提示、临床处理和随访的决策性指标等（图 10.2）。

交流障碍：自闭症的早期症状

背景

婴儿期自闭症的病因学研究表明，遗传因素、环境因素与早期胎儿发育息息相关；特别是与宫内异常生长或与胎儿窘迫相关的宫内因素在自闭症的发病机制中占据重要位置。此外，有几项研究调查了产前、产期和新生儿期的因素与自闭症之间的相关性，表明在怀孕、分娩和新生儿期的不利事件与自闭症之间存在一致的关联。这些症状包括子宫出血、产程延长和急诊剖宫产、早产（< 36 周）、低出生体重（< 2500 g）、缺氧和呼吸窘迫综合征、Rh 血型不合、溶血性贫血和高胆红素血症（Juul-Dam et al 2001）（表 10.8）。

然而，其他研究表明，自闭症不太可能是由单一的产科因素造成的。自闭症患者中产科并发症发生率的增加很可能是由于潜在的遗传因素或与环境的相互作用所导致的（Glasson et al 2004）。

综上所述，我们注意到那些大脑损伤风险大大增加的儿童有较高的自闭症症状率，以及在社会交流或认知发展中出现问题的概率会增加。因此，自闭症早期症候筛查应纳入并成为这些高危婴儿发育进程随访一部分。

自闭症的早期诊断

大多数患有自闭症谱系障碍（autism spectrum disorders，ASD）的儿童通常在 24 个月被识别出来。有几个因素导致了自闭症转诊和诊断年龄的降低。首先，在初

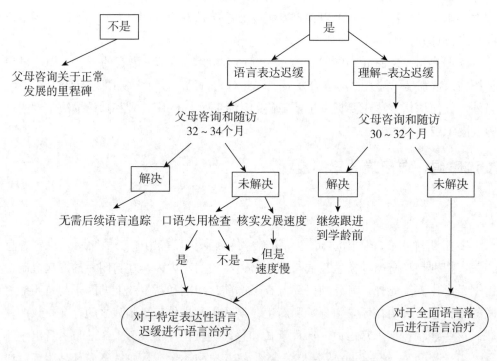

综合性临床评估

父母临床访谈
神经学和听力检查
非言语和言语交流的非正式观察
认知能力评估
语言状况评估

言语和语言迟缓？

不是

父母咨询关于正常
发展的里程碑

是

语言表达迟缓

理解-表达迟缓

父母咨询和随访
32～34个月

父母咨询和随访
30～32个月

解决

未解决

解决

未解决

无需后续语言追踪

口语失用检查

核实发展速度

继续跟进
到学龄前

是

不是 → 但是
速度慢

对于特定表达性语言
迟缓进行语言治疗

对于全面语言落
后进行语言治疗

图 10.2 语言迟缓儿童早期诊断和随访的决策树形图

级保健工作者中，对自闭症早期特征的认识有所增加，这使得很多儿童能够尽早转给儿科医师和儿童发育专科医师。其次，目前已经尝试使用筛选工具来较早地识别自闭症。这些方法既适用于一般人群（幼儿自闭症检查表，CHAT），也适用于转诊人群（修订版 CHAT；广泛性发育障碍筛查试验，PDDST）。这些研究表明，我们能够在婴儿 18 个月识别出一些自闭症病例。再次，越来越多的研究表明，适当目标的干预可以提高自闭症患儿的智商和降低症状的严重程度，改善预后。

再者，早期干预还有可能改善 ASD 社会性定向和交流缺陷的继发后果。最后，有事实提示自闭症儿童弟妹的患病风险是 5%，比报道的最高患病率还要高很多倍，成为推动早期诊断的另一个动力。

表10.8　自闭症、广泛性发育障碍非特指（PDD-NOS）和一般人群中产前、围生期和新生儿期高危因素发生率：受影响儿童的百分比

因素	作者和研究小组					
	研究1（Finegan and Quarrington 1979）		研究2（Deykin and MacMahon 1980）		研究3（Gillberg and Gillberg 1983）	
	自闭症（n=15）	兄弟姐妹（n=15）	自闭症（n=15）	兄弟姐妹（n=245）	自闭症（n=25）	对照组（n=25）
产前						
出血	20	7	13	9	44	8
感染/疾病	7	0	16	15	27	8
水肿			18	18	48	24
子痫前期			3	4	12	12
意外/外伤	7	0	4	1		
药物使用	20	0	44	37	40	16
孕周<37周	20	13				
<36周					48	12
>42周					12	0
围生期						
胎位不正	13	0	13	9	4	8
全身麻醉	67	40				
产钳术/胎吸术	40	53	60	59	12	16
剖宫产	7	7	8	2		
脐带并发症	7	7	18	14	12	16
羊水（清）	27	0			24	4
滞产	7	0	15	9		
新生儿						
胎龄小/出生体重低	20	7	7	3	12	0
呼吸困难	20	0			4	4
氧疗	13	0			4	4
Apgar评分低/状态差	20	7	14	8	24	4
黄疸	20	0	8	9	4	0
临床成熟障碍					50	0

来源：Juul-Dam et al 2001

测查工具

大多数研究证实，从出生的第 2 年或从第 20 个月开始（Cox et al 1999）症状就已经趋向稳定（Gillberg et al 1990，Baron-Cohen et al 1992，Lord 1995）。但这些研究也证实了生后 18 个月内发现自闭症的困难性。所以早在 18 个月之前我们可以认为自闭症存在，但仍不明确。

这一话题的特定知识主要源自以下三个方面：基于父母报告的回顾性研究、家庭录像和基于大量人口样本的纵向研究。

父母报告

基于父母回忆的回顾性研究报道了 2 岁以下儿童社会和交际领域的各种症状。与 Kanner 早期报告（1943）一致，一些研究指出，自闭症儿童在发展的某个阶段广泛缺乏反应能力。整体人际交往降低，儿童的眼神接触频率减少、强度较低；在交流过程中较少使用眼神接触。此外，自闭症儿童不太可爱，缺乏情感表达，尤其是在与熟人的正向互动方面。一些病例，这些缺陷在婴儿早期就被父母报告；而另一些病例，报告的缺陷是正常发育的一段时期后的"失去"。

有趣的是，其他父母的报告都集中在婴儿的各种异常反应模式上，如对声音的过分敏感（噪音大时捂耳朵）、疼痛反应缺失、睡眠周期的调节问题以及刻板游戏行为。例如，基于包含儿童从出生到 2 岁行为的问题的早期发育晤谈问卷（Early Developmental Interview），Werner et al（2005）报道了自闭症儿童 3 ～ 6 个月在调节领域症状增多 [搂抱困难、过度哭闹或过分易养、睡眠和喂养问题、对噪音和（或）触摸过度敏感]。

然而，与父母关切最重要相关因素是，父母开始怀疑自己的孩子有问题的时间与他们决定将孩子转诊接受精神科咨询的时间之间的间隔长度。这一间隔提示对起病年龄和症状识别年龄在概念上区分的必要性。

家庭录像

回顾性家庭录像分析提供了另一种有潜力的研究资源，已经证实自闭症婴儿早期出现发育障碍。这些视频是父母在孩子被确诊之前拍摄的。他们是自闭症发展最早阶段的直接观察者。到目前为止，它们也是研究自闭症婴儿实际发病过程的唯一工具。最近基于这一方法的研究指出，8 ～ 12 个月时做出诊断是可行的（Baranek 1999，Maestro et al 2001，2002，2005），以前不被认为是诊断的行为，如运动行为或基本社交技能，可能会增强自闭症的识别（Teitelbaum et al 1998）。视频分析可被视为识别早期 ASD 征象的有效工具（Massie 1977，Losche 1990，Adrien et al 1991，

1993，Grimes and Walker 1994，Osterling and Dawson 1994，Baranek 1999，Maestro et al 1999，Osterling and Dawson 1999，2000，Osterling et al 2002）。

通过这一方法开展的不同研究指出，以后被诊断为自闭症的年幼儿童，在互动与依恋、社会注意、沟通、运动与注意、有意沟通与模仿能力等方面，可以与正常儿童区别开来。在一些研究中，行为总结评估（Bahavioral Summarized Evaluation，BSE）量表被用来量化症状的严重程度。该量表由 Adrien et al（1992）编制，用于评估自闭症儿童行为问题的严重程度。该量表由 20 个项目组成，列于一张纸，易于操作，可供参与 ASD 评估的专业人员使用。得分反映了观察时儿童临床状态的信息。由于家庭录像中观察到的婴儿年龄很小，因此该量表的词汇表已与 BSE 婴儿表的例子和描述整合到一起。每个婴儿的行为都按 5 分制评分，0 代表从未观察到的行为；1 代表有时会出现的行为；2 代表经常出现的行为；3 代表频繁出现的行为；4 代表一直观察到的行为。

与回顾性访谈相比，回顾性视频分析的结果可以更准确地识别症状。事实上，大多数婴儿在出生后的第一年就出现了症状：有些婴儿从一开始就出现了症状（极早发病），有些婴儿 1 岁的后半年出现症状（早发病）。很小比例婴儿生后第 1 年完全无症状，而到生后第 2 年才有症状。此外，大多数研究报告了一组较频繁得分的项目，构成了典型症状群，包括第 2 项（忽视人）、第 3 项（不良社会交往）、第 4 项（眼神接触困难）、第 5 项（不使用模仿表情和手势进行交流）、第 8 项（主动性缺乏和低活动性）和第 17 项（情绪调节缺乏）；该症状群提示情绪障碍。当研究从检测自闭症的特定症状转向寻找典型的发展行为（如用指示、共同注意和对名字的反应）时，又向前迈进了一步。

表 10.9 总结了这项研究的成果，重点放在特定自闭症症状领域和典型行为领域。该表特别列出了某些较频繁得分的项目，将 18 个月内自闭症儿童与正常儿童区别开来。

纵向研究

一种早期识别的新方法是对自闭症儿童的兄弟姐妹进行评估、观察和追踪，并将他们的发育与发育正常和发育迟缓（但不是自闭症）儿童的兄弟姐妹进行比较。由于遗传因素，自闭症儿童的兄弟姐妹比非自闭症儿童的兄弟姐妹面临更大的风险，这种方法背后的假设是，自闭症儿童的一些兄弟姐妹在儿童后期会发展成自闭症或自闭症谱系。如果出现这种情况，发展为自闭症儿童的早期行为可以与典型发育婴儿的行为对照。

使用这种新方法进行研究的初步结果（Zwaigenbaum et al 2005）表明到 12 个月大时，被诊断为自闭症儿童的兄弟姐妹可能会与其他兄弟姐妹和低风险对照者区别

表10.9 区别典型婴儿与自闭症婴儿的自闭症征象与社会能力检查表

症状	0~6个月	6~12个月	12~18个月
希望独处		×	×
对人忽视		×	×
社会交往不良	×		×
眼神接触异常	×	×	×
不努力利用声音和（或）单词交流		×	×
缺乏适当表情和手势	×	×	×
主动性缺乏和低活动性	×	×	×
情绪障碍	×	×	×
能力			
共情	×		
与物体接触		×	
叫名字回头		×	
对人微笑			×
保持社会参与		×	×
简单发声		×	×
接受邀请		×	×
享受与人身体或视觉接触			×
指示		×	
引起社会互动			×
有意义的发声			×
有指向性的注视			×

注：符号"×"表示可以观察到症状的存在和（或）缺乏发育能力的年龄范围

开来，依据包括：①几种特定的行为标志，包括眼神接触和视觉跟踪的不典型性、视觉注意脱离、名字定向、模仿、社交性笑、反应性、社会兴趣和情感以及感觉定向行为；②视觉注意脱离潜伏期延长；③一种早期气质特征模式，在6个月时表现出明显的被动性和活动水平的降低，到12个月时对环境中特定物体刻板倾向，积极情感表达减少；④表达性和理解性语言的延迟。

有关自闭症儿童的兄弟姐妹的研究可能有最大的潜力教会我们识别自闭症的早期缺陷。

结论

诚然，语言和交流是人际关系和认知发展的基础，它们受到生物因素的制约，但同时也有赖于社会强有力的支持。它们是早发性功能，但发展过程相当漫长，可塑性随年龄而变化，但也容易受到许多不利条件的影响。这或许可以解释为什么语言延迟是 18 ～ 36 个月大的父母最常关心的问题。这值得我们仔细的诊断研究，因为在那个年龄段，语言是最敏感的指标之一，也是各种各样从接近生理到明显病理状况最常见的表象。因此：

- 在最初的两年对高危新生儿的评估必须是多层面的。
- 需要多种来源的信息。
- 由于体在发展速度和方式上个存在很大差异，因此单一的诊断性观察未必能提供全面的信息；这意味着在最"关键"的发展阶段需要重复性评估。
- 听力缺陷和自闭症引起的可能的沟通障碍需要排除。

图 10.2 显示了从减少长期风险的角度，基于语言发育迟缓儿童的诊断和随访制订而的决策图。

（译者：刘玉和 吴 德 王 琪 高立群 李 明）

参考文献

Adrien JL, Faure M, Perrot A, Haumery L, Garreau B, Barthelemy C, Sauvage D (1991) Autism and family HM: preliminary findings. *J Autism Dev Disabil* 21: 43–49.

Adrien JL, Barthelemy C, Perrot A (1992) Validity and reliability of the infant behavioral summarized evaluation (IBSE): a rating scale for the assessment of young children with autism and developmental disorders. *J Autism Dev Disord* 22: 375–394.

Adrien JL, Lenoir P, Martineau J, Perot A, Hameury L, Larmande C, Sauvage D (1993) Blind ratings of early symptoms of autism based upon family HM. *J Am Acad Child Adolesc Psychiatry* 33: 617–625.

American National Standards Institute (1991) Hearing handicap as a function of average hearing threshold level of the better ear. In: Northern JL, Downs MP, editors. *Hearing in Children*. Baltimore, MD: Williams & Wilkins, pp 98–99.

American Psychiatric Association (1994) *Diagnostic and Statistical Manual of Mental Disorders, 4th edition* (DSM-IV). Washington, DC: APA.

Arslan E, Conti G (1994) I potenziali evocati troncoencefalici (ABR) nella diagnosi delle ipoacusie infantili. *Audiologia Italiana* 11: 210–223.

Arslan E, Prosse S, Conti G, Michelini S (1983) Electrocochleography and brainstem potentials in the diagnosis of the deaf child. *Int J Otorhinolaryngol* 5: 251–259.

Arslan E, Turrini M, Lupi G, Genovese E, Orzan E (1997) Hearing threshold assessment with auditory brainstem response (ABR) and electrocochleography (EcochG) in uncooperative children. *Scand Audiol* 26: 32–37.

Baranek GT (1999) Autism during infancy: a retrospective video analysis of sensory-motor and social behaviours at 9–12 months of age. *J Autism Dev Disord* 29: 213–224.

Baron-Cohen S, Allen J, Gillberg C (1992) Can autism be detected at 18 months? The needle, the haystack, and the CHAT. *Br J Psychiatry* 138: 839–843.

Bates E, Bretherton I, Snyder L (1988) *From First Words to Grammar*. Cambridge: Cambridge University Press.

Bates E, Thal D, Janowsky J (1992) Early language development and its neural correlates. In: Rapin I, Segalowitz S, editors. *Handbook of Neuropsychology. Vol 7 Child Neuropsychology*. Amsterdam: Elsevier, pp 69–110.

Bayley N (1969) *Bayley Scales of Infant Development*. New York: The Psychological Corporation..

Bishop DVM (1997) *Uncommon Understanding. Development and Disorders of Language Comprehension in Children*. Hove, UK: Psychology Press, pp 86–87.

Bloom L, Lahey E (1978) *Language Development and Language Disorders*. New York: John Wiley & Sons, pp 67–97.

Bortolini U, Pizzuto E, editors (1997) *Il Progetto CHILDES Italia*. Tirrenia (Pisa): Edizioni del Cerro.

Boyle J, Gillham B, Smith N (1996) Screening for early language delay in the 18–36 month age-range: the predictive validity of tests of production, and implications for practice. *Child Lang Teach Ther* 12: 113–127.

Bridges A (1980) SVO comprehension strategies reconsidered – the evidence of individual patterns of response. *J Child Lang* 7: 89–104.

Brown R (1973) *A First Language*. Cambridge, MA: Harvard University Press.

Cantwell DP, Baker L (1987) *Developmental Speech and Language Disorders*. London: Guilford Press, pp 40–45.

Capute AJ, Accardo PJ (1978) Linguistic and auditory milestones during the first two years of life. *Clin Pediatr* 17: 847–853.

Capute AJ, Palmer FB, Shapiro BK, Wachtel RC, Schmidt S, Ross A (1986) Clinical Linguistic and Auditory Milestone Scale: prediction of cognition in infancy. *Dev Med Child Neurol* 28: 762–771.

Caselli MC, Casadio P (1995) *Il primo vocabolario del bambino: guida all'uso del questionario MacArthur per la valutazione della comunicazione e del linguaggio nei primi anni di vita* [The child's first words: guide for the use of the MacArthur questionnaire for assessing communication and language in the first years of life]. Milan: Franco Angeli.

Chapman RS (1978) Comprehension strategies in children: a discussion of Bransford and Nitsch's paper. In: Kavanagh J, Strange W, editors. *Speech and Language in the Laboratory, School and Clinic*. Cambridge, MA: MIT Press, pp 308–327.

Chilosi AM, Cipriani P, Villani S, Pfanner L (2003) Capire giocando: uno strumento per la valutazione verbale precoce (TCVP). Technical Report, Italian National Research Council, CNR002D39-004.

Chilosi AM, Pecini C, Cipriani P, Brovedani P, Brizzolara D, Ferretti G, Pfanner L, Cioni G (2005) Atypical language lateralization and early linguistic development in children with focal brain lesions. *Dev Med Child Neurol* 47: 725–730.

Cipriani P, Chilosi AM, Bottari P, Pfanner L (1993) *L'acquisizione della morfosintassi in Italiano: fasi e processi*. Padova: Unipress.

Cipriani P, Chilosi AM, Pfanner L, Villani S, Bottari P (2002) Il ritardo del linguaggio in età precoce: profili evolutivi ed indici di rischio. In: Caselli MC, Capirci O, editors. *Indici di rischio nel primo sviluppo del linguaggio: ricerca, clinica, educazione*. Milano: Franco Angeli, pp 95–180.

Conti G, Arslan E, Camurri L, Prosser S (1984) Elettrococleografia e ABR in audiologia infantile. Comparazione dei risultati nelle determinazioni di soglia. *Acta Otorhinol Ital* 4: 655.

Coplan J (1987) *The Early Language Milestones Scale*. Austin, TX: Pro-Ed.

Cox A, Klein K, Charman T, Baird G, Baron-Cohen S, Swettenham J, Drew A, Wheelwright S (1999) Autism spectrum disorders at 20 and 42 months of age: stability of clinical and ADI-R diagnosis. *J Child Psychol Psychiatry* 40(5): 719–732.

Dalla Piccola B, Mingarelli R, Gennarelli M (1996) Aspetti genetici della sordità. *Acta Otorhinol Ital* 16: 79–90.

Dallos P (1975) Electrical correlates of mechanical events in the cochlea. *Audiology* 14: 408.

Davidovitch M, Glick L, Holtzman G, Tirosh E, Safir MP (2000) Developmental regression in autism: maternal perception. *J Aut Dev Disord* 30: 113–119.

Davis A (1976). Brainstem and other responses in electric response audiometry. *Ann Otol* 85: 3–13.

Davis A, Wood S, Healy R, Webb H, Rowe S (1995) Risk factors for hearing disorders: epidemiologic evidence of change over time in the UK. *J Am Acad Audiol* 6: 365–370.

Dehaene-Lambertz G, Dehaene S, Hertz Pannier L (2002) Functional neuroimaging of speech perception in infants. *Science* 298: 2013–2016.

Denoyelle F, Lina-Granade G, Plauchu H, Bruzzone R, Chaib H, Levi-Acobas F, Weil D, Petit C (1998) Cx 26 gene linked to a dominant deafness. *Nature* 393: 319–320.

Deykin EY, MacMahon B (1980) Pregnancy, delivery, and neonatal complications among autistic children. *Am J Disabled Child* 134: 860–864.

Dunn LM, Dunn LM (1997) *Peabody Picture Vocabulary Test – PPVT, 3rd edition*. Circle Pines, MN: American Guidance Service Inc.

Edwards S, Garman M, Hughes A, Letts C, Sinka I (1997) *Reynell Developmental Language Scales 3*. University of Reading edition. Windsor: NFER-Nelson.

Edwards S, Garman M, Hughes A, Letts C, Sinka I (1999) Assessing the comprehension and production of language in young children: an account of the Reynell Developmental Language Scales 3. *Int J Lang Commun Disord* 34: 151–171.

Eggermont JJ (1976) Electrocochleography. In: Keidel WD, Neff WD, editors. *Handbook of Sensory Physiology: Auditory System.* Berlin: Springer Verlag, pp 625–705.

Estivill X, Fortin P, Surrey S, Rabionet R, Melchionda S, D'Agruma L, Mansfield E, Rappaport E (1998) Cx-26 mutations in sporadic and inherited sensorineural deafness. *Lancet* 351: 394–398.

Feldman R, Reznick JS (1996) Maternal perception of infant intentionality at 4 and 8 months. *Infant Behav Dev* 19: 483–496.

Fenson L, Dale PS, Reznick JS, Thal D, Bates E, Hartung JP, Pethick S, Reilly JS (1993) *Mac Arthur Communicative Development Inventories: User's Guide and Technical Manual.* San Diego: Singular Publishing Group.

Finegan JA, Quarrington B (1979) Pre, peri and neonatal factors and infantile autism. *J Child Psychol Psychiatry* 20: 119–128.

Fortnum H, Davis A (1997) Epidemiology of permanent childhood hearing impairment in Trent region, 1985–1993. *Br J Audiol* 31: 409–446.

Frankenburg WK, Goldstein AD, Camp B (1971) The revised Denver Developmental Screening Test: its accuracy as a screening instrument. *J Pediatr* 79: 988.

Gardner MF (1990) *Expressive One-Word Picture Vocabulary Test – Revised (EOWPVT).* Novato, CA: Academic Therapy Publications.

Gerard K (1986) The Checklist of Communicative Competence. Available from the author (3 Perry Mansions, 113 Catford Hill, London SE6).

Gillberg C, Gillberg IC (1983) Infantile autism: a total population study of reduced optimality in the pre, peri and neonatal period. *J Autism Dev Disord.*13: 153–166.

Gillberg C, Ehlers S, Schaumann H, Jakibsson G, Dahlgren SO, Lindblom R, Bagenholm A, Tjuus T, Bloinder E (1990) Autism under age 3 years: a clinical study of 28 cases referred for autistic symptoms in infancy. *J Child Psychol Psychiatry* 31: 921–934.

Glasson EJ, Bower C, Petterson B, de Klerk N, Chaney G, Hallmayer JF (2004) Perinatal factors and the development of autism: a population study. *Arch Gen Psychiatry* 61: 618–627.

Gorga MP, Reiland JK, Beauchaine KA, Worthington DW, Jesteadt W (1987) Auditory brainstem response from graduates of an intensive care nursery: normal patterns of response. *J Speech Hear Res* 30: 311–318.

Griffiths R (1970) *The Abilities of Babies.* London: University of London Press.

Grimes K, Walker EF (1994) Childhood emotional expressions, educational attainment, and age at onset of illness in schizophrenia. *J Abnorm Psychol* 103: 784–790.

Hirsh-Pasek K, Michnik-Golinkoff R (1991) Language comprehension: a new look at some old themes. In: Krasnegor N, Rumbaugh D, Studdert-Kennedy M, Schiefelbusch R, editors. *Biological and Behavioural Aspects of Language Acquisition.* Hillsdale, NJ: Lawrence Erlbaum Associates, pp 301–320.

ICD-10 (1992) ICD-10 Classification of Mental and Behavioural Disorders: Conversion tables between ICD-8, ICD-9 and ICD-10. Geneva: World Health Organization.

Joint Committee on Infant Hearing (1982) Position statement. *Pediatrics* 70: 496–497.

Joint Committee on Infant Hearing (2000) High risk register. Principles and guidelines for early intervention programs: Year 2000 position statement.

Juul-Dam N, Townsend J, Courchesne E (2001) Prenatal, perinatal, and neonatal factors in autism, pervasive developmental disorder – not otherwise specified, and the general population. *Pediatrics* 107: 63.

Kanner L (1943) Autistic disturbances of affective contact. *Nerv Child* 2: 217–250.

Kelsell DP, Dunlop J, Stevens HP, Lench HJ, Liang JN, Parry G, Mueller RF, Leigh IM (1997) Cx 26 mutations in hereditary non-syndromic sensorineural deafness. *Nature* 387: 80–83.

Kiang NYS, Watanabe T, Thomas EC, Clarck LF (1965) *Discharge Patterns of Single Fibres in the Cat's Auditory Nerve.* Cambridge, MA: MIT Press.

Lelord G, Barthélémy C, Adrien JL, Lancrenons S, Sauvage D (1987) L'échelle ERC (Evaluation Résumée du Comportement). Problèmes techniques, psychopathologiques et sociologiques suscités par la publication française d'une échelle d'évaluation quantitative des symptomes autistiques chez l'enfant. In: Grémy F, Tomkiewicz S, Ferrari P, Lelord G, editors. *Autisme infantile.* Paris: INSERM, 147, pp 311–316.

Lord C (1995) Follow-up of two-year-olds referred for possible autism. *J Child Psychol Psychiatry* 36: 1365–1382.

Losche G (1990) Sensorimotor and action development in autistic children from infancy to early childhood. *J Child Psychol Psychiatry* 31: 749–761.

MacWhinney B (1991) *The CHILDES Project: Tools for Analyzing Talk.* Hillsdale, NJ: Lawrence Erlbaum Associates.

181

MacWhinney B (1997) *The CHILDES Project: Tools for Analyzing Talk* (in Italian). Pizzuto E, Bortolini U, editors. Tirrenia: Edizioni Il Cerro.

Maestro S, Casella C, Milone A, Muratori F, Palacio-Espasa F (1999) Study of the onset of autism through home-movies. *Psychopathology* 32: 292–300.

Maestro S, Muratori F, Barbieri F, Casella C, Cattaneo V, Cavallaro MC, Cesari C, Milone A, Rizzo L, Viglione V, Stern D, Palacio-Espasa F (2001) Early behavioural development in autistic children: the first 2 years of life through HM. *Psychopathology* 34: 147–152.

Maestro S, Muratori F, Cavallaro MC, Pei F, Stern D, Golse B, Palacio-Espasa F (2002) Attentional skills during the first 6 months of age in autism spectrum disorders. *J Am Acad Child Adolesc Psychiatry* 41: 1239–1245.

Maestro S, Muratori F, Cesari A, Cavallaro MC, Paziente A, Pecini C, Grassi C, Manfredi A, Sommario C (2005) Course of autism signs in the first year of life. *Psychopathology* 38: 26–31.

Massie HN (1977) Patterns of mother–infant interaction in home-movies of psychotic and normal infants. *Am J Psychiatry* 135: 1371–1374.

Mehl A, Thomson V (1998) Newborn hearing screening: the great omission. *Pediatrics* 101: E4–.

Menyuk P (1988) *Language Development: Knowledge and Use*. New York: HarperCollins.

Menyuk P, Liebergott JW, Schulz MC (1995) *Early Language Development in Full-term and Premature Infants*. Hillsdale, NJ: Lawrence Erlbaum Associates.

Miller JF (1981) *Assessing Language Production in Children*. Austin, TX: Pro-Ed.

Miller JF, Chapman RS, Branston M, Reichle I (1980) Comprehension development in sensorimotor stages 5 and 6. *J Speech Hear Res* 23: 284–311.

Mills DL, Coffey-Corina SA, Neville HJ (1997) Language comprehension and cerebral specialization from 13 to 20 months. *Dev Neuropsychol* 13: 397–445.

Molfese D (1990) Auditory evoked responses recorded from 16-month-old human infants to words they did not know. *Brain Lang* 38: 345–363.

Moore EJ (1983) *Bases of Auditory Brain-stem Auditory Evoked Responses*. New York: Grune and Stratton.

Osterling J, Dawson G (1994) Early recognition of children with autism: a study of first birthday home videotapes. *J Autism Dev Disord* 24: 247–257.

Osterling J, Dawson G (1999) Early identification of one-year-old with autism versus mental retardation. Poster presented at the 1999 meeting of the Society of Research in Child Development, Albuquerque, NM.

Osterling J, Dawson G (2000) Brief report: Recognition of autism spectrum disorder before one year of age: a retrospective study based on home-videotapes. *J Autism Dev Disord* 30: 157–162.

Osterling JA, Dawson G, Munson JA (2002) Early recognition of 1-year-old infants with autism spectrum disorder versus mental retardation. *Dev Psychopathol* 14: 239–251.

Pabla HS, McCormick B, Gibbin KP (1991) Retrospective study of the prevalence of bilateral sensorineural deafness in childhood. *Int J Pediatr Otorhinolaryngol* 22: 161–165.

Parving A, Stephens D (1997) Profound hearing impairment in childhood: causative factors in two European countries. *Acta Otolaryngol* 117: 158–160.

Paul R, Jennings P (1992) Phonological behaviour in toddlers with slow expressive language development. *J Speech Hear Res* 35: 99–107.

Rescorla L (1989) The Language Development Survey: a screening tool for delayed language in toddlers. *J Speech Hear Disord* 54: 587–599.

Reznick JS, Schwartz BB (2001) When is an assessment an intervention? Parent perception of infant intentionality and language. *J Am Acad Child Adolesc Psychiatry* 40: 11–18.

Roizen NJ (1999) Etiology of hearing loss in children. Nongenetic causes. *Paediatr Clin North Am* 46: 49–64.

Rutter M (1972) Clinical assessment of language disorders in the young child. In: Rutter M, Martin JAM. *The Child with Delayed Speech*. London: William Heinemann Medical Books Ltd, pp 33–47.

Rutter M (1987) Assessment of language disorders. In: Jule W, Rutter M, editors. *Language Development and Disorders*. London: Mac Keith Press, pp 295–311.

Slobin DI (1985) Introduction: why study language crosslinguistically? In: Slobin DI, editor. *The Crosslinguistic Study of Language Acquisition. Vol 1. The Data Mahwah*. Hillsdale, NJ: Lawrence Erlbaum Associates, pp 3–24.

Stach B (1998) Central auditory disorders. In: Lalwani A, Grundfast K, editors. *Pediatric Otology and Neurotology*. Philadelphia: Lippincott-Raven, pp 378–396.

Teitelbaum P, Teitelbaum O, Nye J, Fryman J, Maurer RG (1998) Movement analysis in infancy may be useful for early diagnosis in autism. *Proc Natl Acad Sci USA* 95: 1392–1397.

Tomblin JB, Records NL, Zhang X (1996) A system for diagnosis of Specific Language Impairment in kindergarten children. *J Speech Hear Res* 39: 1284–1294.

Vartainien E, Kemppinen P, Karjalainen S (1997) Prevalence of bilateral sensorineural hearing impairment in a Finnish childhood population. *Int J Pediatr Otorhinolaryngol* 41: 175–185.

Vihman MM, Macken MA, Miller R, Simmons H, Miller J (1985) From babbling to speech: a reassessment of the continuity issue. *Language* 61: 395–443.

Werner E, Dawson G, Munson J, Osterling J, (2005) Variation in early developmental course in autism and its relation with behavioral outcome at 3–4 years of age. *J Autism Dev Disord* 35: 337–350.

Whitehurst GJ, Fischel JE (1994) Practitioner review: Early developmental language delay: what, if anything, should the clinician do about it? *J Child Psychol Psychiatry* 35: 613–648.

Yule W (1987) Psychological assessment. In: Jule W, Rutter M, editors. *Language Development and Disorders.* London: Mac Keith Press, pp 317–320.

Zwaigenbaum L, Bryson S, Rogers T, Roberts W, Brian J, Szatmari P (2005) Behavioral manifestations of autism in the first year of life. *Int J Dev Neurosci* 23(2–3): 143–152.

第十一章 视觉与视觉注意的发育

Anthony Norcia · Francesca Pei

引言

婴儿的视觉系统在出生时还很不成熟，出生后还需要经历一个相当长的发育阶段。随着视网膜和视觉皮质的发育成熟，婴儿的认知也发育成熟，有时很难将两者发育区分开。本章将简要综述婴儿期视觉及视觉注意的主要发展趋势，并研究它们之间可能存在的相互影响。最近已有几篇综述对这两个领域分别进行了讨论（Atkinson 2000，Colombo 2001，Hopkins and Johnson 2003，Norcia and Manny 2003，Richards 2003b）。

在所有关于视觉发育的讨论中，方法学都处于中心地位。由于婴儿无法接受指令，也无法直接表述他们的感知体验，因此该领域的研究人员必须依靠行为测试方法或者利用眼动、心理生理学和电生理学技术。在这篇综述中，我们专注于初期和中期视觉处理机制的电生理研究以及视觉注意低级形式的发育，例如觉醒和定位。在进一步讨论更高水平的视觉处理时，我们发现视觉和注意力之间的区别在某种程度上是模糊的。本章中视觉处理层级结构列于图 11.1。

视觉处理的层次结构

我们将视觉处理分为三个阶段，早期、中期和晚期，不同分期大致对应视网膜上相应的解剖距离和视觉处理的复杂程度。早期视觉机制是通过提取图像差异和时间变化，对方位及运动方向、空间范围和差异做出局部判断。更精确的定量判断首先在纹状区皮质中完成，而在运动方向和定位上的粗略估判则存在于更低的水平（Xu et al 2002）。当视觉从早期进入中期时，对于图像特征的局部测量判断（如线条的方位）被跨越空间整合到边界和表面这种更延伸的表达中。中期视觉水平的表达内容包括延伸轮廓的形状、图形 / 背景关系、物体的对称性、表面深度的信息。但还不能识别场景中的物体。

中期视觉被认为是从纹状皮质开始，然后扩展到第一层级（V2、V3、V4、MT）和第二层级纹外皮质区域，例如 V3a（参见 Allbright and Stoner 2002 综述）。物体的辨认（目标识别）不仅涉及视知觉，还有记忆和类别特征（例如，面孔和各

视觉层次

	早期	中期	晚期
属性	对比 颜色 差距 方向 速度 取向	共线性 对称 图形/背景 闭塞 纹理 深度 形状	对象类别 对象识别 视觉记忆
区域	视网膜, LGN, V1	V1-Vn	梭状面 枕侧复合体 颞叶
时间	高达 100 ms	100 ~ 200 ms	150 ms 后

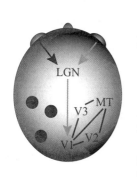

注意力调节强度

图 11.1 视觉处理层级。图左侧的部分是视觉系统的示意图。来自视网膜的信息传入外侧膝状核（lateral geniculate nucleus，LGN），然后进入纹状皮质（V1）。已证实 V1 再投射到纹外皮质 V2、V3 和 MT 区。带箭头的线表示前馈连接，没有箭头的线表示区域之间的相互连接。VEP 监测不同区域的活动，这些信号通过大脑、头骨和头皮被动传导，并通过表面电极进行测量。图右边的部分展示了视觉处理过程由早期分解至中晚期处理阶段的概念化的层次。每个阶段主要负责特定刺激属性，有解剖学定位，与刺激开始的时间有大致的时间顺序关系。阴影条表示注意力可以调节活动的程度，阴影越暗表示调节程度越大

种类型物体的辨认），并在更高级别的视觉和与"晚期视觉"有功能联系的视觉区域形成（物体的）概念（参见 Grill-Spector et al 2001）。

视觉注意对棋盘格等简单刺激的作用最早可以从纹状皮质看到，但似乎随着视觉层级的增高而变得更强（Schwartz et al 2005）。在纹状皮质外处理的更为复杂的刺激，如连贯运动（coherent motion）（Rees et al 1997），显示出注意力有强大作用。图 11.1 中阴影条表示了这种注意力调节的递增梯度。对婴儿注意力的研究特别困难，因为在视觉任务中提示对特定方面引起注意的手段很有限。因此，我们将专注于视觉注意的低级形式，这些形式是"反射性的"或者很大程度上是不自主的。

早期视觉发育

在所有层级的处理中，早期视觉得到了最多的关注。在早期视觉中，视觉对比度敏感性的发育作为空间频率（图像元素大小）函数的研究最为深入。所有技术手段均提示，对比敏感度在婴儿期都有所提升，并且在高空间频率提升最大（Norcia et al 1990，Peterzell et al 1993，1995，Hainline and Abramov 1997）。

图 11.2 绘制了由扫描 VEP 测定的几个空间频率下的对比敏感度的发育（Norcia et al 1990）。在使用 6 Hz 翻转光栅刺激下，所有年龄段在低空间频率时敏感度最高。最高空间频率则发育最为显著，超过 10 ~ 12 周后低空间频率敏感度几乎没有进一步的发育。通过测量光栅锐度（最高可分辨空间频率），也可以研究高空间频率敏感度。

图 11.3 绘制了利用空间频率扫描 VEP 进行光栅锐度发育研究的六项结果（Norcia and Tyler 1985，Norcia et al 1990，Sokol et al 1992，Allen et al 1996，Auestad et al 1997，Birch et al 1998）。在每项研究中，光栅视力随年龄函数呈线性增长，直到 8 个月左右。到了这个年龄，光栅锐度大约低于成人两倍。光栅锐度的发育可以大致用发育变化中的锥细胞密度和 V1 区感受野的大小来模拟（Jacobs and Blakemore 1988，Wilson 1993）。

分解图像特征是视觉处理关键的第一步。必要的第二步是对不同特征的相对位置和方向进行编码。使用游标偏离目标的方法对相对位置敏感度的发育进行了最广泛的研究。

游标视力是测量对视觉图形不同组件之间相对位置进行辨别的能力（Westheimer 1975）。检测时，受试者需要将完全对齐的线与偏移的线区分出来。在正常发育过程中，游标视力发育明显滞后于条栅视力，提示这两种功能有不同的视觉机制。游

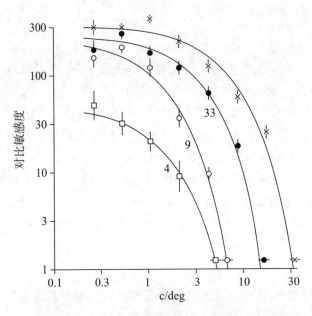

图 11.2 6 Hz 图形翻转 VEP 的对比敏感度发育情况
（资料来源：Norcia et al 1990）

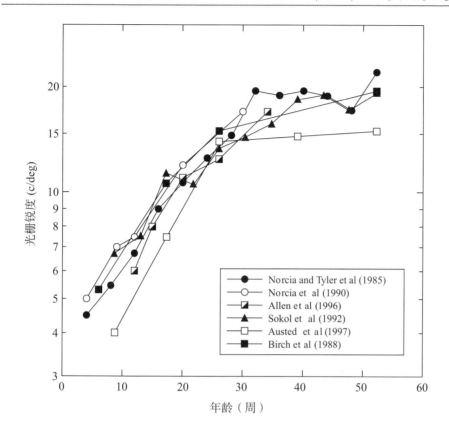

图 11.3 5 ~ 10 Hz 图形翻转刺激下以年龄为函数的光栅锐度。每项研究都采用扫描空间频率技术。不同研究中的锐度增长函数曲线相似，锐度从 1 个月的 4 ~ 6 cpd 增长到 8 个月龄左右的 15 ~ 20 cpd。数据来自 Norcia and Tyler（1985），实心圆；Norcia et al（1990），空心圆；Allen et al（1996），半实心方块；Sokol et al（1992），三角形；Auestad et al（1997），空心方块；Birch et al（1988），实心方块

资料来源：Norcia and Manny 2003

标偏移灵敏度（即游标视力）显示出比条栅视力更长久的发育过程，如图 11.4 所示，该图绘制了 VEP 游标视力和条栅视力发育至成年期的情况。VEP（Skoczenski and Norcia 2002）、行为学测量（Zanker et al 1992，Carkeet al 1997）。

游标偏移是从背景中分辨出目标的主要提示之一，对游标偏移灵敏度的研究为理解目标处理的第一阶段提供了途径。将目标从背景中分割出来是目标处理过程的开始。猕猴枕部 V1 和 V2 区中的细胞对游标错位高度敏感（Grosof et al 1993，Marcus and Van Essen 2002），并且似乎至少能够进行粗略的图像 / 背景分割。V1 中与图像 / 背景相关的活动似乎是更高层级视觉区域反馈的结果（Lamme et al 1999，Lee and Mumford 2003），提示游标偏移的察觉可能同时涉及早期和中期水平的机

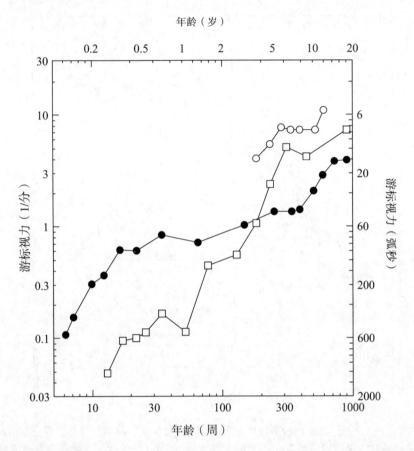

图 11.4 游标视力的发育。VEP（Skoczenski and Norcia 2002，实心圆）和行为学数据（Carkeet et al 1997，空心圆；Zanker et al 1992，空心方块）都显示发育至青春期。游标视力以分的倒数绘制

制。更高层级视觉区域的参与可能有助于游标视力相对后期的发育，因为人们认为大脑皮质的发育是从枕极开始向前发育的（Landing et al 2002）。

中期视觉发育

中期或中间水平的视觉以视觉加工为中心，通过这些视觉加工，在较大视野区域内的方向、运动、颜色、空间频率和视差的局部测量信息得到整合。在这个层级的处理中，视觉图像的知觉结构开始出现：边界和表面关系的表征出现，同时深度关系和对形状的估计都已出现。

纹理处理的发育

成人 VEP 文献中研究最多的中级视觉功能是纹理分割（Bach and Meigen 1992，

Lamme et al 1992，Bach and Meigen 1998，Caputo and Casco 1999）。纹理是空间均匀的图案，通常包含重复的结构，也常有一些随机变化（例如随机位置、方向或颜色）。通过物体体积形状或表面布局的变化，纹理被有序地变形。这些变形就为目标从背景中分割出来进行形状识别提供了强有力的线索。

对于纹理界定的形状的感知受限于提取适当图像统计信息的能力、跨范围整合这些统计信息的能力以及解析或分割其所体现的形状的能力。两项关于婴儿纹理识别行为的研究（Sireteanu and Rieth 1992，Rieth and Sireteanu 1994）发现，基于线条方向的纹理分割在 9 ~ 12 个月大时出现，在学龄前后接近成人水平。而另一项研究（Atkinson and Braddick 1992）则发现，在 14 ~ 18 周时，已经可以辨别由方向界定的形状了。

我们使用 VEP 研究了非常年幼婴儿对有序纹理和随机刺激之间差异的编码能力（Norcia et al 2005）。我们选择不研究图像/背景分割，希望能够挖掘总体敏感性的最原始水平，提取图形之间方向统计信息的差异。为此，我们使用了由 Gabor 碎片视标组成的简单纹理。Gabor 碎片是一种有正弦波灰度条栅的局限小视标（图11.5）。它们局限于一定空间（位置），有一定的空间频率（单一空间范围），并具有一定方向。通过改变 Gabor 视标的整体方向，我们使用 VEP 可以测试婴儿视觉系统对 Gabor 界定纹理不同方向的统计信息是否进行了编码。

在第一个实验中，我们交替使用由垂直方向的 Gabor 视标组成的纹理和由相同数量的随机方向视标组成的第二个纹理（见图 11.5）。将这种情况下的反应波与来自随机更新图像匹配序列的反应进行比较。图 11.6 为 2 ~ 4 月龄和 5 ~ 9 月龄婴儿的反应波形。两组婴儿在每次图像更新后都在 Oz 位置显示为阳性双峰（潜伏期 100 ~ 200 ms）。在随机/随机序列中，小年龄组的主要阴性波在接近 300 ms时。在有序/随机条件下的反应波包含一个叠加在控制条件的基础波形上的慢波成分。试验组和对照组的电位差异几乎完全由等同于完整图像序列的一个周期的正弦波构成。第一次实验的显著电位差异表明，婴儿的视觉系统可以对有序的和随机的Gabor 视标在方向统计信息上的差异进行编码。然而，由于垂直纹理呈现的时间超过了刺激时间的一半，因此，有可能对局部特定方位的适应是造成电位差异的原因。

在第二个实验中（Norcia et al 2005），我们再次测量了由许多具有相同方向Gabor 视标组成有序纹理刺激，与数量相同但方向随机的视标刺激交替出现形成的反应波。在该测试条件下，具有相同方向的 Gabor 视标图形与方向随机的图形交替呈现，但是与第一个实验不同的是，在每次发生新的图形转换时，单一方向的全部Gabor 小片的方向都发生改变。将这一试验条件下的反应波与两种 Gabor 方向独立随机图形交替呈现的对照组进行比较。试验组和对照组局部都包含一个方向变化的随机序列。

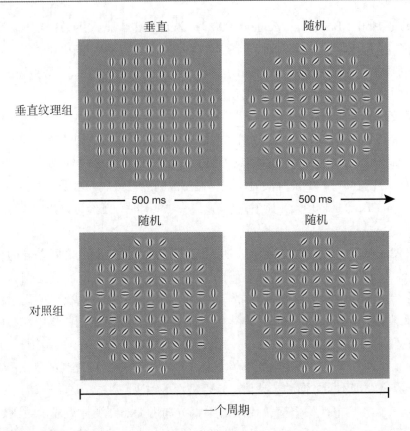

图11.5 用于诱导纹理 VEP 的刺激（Norcia et al 2005）。在测试条件第一行中，一组垂直对齐的 Gabor 视标与数量相同的随机方向的视标交替呈现。这些反应波与对照组进行比较。对照组由方向随机排列的两个视标交替呈现刺激

　　在 8.8～18.4 周龄和 25.4～30.7 周龄时，我们发现测试组和对照组波形有明显差异，但测试组和对照组的差异比第一次实验时小。因此，我们的结论是，婴儿在 8 周内就可以对不同指向的数据进行编码。这一年龄与 VEP 评估的出现对方向选择的年龄是一致的（Braddick et al 1986，Manny 1992）。

轮廓整合的发育

　　物体边缘方向变化的图形为物体的形状提供了强有力的线索。沿物体边缘的方向变化相对缓慢，因此察觉方向变化对于确定物体的形状就至关重要（Geisler et al 2001，Elder and Goldberg 2002）。这个过程通常被称为"轮廓整合"。

　　通过使用多种心理物理任务轮廓整合已经在成人中得到广泛研究（Field et al 1993，Kovacs and Julesz 1993，Kovacs et al 1999，2000，Geisler et al 2001）。轮廓整合研究中应用最广泛的方法之一是使用由 Gabor 条纹碎片人为组成轮廓（图 11.7）。

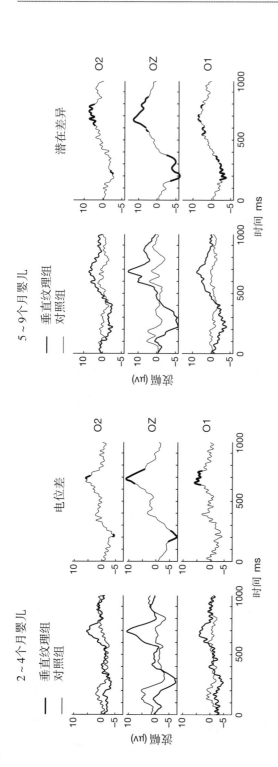

图 11.6 2～4 个月（左）和 5～9 个月（右）婴儿的纹理诱发反应（Norcia et al 2005）。来自试验组（图 11.5，上）的反应包含慢反应成分，而在对照组（图 11.5，下）中不存在慢反应成分。试验组和对照组的电位差（浅灰色曲线）表明，婴儿对不同方位信息上的差异进行了编码

191

通过添加随机方向的 Gabor 视标，可以系统地降低 Gabor 定义轮廓的可见度。一旦添加了临界背景"噪声"Gabor 视标，Gabor 限定的轮廓就无法察觉出来了（Kovacs et al 2000）。3 岁的儿童可以指出嵌入噪声中的轮廓（Pennefather et al 1999），但需要到儿童阶段的末期才能达到成人的表现水平（Kovacs et al 1999）。

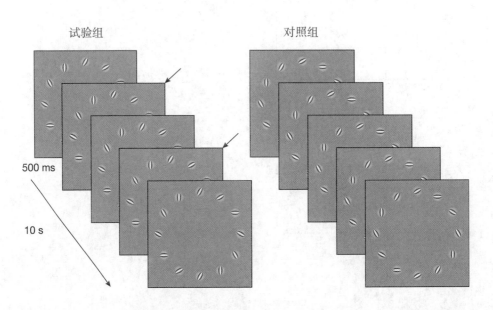

图 11.7 诱发轮廓 VEP 的刺激（Norcia et al 2005）。在试验组，Gabor 视标在交替的一个相位与想象的圆相切，在另一个相位与这个圆始终偏离 60 度。在对照组，显示器在两个镜像对称模式之间交替显示，每个模式的视标均以 30 度偏离假想圆。试验组和对照组，Gabor 视标都旋转了 60 度

我们最近在 8 ~ 56 周婴儿中，通过使用视觉诱发电位对轮廓整合的发育进行了研究（Norcia et al 2005）。Gabor 视标被组织成"圆"（所有视标都与假想圆路径相切）和"风车"形状（所有视标都与路径有固定的方向偏移），测量反应波。每个轮廓包含 12 个 Gabor 视标，屏幕上共有 11 个轮廓。在测试条件下，"圆形"与"风车"每 500 ms 交替变换一次，而在对照组，使用的是两个不同的风车。因此，无论是在圆 / 风车条件下，还是在风车 / 风车对照条件下，单个视标的局部旋转始终为 60 度。

在我们研究的婴儿组（24 ~ 56 周）中，风车 / 风车对照组的反应波在振幅和波形上与纹理对照组测量的反应波相似（对比图 11.8 和图 11.6）。与纹理试验相比，婴儿电位差异无统计学意义。然而，频谱分析表明，在风车 / 圆条件下存在一个很小但有意义的一次谐波（Norcia et al 2005）。因此，婴儿的轮廓整合反应远不如纹理整合反应发育得好。

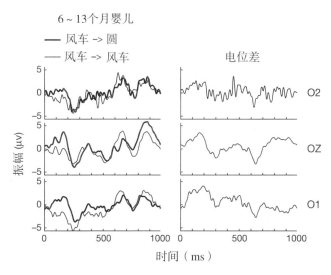

图 11.8　6 ～ 13 个月婴儿对轮廓（图 11.7，左）和对照刺激的反应（图 11.7，右；Norcia et al 2005）。试验和对照条件下的反应相似，电位差与零相差不大。光谱分析能够检测出两者之间微小但是有意义的差异

轮廓整合可能需要更明确的空间整合，例如特别是沿着方向轴的整合。成人对这种共线信息有专门的整合机制（Hou et al 2003）。在婴儿中，整合似乎不那么明确：相同方向的刺激无论是共线（端到端）或非共线（边到边；Hou et al 2003）的，都得到同样好的整合。婴儿相对较差的游标敏锐度（Zanker et al 1992，Carkeet et al 1997，Skoczenski and Norcia 1999，Skoczenski and Norcia 2002）也是共线信息特异性不成熟的标志。尽管婴儿的纹理和轮廓反应在数量上存在差异，但仍存在基本的敏感性：对我们的纹理和轮廓刺激与对照的不同反应是通过比较两个或多个碎片的相对方向所产生，因为单个碎片中没有用以区分随机还是有序的纹理，或圆形和风车形状的局部信息。

视觉注意力的发育

注意力机制是行为发育不能避开的主要参与者，因为感知和行为以及更高的认知功能都需要注意力发挥作用。注意过程依赖于多个神经认知过程，因此很难将注意力从复杂的视觉驱动行为中分离出来，尤其在无法交流的婴儿。

在本章的这一部分，我们将回顾视觉注意力的事件相关电位（ERP）和 VEP 研究。我们将主要关注注意力的低级属性，如普通的觉醒、警觉以及空间定位，因为这些很可能是出生后最先出现的注意力功能。

在出生后的最初阶段，注意力最易于被认为是由于中央视野中出现外源性事物，基本唤醒机制发生反应而被激活。在这一发育时期，由于中央凹光感受器

（Hendrickson and Yuodelis 1984）和大脑皮质发育不成熟导致的感觉不成熟，对外部视觉刺激的定位受到很大限制。尽管中央凹不成熟，但中心视野的条栅锐度仍然是最高的（Spinelli et al 1983，Allen et al 1996）。因此，定向行为的发育包含感官能力发育和注意机制发育之间复杂的相互作用。

觉醒对大脑反应的影响

觉醒状态是在注意力参与下提升行为表现的一种综合的生理活动。觉醒起源于脑干结构，它不是一个特有系统，而且影响所有的知觉模式和认知活动（见Richards 2003a）。婴儿 3 个月时，睡眠、警觉和清醒之间的区别非常明显，婴儿往往表现出有持久的警觉期（见 Mirmiran et al 2003 综述）。而警觉可以被认为是一种参与者能够接受刺激出现的状态。

在不同的觉醒状态和睡眠期间，行为状态对神经功能和反应能力的影响，在婴儿身上已经通过诱发电位波形、潜伏期和反应振幅的变化，得到了研究。Apkarian et al（1991）发现，在四个不同的睡眠 - 觉醒周期（安静睡眠、活跃睡眠、安静觉醒、活跃觉醒）中，EEG 和 VEP 对瞬时亮度刺激的反应变化显著。睡眠状态影响所有因素（振幅、潜伏期和波形）。基础 EEG 在安静睡眠时低频频段显示的脑电信号比其他三种状态的脑电信号更强。在清醒状态下，以脑电图低电压和不规则为主。闪光 VEP 反应波中常见的 P3 波受不同状态影响，仅在清醒状态下才出现。该研究还表明，当 VEP 在严格控制的条件下记录时，参与者之间和本身的多样性显著降低（见 Shepherd et al 1999 和 Roy et al 2004 获得更多结果和综述）。当使用临界闪烁频率来测量时，发现觉醒的程度强烈影响视觉表现，例如，最高闪烁频率能够引出时间锁反应（Apkarian 1993）。

空间定位的发育

将注意力转移到不同视野往往伴随着注视性扫视。在中心注视时，注意力也可以转移到不同的空间位置。这些注意力转移被称为"隐秘注意力"转移。隐秘注意力最初被发现，是因为扫视反射时间被发现对周边视野中之前注意过的位置反应更快（Posner 1980）。

婴儿也表现出空间线索对扫视反应时间的影响（Hood 1993，1995，Johnson and Tucker 1996）。普遍推测，由于对已经注意过的周围目标的反应增强，从而使反应加速。即，对一个位置的关注增加了对该位置所呈现刺激的反应性（见 Reynolds and Chelazzi 2004）。最近的一项事件相关电位（event-related potential，ERP）研究（Richards 2000）表明，由先前被提示的周边位置的光栅图案诱发的 ERP P1 成分比处于对侧半视野刺激诱发的电位大。在 20 周和 26 周时观察到的反应模式类似于成人，但在 14 周时则并非如此。

非空间定位的发育

研究婴儿视觉注意力最常用的电生理学方法是比较婴儿对新鲜和熟悉刺激的反应。在这种类型的第一个婴儿研究中，在婴儿面前呈现出一系列的两张脸图案，一张频繁出现，另一张较少出现（Courchesne et al 1981）。这两个面孔的大小和一些低等的视觉特征是匹配的；一个是男性，另一个是女性。不常出现的刺激，被称为"新颖刺激"或"怪胎"，与更频繁出现的刺激，所谓"标准版"，随机出现。这一任务在中枢和前额导联（称为 Nc 成分）上能够引出一个长潜伏期负向成分，对于新颖刺激，该负向成分更大。最初猜测 Nc 成分反映了婴儿对新奇或差异刺激的选择性注意（Courchesne et al 1981）。在这项任务中，要成功表现需要婴儿对这两个刺激进行编码，并保持视觉记忆，可以将新颖刺激与熟悉的刺激进行比较。而对于这项任务中哪个方面更重要，一直存在相当大的争议（见 Ackles and Cook 1998，Nelson and Webb 2003，Richards 2003a）。

最近，约翰·理查兹（John Richard）已经把 Nc 成分和注意力直接联系起来。在他的研究中（Richards 2003a），通过同时和独立测量心率区分注意力集中和不集中状态的模式，全程测量 Nc 成分。利用心率数据将诱发反应分为定位期（心率减速之前一段时间）、持续注意期（搏动间隔时间长于刺激前基线时间）和非注意期（在减速后心率恢复到基线的一段时间；见 Richards 2003b 心率测量和注意力）。Nc 成分在注意期间比在非注意期间更大，Richards 认为它可能因此反映了一般的定位反射。

婴儿视觉电生理的未来方向

虽然我们对图像对比度的基本敏感性已经有了相当多的了解，但我们才刚刚开始了解负责将低级特征感知结构变成面部等物像机制的神经发育（见 de Haan et al 2003，Halit et al 2003，2004 儿童面部相关 ERP 综述）。要提升视觉层级时，很显然婴儿注意力状态的控制将变得愈加重要，以免将缺乏注意与视觉敏感度缺乏相混淆。即使是低级别的反应，例如图形翻转 VEP（Di Russo et al 2001，Di Russo and Spinelli 2002，Chen et al 2003）或运动 VEP（Valdes-Sosa et al 1998，Torriente et al 1999，Pei et al 2002）也会受到注意力调控的影响。确定婴儿的视敏度和对比敏感度在多大程度上依赖于视觉注意状态将是相当有趣的话题。

注意力控制可能对理解中期反应的发育至关重要，因为似乎只有对中等复杂运动刺激的反应才会受到注意力的强烈调控（Rees et al 1997），就像高级视觉区域对简单刺激的反应一样（Schwartz et al 2005）。将中期视觉任务与注意力的有力控制结合起来，可以将两个曾经在很大程度上保持独立的分支结合在一起——婴儿视觉发育和婴儿认知发育。希望这一综述能够激励这两个领域的工作人员开始新的努力。

(译者：李晓清　李瑞英)

参考文献

Ackles PK, Cook KG (1998) Stimulus probability and event-related potentials of the brain in 6-month-old human infants: a parametric study. *Int J Psychophysiol* 29(2): 115–143.

Albright TD, Stoner GR (2002) Contextual influences on visual processing. *Annu Rev Neurosci* 25: 339–379.

Allen D, Tyler CW, Norcia AM (1996) Development of grating acuity and contrast sensitivity in the central and peripheral visual field of the human infant. *Vision Res* 36(13): 1945–1953.

Apkarian P (1993) Temporal frequency responsivity shows multiple maturational phases: state-dependent visual evoked potential luminance flicker fusion from birth to 9 months. *Vis Neurosci* 10(6): 1007–1018.

Apkarian P, Mirmiran M, Tijssen R (1991) Effects of behavioural state on visual processing in neonates. *Neuropediatrics* 22(2): 85–91.

Atkinson J (2000) *The Developing Visual Brain*. Oxford: Oxford University Press.

Atkinson J, Braddick O (1992) Visual segmentation of oriented textures by infants. *Behav Brain Res* 49(1): 123–131.

Auestad N, Montalto MB, Hall RT, Fitzgerald KM, Wheeler RE, Connor WE, Neuringer M, Connor SL, Taylor JA, Hartmann EE (1997) Visual acuity, erythrocyte fatty acid composition, and growth in term infants fed formulas with long chain polyunsaturated fatty acids for one year. Ross Pediatric Lipid Study. *Pediatr Res* 41(1): 1–10.

Bach M, Meigen T (1992) Electrophysiological correlates of texture segregation in the human visual evoked potential. *Vision Res* 32(3): 417–424.

Bach M, Meigen T (1998) Electrophysiological correlates of human texture segregation, an overview. *Doc Ophthalmol* 95(3–4): 335–347.

Birch EE, Hoffman DR, Uauy R, Birch DG, Prestidge C (1998) Visual acuity and the essentiality of docosahexaenoic acid and arachidonic acid in the diet of term infants. *Pediatr Res* 44(2): 201–209.

Braddick OJ, Wattam-Bell J, Atkinson J (1986) Orientation-specific cortical responses develop in early infancy. *Nature* 320(6063): 617–619.

Caputo G, Casco C (1999) A visual evoked potential correlate of global figure-ground segmentation. *Vision Res* 39(9): 1597–1610.

Carkeet A, Levi DM, Manny RE (1997) Development of Vernier acuity in childhood. *Optom Vis Sci* 74(9): 741–750.

Chen Y, Seth AK, Gally JA, Edelman GM (2003) The power of human brain magnetoencephalographic signals can be modulated up or down by changes in an attentive visual task. *Proc Natl Acad Sci USA* 100(6): 3501–3506.

Colombo J (2001) The development of visual attention in infancy. *Annu Rev Psychol* 52: 337–367.

Courchesne E, Ganz L, Norcia AM (1981) Event-related brain potentials to human faces in infants. *Child Dev* 52(3): 804–811.

de Haan M, Johnson MH, Halit H (2003) Development of face-sensitive event-related potentials during infancy: a review. *Int J Psychophysiol* 51(1): 45–58.

Di Russo F, Spinelli D (2002) Effects of sustained, voluntary attention on amplitude and latency of steady-state visual evoked potential: a costs and benefits analysis. *Clin Neurophysiol* 113(11): 1771–1777.

Di Russo F, Spinelli D, Morrone MC (2001) Automatic gain control contrast mechanisms are modulated by attention in humans: evidence from visual evoked potentials. *Vision Res* 41(19): 2435–2447.

Elder JH, Goldberg RM (2002) Ecological statistics of Gestalt laws for the perceptual organization of contours. *J Vis* 2(4): 324–353.

Field DJ, Hayes A, Hess RF (1993) Contour integration by the human visual system: evidence for a local 'association field'. *Vision Res* 33(2): 173–193.

Geisler WS, Perry JS, Super BJ, Gallogly DP (2001) Edge co-occurrence in natural images predicts contour grouping performance. *Vision Res* 41(6): 711–724.

Grill-Spector K, Kourtzi Z, Kanwisher N (2001) The lateral occipital complex and its role in object recognition. *Vision Res* 41(10–11): 1409–1422.

Grosof DH, Shapley RM, Hawken MJ (1993) Macaque V1 neurons can signal 'illusory' contours. *Nature* 365(6446): 550–552.

Hainline L, Abramov I (1997) Eye movement-based measures of development of spatial contrast sensitivity in infants. *Optom Vis Sci* 74(10): 790–799.

Halit H, de Haan M, Johnson MH (2003) Cortical specialisation for face processing: face-sensitive event-related potential components in 3- and 12-month-old infants. *Neuroimage* 19(3): 1180–1193.

Halit H, Csibra G, Volein A, Johnson MH (2004) Face-sensitive cortical processing in early infancy. *J Child Psychol Psychiatry* 45(7): 1228–1234.

Hendrickson AE, Yuodelis C (1984) The morphological development of the human fovea. *Ophthalmology* 91(6): 603–612.

Hood BM (1993) Inhibition of return produced by covert shifts of visual attention in 6-month-old infants. *Infant Behav Dev* 16: 245–254.

Hood BM (1995) Shifts of visual attention in the human infant: a neuroscientific approach. *Adv Infancy Res* 10: 163–216.

Hopkins B, Johnson SP (2003) *Neurobiology of Infant Vision*. Westport, CT: Praeger Publishers.

Hou C, Pettet MW, Sampath V, Candy TR, Norcia AM (2003) Development of the spatial organization and dynamics of lateral interactions in the human visual system. *J Neurosci* 23(25): 8630–8640.

Jacobs DS, Blakemore C (1988) Factors limiting the postnatal development of visual acuity in the monkey. *Vision Res* 28(8): 947–958.

Johnson MH, Tucker LA (1996) The development and temporal dynamics of spatial orienting in infants. *J Exp Child Psychol* 63(1): 171–188.

Kovacs I, Julesz B (1993) A closed curve is much more than an incomplete one: effect of closure in figure-ground segmentation. *Proc Natl Acad Sci USA* 90(16): 7495–7497.

Kovacs I, Kozma P, Feher A, Benedek G (1999) Late maturation of visual spatial integration in humans. *Proc Natl Acad Sci USA* 96(21): 12204–12209.

Kovacs I, Polat U, Pennefather PM, Chandna A, Norcia AM (2000) A new test of contour integration deficits in patients with a history of disrupted binocular experience during visual development. *Vision Res* 40(13): 1775–1783.

Lamme VA, Van Dijk BW, Spekreijse H (1992) Texture segregation is processed by primary visual cortex in man and monkey. Evidence from VEP experiments. *Vision Res* 32(5): 797–807.

Lamme VA, Rodriguez-Rodriguez V, Spekreijse H (1999) Separate processing dynamics for texture elements, boundaries and surfaces in primary visual cortex of the macaque monkey. *Cereb Cortex* 9(4): 406–413.

Landing BH, Shankle WR, Hara J, Brannock J, Fallon JH (2002) The development of structure and function in the postnatal human cerebral cortex from birth to 72 months: changes in thickness of layers II and III co-relate to the onset of new age-specific behaviors. *Pediatr Pathol Mol Med* 21(3): 321–342.

Lee TS, Mumford D (2003) Hierarchical Bayesian inference in the visual cortex. *J Opt Soc Am A Opt Image Sci Vis* 20(7): 1434–1448.

Manny RE (1992) Orientation selectivity of 3-month-old infants. *Vision Res* 32(10): 1817–1828.

Marcus DS, Van Essen DC (2002) Scene segmentation and attention in primate cortical areas V1 and V2. *J Neurophysiol* 88(5): 2648–2658.

Mirmiran M, Maas YG, Ariagno RL (2003) Development of fetal and neonatal sleep and circadian rhythms. *Sleep Med Rev* 7(4): 321–334.

Nelson CA, Webb S (2003) A cognitive neuroscience perspective on early memory development. In: de Haan M, Johnson MH, editors. *The Cognitive Neuroscience of Development*. Hove, UK: Psychology Press.

Norcia AM, Manny RE (2003) Development of vision in infants. In: Kaufman PL, Alm A, editors. *Adler's Physiology of the Eye*. St Louis, MO: Mosby, pp 531–551.

Norcia AM, Tyler CW (1985) Spatial frequency sweep VEP: visual acuity during the first year of life. *Vision Res* 25(10): 1399–1408.

Norcia AM, Tyler CW, Hamer RD (1990) Development of contrast sensitivity in the human infant. *Vision Res* 30(10): 1475–1486.

Norcia AM, Pei F, Bonneh Y, Hou C, Sampath V, Pettet MW (2005) Development of sensitivity to texture and contour information in the human infant. *J Cogn Neurosci* 17(4): 569–579.

Pei F, Pettet MW, Norcia AM (2002) Neural correlates of object-based attention. *J Vis* 2(9): 588–596.

Pennefather PM, Chandna A, Kovacs I, Polat U, Norcia AM (1999) Contour detection threshold: repeatability and learning with 'contour cards'. *Spat Vis* 12(3): 257–266.

Peterzell DH, Werner JS, Kaplan PS (1993) Individual differences in contrast sensitivity functions: the first four months of life in humans. *Vision Res* 33(3): 381–396.

Peterzell DH, Werner JS, Kaplan PS (1995) Individual differences in contrast sensitivity functions: longitudinal study of 4-, 6- and 8-month-old human infants. *Vision Res* 35(7): 961–979.

Posner MI (1980) Orienting of attention. *Q J Exp Psychol* 32(1): 3–25.

Rees G, Frith CD, Lavie N (1997) Modulating irrelevant motion perception by varying attentional load in an unrelated task. *Science* 278(5343): 1616–1619.

Reynolds JH, Chelazzi L (2004) Attentional modulation of visual processing. *Annu Rev Neurosci* 27: 611–647.

Richards JE (2000) Localizing the development of covert attention in infants with scalp event-related potentials. *Dev Psychol* 36(1): 91–108.

Richards JE (2003a) Attention affects the recognition of briefly presented visual stimuli in infants: an ERP study. *Dev Sci* 6(3): 312–328.

Richards JE (2003b) The development of visual attention and the brain. In: de Haan M, Johnson MH, editors. *The Cognitive Neuroscience of Development*. Hove, UK: Psychology Press, pp 321–338.

Rieth C, Sireteanu R (1994) Texture segmentation and 'pop-out' in infants and children: the effect of test field size. *Spat Vis* 8(2): 173–191.

Roy MS, Gosselin J, Hanna N, Orquin J, Chemtob S (2004) Influence of the state of alertness on the pattern visual evoked potentials (PVEP) in very young infant. *Brain Dev* 26(3): 197–202.

Schwartz S, Vuilleumier P, Hutton C, Maravita A, Dolan RJ, Driver J (2005) Attentional load and sensory competition in human vision: modulation of fMRI responses by load at fixation during task-irrelevant stimulation in the peripheral visual field. *Cereb Cortex* 15(6): 770–786.

Shepherd A, Saunders K, McCulloch D (1999) Effect of sleep state on the flash visual evoked potential. A case study. *Doc Ophthalmol* 98(3): 247–256.

Sireteanu R, Rieth C (1992) Texture segregation in infants and children. *Behav Brain Res* 49(1): 133–139.

Skoczenski AM, Norcia AM (1999) Development of VEP Vernier acuity and grating acuity in human infants. *Invest Ophthalmol Vis Sci* 40(10): 2411–2417.

Skoczenski AM, Norcia AM (2002) Late maturation of visual hyperacuity. *Psychol Sci* 13(6): 537–541.

Sokol S, Moskowitz A, McCormack G (1992) Infant VEP and preferential looking acuity measured with phase alternating gratings. *Invest Ophthalmol Vis Sci* 33(11): 3156–3161.

Spinelli D, Pirchio M, Sandini G (1983) Visual acuity in the young infant is highest in a small retinal area. *Vision Res* 23(10): 1133–1136.

Torriente I, Valdes-Sosa M, Ramirez D, Bobes MA (1999) Visual evoked potentials related to motion-onset are modulated by attention. *Vision Res* 39(24): 4122–4139.

Valdes-Sosa M, Bobes MA, Rodriguez V, Pinilla T (1998) Switching attention without shifting the spotlight object-based attentional modulation of brain potentials. *J Cogn Neurosci* 10(1): 137–151.

Westheimer G. (1975) Visual acuity and hyperacuity. *Invest Ophthalmol* 14: 570–572.

Wilson HR (1993) Theories of infant visual development. In: Simons K, editor. *Early Visual Development: Normal and Abnormal*. New York: Oxford, pp 560–572.

Xu X, Ichida J, Shostak Y, Bonds AB, Casagrande VA (2002) Are primate lateral geniculate nucleus (LGN) cells really sensitive to orientation or direction? *Vis Neurosci* 19(1): 97–108.

Zanker J, Mohn G, Weber U, Zeitler-Driess K, Fahle M (1992) The development of vernier acuity in human infants. *Vision Res* 32(8): 1557–1564

第十二章 新生儿期脑损伤儿童的视功能

Eugenio Mercuri・Andrea Guzzetta・Francesca Tinelli・Daniela Ricci・
Giovanni Cioni

引言

视功能异常是产前或围生期发生脑损伤患儿的常见表现。在一些病例中，视功能损害继发于眼部异常，如先天性白内障或早产儿视网膜病变。但是，它们更常见于中枢性的视路损伤，称为脑部视损害（cerebral visual impairment，CVI）。早期的研究大多数是有关脑瘫患儿视功能异常患病率的回顾性研究报道。在最近几年的研究已经更多的关注于脑损伤患儿视功能的发育。这应归功于新生儿脑成像技术的发展和出生早期视功能检查技术的开展。

在本书第六章中已经提及，在最近的 20 年里，新生儿脑部 MRI 及连续扫描越来越多应用于超早产新生儿或者超声检查有异常的出生窒息新生儿。新技术的应用使得医师可以获得更精确的关于损伤类型和范围，与视觉功能相关的各皮质和皮质下脑区的信息，从而更好地理解结构与功能之间的相互关系。这些研究提供的证据表明，视力的正常发育取决于复杂网络的完整性，包括视放射和初级视皮质，还有其他皮质和皮质下区域，如额叶、颞叶或基底神经节，这些区域已知与视觉注意力和视觉功能的其他方面相关联。这些发现与动物实验以及成人和儿童的功能研究结果相一致，这些研究显著提高了我们对视觉的神经生理学基础的认识。

现在已经明确，视觉过程涉及不同的大脑区域和多个越来越复杂的层级，从对图像特征的局部感知（部分为皮质下起源），到完整的物体识别和定位，都基于脑皮质及其关联区域之间复杂的相互影响（见第十一章）。因此，脑损伤常与视觉功能的一个或多个方面的损害相关，可能因受损区域的神经生理学作用不同而影响视觉处理过程的不同层级。这一景象由于损伤与发育之间的相互作用，或者说，由于早期脑损伤必然伴随的可塑性与重组的复杂机制，变得更加难以捉摸。

从生命的最初几周开始即能够测试多方面的视觉功能，这使得我们显著提高了对视功能与新生儿脑损伤之间的相关性以及新生儿脑损伤对大脑发育影响的理解。现在已经有了各种专门用于评估各方面视功能，如视力、视野和视觉注意力的测试手段，可以从出生后早期开始，甚至可以在早产婴儿中使用。从而使得我们能够追踪所有这些视功能发生和成熟的过程，并获得随年龄发育的正常数据。

在本章中，我们将阐述：(a) 简介脑损伤婴儿在视觉发育过程中各种视功能的评估；(b) 患新生儿脑损伤婴儿，在生后最初几年所观察到的视功能模式。

评估生后最初几年的视功能

小婴儿的视功能评估包括行为学评估和电生理技术。在进行这些检查之前，应先进行标准的眼科检查，以确定有无眼部异常的存在，如视网膜病变、白内障或视神经萎缩。

行为学评估技术

行为学技术基于对婴儿自发或引发行为的观察和评估。此处提供了许多方法，是专门为幼小婴儿和不合作患者评估进行设计或修改的。

*眼动行为*可以通过检查注视、追随和扫视运动来评估。扫视运动是从注视一个目标转移到另一个目标的快速眼动反应。在矫正胎龄 30 周的婴儿可以观察到对目标的短暂注视。在矫正胎龄 34 周及以上的婴儿可更好地观察到注视追随。足月新生儿通常能够以完整的弧线跟随目标，例如红球。从出生即可以在近距离引出扫视运动，但延迟较多而且不够准确。生后 3 个月能达到更熟练的状态。

在小龄早产儿中，眼球飘忽转动很常见。异常眼球运动，如自发性眼球震颤，也可以见到。斜视还是眼正位可以通过常规视轴矫正技术进行检查，例如遮盖试验。怀孕 26 周出生的婴儿已经可以观察到瞬目反射（惊吓反应）（Hacke et al 1981）。

*视力*可以通过强迫选择性观看法（forced-choice preferential looking，FCPL）进行检查。目标呈现在中线旁的某一侧，高度与婴儿的眼睛平行，它由黑色和白色条纹组成，另一侧配有均匀的灰色背景。有稳定注视偏好的最细光栅（即黑色和白色条纹的宽度）即为婴儿的视力水平，（单位为周期/度），然后与该年龄的正常值数据进行比较（Teller et al 1986）。根据经验，在出生后第一年，视敏度以每月 1 周期/度的进程发育。市售的视力检查卡是强迫性选择观看技术的简化改编版（见图12.1）。其他的视力测量可以通过视觉诱发电位获得（见下文）。

*对比敏感度*检测使用的光栅边缘不是黑白分明的，而是具有正弦波样光密度分布。对比度定义为光栅最亮点和最暗点之间的强度差除以强度的总和，它可以在 0 ~ 100% 变化。生后 2 ~ 3 个月对比敏感度被发现存在快速的增加（Banks et al 1975，Atkinson 1979）。生后 4 周对比敏感度峰值低于成人的 5 ~ 6 倍（Norcia et al 1990），到生后 33 周已达到成人水平。对比敏感度函数总体上已被证明有利于呈现单纯视敏度不足以暴露的病理性视觉丧失（例如弱视、青光眼和脱髓鞘疾病）。

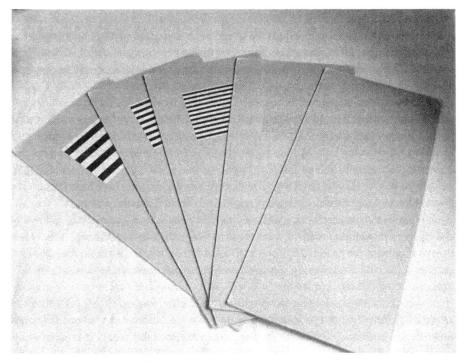

图 12.1　Teller 视力检测卡的样板，用于检查婴儿视力

*视野*可以使用动态视野检查来评估。该装置由两个相互垂直弯曲成弧形的黑色金属条组成，弧的半径为 40 cm（见图 12.2）。婴儿被安置在视野计的中心。让婴儿注视中心白球的同时，另一个相同的白球则沿着一条弧形金属条由周边向中心注视点移动。通过眼和头向外周白球转动的位置评估视野的轮廓。已获得足月儿和早产儿的正常值数据（Mohn and van Hof-van Duin 1986，van Hof-van Duin et al 1992）。生后的最初几个月，这个范围相当狭窄（大约 30°），然后逐渐变宽（6 个月大约60°，1 岁时为 80° ～ 90°）。

视动性眼震（optokinetic nystagmus，OKN）可以通过在婴儿面前放置一张大纸或使用计算机生成的随机点图案来引发。检查者观察婴儿眼球的运动，记录对来自两个方向的图形有无 OKN 反应以及其对称性。正常情况下，双眼 OKN 从出生开始就是对称的，而单眼 OKN 则表现出对颞 - 鼻侧方向的刺激反应更好，直至矫正年龄 3 ～ 6 个月（Atkinson and Braddick 1981）。

*注视转移*是一项视觉注意力的测试，评估在外侧视野中出现周边视标时发生反应的眼球扫视运动的方向和潜伏期（见图 12.3）。在周边视标出现之前，中心视标用于引发注视。在一些试验中，周边视标出现时，中心视标同时消失（非竞争），而在其他试验中，中心目标仍然可见，在两个视刺激之间形成竞争状态。正常儿童

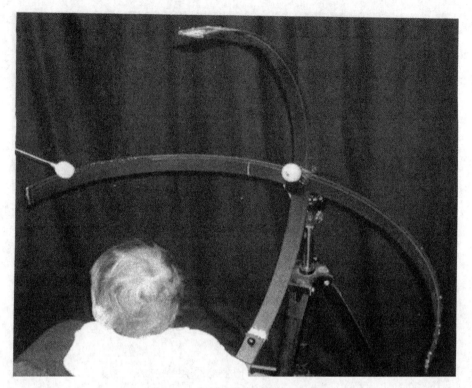

图 12.2 动态视野检查法检测视野

在生后的最初几周里，在非竞争试验中能稳定地转移他们的注意力，但是在竞争试验中，至生后 6 ～ 8 周才看到快速再注视反应，至生后 12 ～ 18 周达到稳定状态。5 月龄时再注视仍未出现或反应延迟（潜伏期超过 1.2 秒）考虑为异常情况（Atkinson et al 1992）。

最后一组行为测试与视觉处理相关，是在生后最初两年可以使用的智力测验，基于*信息处理*理论而设计。如本书第十一章所述，这些测试旨在评估儿童的信息处理效率，主要通过测试她 / 他的视觉识别记忆来实现。已经表明，即使在非常年幼的婴儿中，或存在严重运动功能障碍，不能对传统的感觉运动智力测试做出反应的那些婴儿中，也可以评估这些能力（Drotar et al 1989）。

现在已有一些仪器可以用于评估婴儿的视觉信息处理，包括在临床情况下；其中之一是 Fagan 婴儿智力测试（FTII），为 6、9 和 12 个月的婴儿标准化设置。该测试基于新颖性偏好来测量识别记忆。它由一组显示人脸的图片组成：在熟悉阶段之后，一张熟悉的面孔和一张不同性别、方向或其他特征的新面孔被同时呈现给孩子（图 12.4）。记录孩子注视每张面孔花费的时间。经过几次试验后，可以计算新颖性评分，并与标准值进行比较；通过评分我们可以辨别出婴儿处于低风险、可疑还是

非竞争　　　　　　　　　　　　　竞争

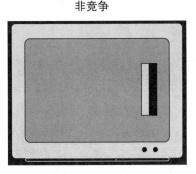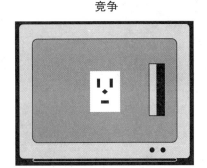

1月龄呈现（皮质下的）　　　　　　4月龄呈现（皮质介导的）

图 12.3　用于检测婴幼儿注视转移的刺激

高风险水平发育迟缓。目前已有几项研究，探讨高风险婴儿 FTII 测试结果对于后期认知水平的预测价值，结果虽有争议但值得期待（综述见 Fagan and Singer 1983，Bornstein and Sigman 1986，McCall and Carriger 1993）。总的来说，婴儿早期的新颖性偏好测试似乎为评估婴儿的智力和预测后期生活中的智慧水平提供了一种可能的手段，该测试可能比其他心理测试更具预测性。

电生理技术

不同类型的视觉诱发电位（visual evoked potential，VEPs）可用于早期视觉功能评估（另见第十一章）。

闪光 VEP 可用于追踪视觉通路正常或异常的发育（Hrbek et al 1973，Taylor et al 1987，Eken et al 1996，Tsuneishi and Casaer 1997，2000），但它对评估具有脑视觉障碍风险婴儿的贡献非常有限。

稳态 VEP 可以使用方向 - 反转和相位 - 反转刺激记录，用于评估视皮质处理过程的成熟情况（Mercuri et al 1995）。对于相位 - 反转 VEP，黑色和白色条纹的方向是固定的，但条纹对比度周期性地反转。对于方向 - 反转 VEPs，刺激在 45° 和 135° 间周期性地改变方向。婴儿出生后即可对相位 - 反转刺激作出反应。而对于方向 - 反转刺激，在生后 10 周时才能看到对慢变化（4 转 / 秒）的稳定反应，出生 12 周之后才能看到对快速变化（8 转 / 秒）的稳定反应。

VEP 还可用于*评估游标视力*，即测量区分视觉图形不同组分相对位置的能力（Westheimer 1975）。在该任务中，婴儿需要区分完全对齐的线与偏移的线。识别精细偏移的能力超过由感光细胞间隔所预测的视觉分辨率。在正常发育中，游标视力发育明显晚于条栅视力。一些研究（Shimojo and Held 1987，Skoczenski and Norcia

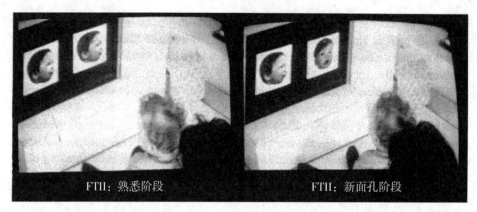

图 12.4 给脑损伤婴儿进行 Fagan 婴儿智力测验（FTII），从视频中获取

2002）表明，在具有正常视觉体验儿童的婴儿早期，游标视力表现为"低视力"（低于条栅视力），而在视力正常的成人中，则表现为"超视力"（优于条栅视力）。

扫描 VEP 是评估条栅视力的新技术。在稳态扫描 VEP 中，高对比度条栅的空间频率发生有序改变，视敏度值通过与空间频率相对应的 VEP 振幅进行推断。通过该技术测量的条栅视力在 1 个月时大约为 5 c/deg，到 8 个月时发育至 15 ～ 20 c/deg（Allen et al 1996，Auestad et al 1997，Birch et al 1998）。

视觉功能的其他方面，无论是较高还是较低的处理水平，显然在生后的最初几个月都已经存在，但我们的综述仅限于在临床环境中可通过标准化测试进行评估的那些功能。其他评估工具适用于年龄较大的儿童。

在生后的最初几年，行为学和电生理技术的联合使用使我们能够详细评估视觉功能的许多不同方面，以及从出生至发育成熟的情况（图 12.5）。此外，每一测试的精确正常值可用于纵向追踪有脑视觉损伤风险婴儿的单方面视力，并有助于更好地理解脑损伤后的脑重建机制。

脑损伤患儿的视觉障碍

新生儿重症监护技术和脑损伤神经影像学早期评估技术的显著进步，使我们能够在婴儿出生后立即详细评估脑损伤的类型和程度（见第六章）。这些新境遇也使我们有可能在早期探索视功能发育与脑损伤之间的相关性，从而显著提高我们对中枢性视觉障碍的致病机制的理解。由于先前强调的视觉系统的复杂性，大多数更常见类型的脑部疾病都很可能存在不同方面的视觉功能异常，这与疾病所累及的脑区相关。下文将分析先天性脑损伤的主要类型及相关的视觉功能障碍。

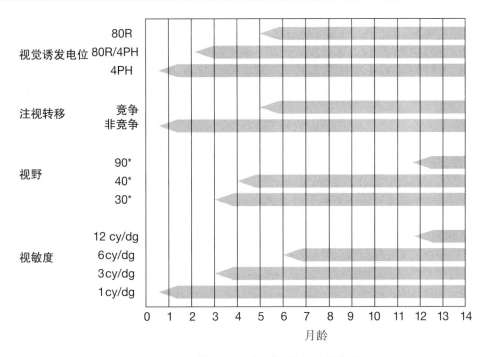

图 12.5 生后第一年几项视觉功能的成熟情况

脑室旁白质软化症

脑室旁白质软化症（periventricular leukomalacia，PVL）是脑瘫最常见的病因（Shevell et al 2003）。最近的研究报道，大约10%的极低出生体重婴儿患有脑瘫，其中近90%的病例由脑室旁白质软化症引起。PVL的病理学变化由 Banker 和Larroche（1962）首次描述，他们强调病变通常涉及视放射的神经轴突，因此患儿有视功能异常的高风险。

虽然1980年代已有一些研究报道了PVL、脑瘫和视觉损伤之间的关联（Brozynski et al 1985，de Vries and Dubowitz 1985，de Vries et al 1987），PVL患儿的视功能则是在1990年代得到了更系统的研究。数个研究将临床与影像学方法结合在一起，表明了视力异常的存在和严重程度与病变的范围和严重程度相关。

在我们于1997年发表的系列研究中，有"持久耀斑"，持续超过7天的婴儿（根据de Vries et al 1990年提出的分类标准诊断为PVL 1级），或转变成小的局部额顶部囊肿（PVL 2级）者，通常具有正常的视力（Eken et al 1995，Cioni et al 1997）。有这些损伤的婴儿有可能，但通常是偶尔的，有孤立的眼球运动的异常，通常是斜视（斜眼；50%），或视功能其他方面的异常，如视野（22%）或OKN（35%）（Eken et al 1995，Uggetti et al 1996，Cioni et al 1997）异常。相反，PVL 3级和4级的婴儿几乎总是出现严重的视觉异常，并且累及视功能多方面（Scher et al 1989，Gibson et al 1990，Eken et al 1994，Cioni et al 1997，Lanzi et al 1998）。在我们的系列研究中，只有20%的PVL 3级和4级的婴儿具有正常的视功能，其余80%则存在视功能多方面异常，包括斜视（70%）、视力（57%）、视野（62%）和OKN（45%）异常。其他研究也报道了44%～75%的婴儿存在视力异常（Eken et al 1995，Uggetti et al 1996）。

视力异常或者更概括地说视功能异常，与周围白质、视放射中的病变以及枕叶皮质受累的程度有关（Eken et al 1995，Uggetti et al 1996，Cioni et al 1997）。相应地，Eken et al（1994）报道了，在患有囊性PVL的婴儿中，视觉异常更常见于胎龄为35～37周的婴儿，而非胎龄小于32周的婴儿，这可能是病变蔓延的结果，因为更成熟的婴儿病变范围可进一步延伸至皮质下脑白质。

尽管视放射/枕叶皮质的累及与异常视觉表现之间的关联具有统计学意义，但这种关联性并不适用于所有情况，提示可能有其他因素参与决定是否出现视觉损害。我们最近回顾了13例有囊性PVL婴儿的MRI扫描，评估了他们的眼球运动、视力、视野和注视转移。与先前的研究一致，我们发现视觉异常在视放射严重异常的婴儿中更为常见，但我们也能够证明视觉损害的严重程度与累及其他皮质和皮质下区域有关，而且，更明确地说是与丘脑受累有关。

PVL婴儿视觉损害的早期诊断也很重要，因为视觉功能与这些患儿的神经发育相关。既往已有报道，视功能异常越严重越广泛的婴儿，其DQ也低（Eken et al 1995，Cioni et al 2000）。特别是，我们在系列研究中通过多变量分析显示，视觉障碍严重程度是决定这些婴儿神经发育评分的最重要变量——比运动功能障碍的严重程度或MRI显示的病变范围更重要（Cioni et al 2000）。

PVL儿童在视功能的其他几个方面，特别是较高水平的视觉处理方面，也可能会受损，尽管这些损伤在生后的最初几年常常无法被检测到。Stiers和其同事持续报道了广泛识别障碍的病例（1998，1999，2001，2002）。他们对先天性脑损伤患儿的系列研究，展示了PVL患儿在5岁左右检测时存在明显的视觉感知异常。其中的一些困难认为是与所报告患儿的眼球运动损伤有关，眼球运动损伤可能导致视觉扫视显著异常（Fedrizzi et al 1998，Jacobson et al 2002）。

近期，我们还通过行为学、电生理和功能MRI检测研究了脑损伤儿童的运动知觉（Guzzetta et al 2004）。PVL患儿存在明显的运动感知障碍，但是类似的结果也见于其他类型脑损伤儿童，提示这一功能普遍地易于受损。

脑室内出血

脑室内出血（intraventricular haemorrhages，IVH）的早产儿发生视功能异常很常见，但与脑室旁白质软化的婴儿相比，视功能异常的发生较不常见且一般不太严重。最近一项包括 171 名患有不同程度 IVH 的婴儿的大型队列研究报道了这些婴儿的视觉功能，他们存在视力和视野的缺陷。虽然患儿的视野缺损通常是短暂的，并且只持续到 1 岁，但视力的降低可以持续至 4 岁（Harvey et al 1997）。有趣的是，这项研究显示，视觉损害与出血的严重程度无关（Papile et al 1983），却更常见于随后发生脑瘫的婴儿。这些结果与既往研究结果部分一致，显示 IVH 患儿在新生儿期发生视力降低（Morante et al 1982，Dubowitz et al 1983），然而视觉损害在生后的最初几个月内则趋于恢复（Eken et al 1994）。在这最后一项研究中，还发现视觉损害程度与 IVH 程度相关。

视功能的短暂异常可能是由于脑室内出血对丘脑或下丘的影响，或者是由于视放射和后丘脑来源的生发基质的出血。另外，在更深层组织受累的情况下可能存在持续作用，正如视觉缺陷与神经运动损伤存在正相关关系所证明的那样。然而，已经注意到，并非所有实质受累的婴儿（Ⅳ级病变）均表现出视功能缺陷，因为病变更常位于中 - 前顶叶，不会影响位于后顶叶和枕叶的初级视觉通路。

新生儿脑梗死

一些研究报道了缺血性脑卒中成人和新生儿期之后获得性卒中儿童的视功能异常。在这些患者中，影响枕部纹状体皮质和视放射的病变几乎总是与对侧偏盲相关，而影响顶叶的病变通常导致异常视觉注意，并且在最严重的情况，导致对侧视觉忽视。

卒中婴儿的视觉损伤报道很少，但自从新生儿脑成像被越来越广泛地使用，这样的病例也更多地被认识。动脉梗死是足月婴儿中风最常见的原因，并且绝大多数病例是左侧大脑中动脉受累。

1996 年，我们报道了 12 例患有新生儿脑梗死的婴儿的短期视力随访（Mercuri et al 1996b）。使用了一系列专门用于评估生后最初几年视功能的测试，证明了这些患儿视力和眼球运动通常是正常的，但视功能的其他方面受到损伤。包括视野和视觉注意力。在注视转移测试中 58% 的病例表现异常。神经行为视觉测试与新生儿 MRI 的相关性，与既往在成人和出生后获得性卒中儿童研究中所报道的相关性并不相同。具体地说，尽管 50% 的患儿显示单侧视放射和（或）枕叶皮质的视觉区域受累，但只有其中一半患儿有对侧视野异常。同样的，尽管在所有 12 名患者中，梗死区域都累及顶叶，但只有 50% 的患儿在生后第一年内存在注视转移异常。

随后一个纳入了 30 名婴儿的更大的队列研究证实了上述初步结果。这些研究结果表明，影响视觉通路的早期病变在某种程度上可以通过未成熟的大脑得到代偿，但是我们还无法明确帮助区分正常视功能和异常视功能婴儿的其他标志。

当这同一批患儿在学龄期被测试时，当更成熟的视觉功能（例如立体视觉和拥挤视力）可以被研究时，视觉异常儿童的比例甚至比在新生儿期评估时更低。拥挤视力是指当视标被周围轮廓包围时，个体识别视标的能力。与中心视觉相比，偏心视觉中的拥挤效应更为明显；中心视觉中的拥挤主要是由轮廓相互作用引起的，而偏心视觉中的拥挤效应是由注意力和轮廓相互作用共同引起的。

使用 Snellen 标准线性视力表进行测试时，儿童与成人的拥挤视力结果相当。在我们的研究中，新生儿局灶性脑梗死的患儿在学龄期只有 28% 存在一些视功能异常，而这同一批患儿在生后第一年有 58% 存在视功能异常。其中一个主要区别是，一部分（12.5%）在生后第一年优先注视结果正常的儿童发展为拥挤视力异常。这种差异可能反映了学龄期测试的灵敏性，而并非视力随年龄增长而退化。

相较于单眼视力或单个视标视力，拥挤视力的测试更反映了日常生活中的视觉功能。在这个测试中，字母显示在卡片上，单独（单一字母）显示或被四个距离为半个字母宽度的其他的字母（拥挤视标）包围。比较使用单个和拥挤视标视力测试的结果，如果孩子不能识别被其他字母包围的视标，但可以很容易地看到单个视标，这意味着皮质视觉损伤而非屈光不正。

仅有一小部分在婴儿期存在视野异常的儿童在学龄期仍为异常。这些发现提示，应谨慎解释婴儿视野评估的结果，绝大多数患新生儿脑梗死的病例视力预后是正常的。

根据我们的经验（Mercuri et al 1996a），发生偏瘫的患儿出现视觉异常的风险（33%）高于预后正常的患儿。这反映了损害程度，正如事实证明的，累及大脑中动脉主干的病变，比病变局限在大脑中动脉区域皮质分支者，明显地更常发生视功能异常（75% 比 32%）。在新生儿期咨询时，当 MRI 上可以完整地观察到病变范围而患儿尚未出现偏瘫的临床症状时，这一信息非常重要。

这些研究结果提示，视力、视野和立体视觉异常在新生儿脑梗死患儿并不常见。相对较低的视觉异常患病率不能仅通过脑梗死病变的类型和范围来解释，该病变通常位于大脑中动脉的区域内，而很少甚至并不累及视放射和初级视皮质区域。在累及视放射和枕叶皮质的患儿中也有正常视功能者。边缘区损害与视觉异常关联性较低也证实了这一点，该损害常与视放射受损相关联。

与具有相似病变的成人相比，儿童皮质梗死后视功能异常发生率低可能与视觉结构存在有效的可塑机制有关，正如视放射和视皮质受损儿童也存在正常视力一样。

然而，这些儿童可能存在更细微的视觉缺陷，这些缺陷在生命早期很难被发现。使用 FTII 对患有脑梗死的婴儿进行视觉识别记忆测试，初步显示异常结果占比高（Cioni et al 1998，Guzzetta et al 2006）。研究者还注意到，患有局灶性病变的儿童在学龄期时可以被检测出视觉功能的其他细微缺陷。例如，最近在患有先天性偏瘫的儿童中发现了他们对运动刺激的异常感知，这可能是由于背侧通路的功能更易受损。背侧通路是这些患者行使行动控制功能的枕 - 顶叶视觉通路（Gunn et al 2002）。使用功能性 MRI 或纤维示踪对视觉结构重组进行分析，未来可能对我们理解早期病变后大脑的可塑性带来极大帮助。

新生儿脑病 / 缺氧缺血性脑病

新生儿脑病以异常的神经状态为特征，伴或不伴癫痫发作，1000 例足月儿中有 2 ～ 8 例会患病（Badawi et al 2005，Pierrat et al 2005）。大多数文献都是关注于因围生期缺氧缺血而患有新生儿脑病的婴儿，并使用了缺氧缺血性脑病（hypoxic-ischaemic encephalopathy，HIE）的定义。

1990 年代早期的一些研究，包括早产和足月缺氧缺血性损伤的婴儿，显示视力异常在此类损伤婴儿中很常见（de Vries and Dubowitz 1985，Groenendaal et al 1989，Cioni et al 1996）。更多近期的研究已经将视功能各方面的异常和严重程度与出生时缺氧缺血性脑病的严重程度相关联。根据 Sarnat 和 Sarnat（1976）以及足月 HIE 婴儿所做新生儿脑 MRI 发现的脑损伤模式来分级。出生时 HIE 的严重程度并不总能预测视力损害的严重程度（Mercuri et al 1997a，1997b）。虽然 Ⅰ 期 HIE（Sarnat and Sarnat 1976）的所有婴儿都具有正常的视功能，而在新生儿期存活的Ⅲ期 HIE 患儿总是有严重的视觉损伤，但Ⅱ期 HIE 的视力预后难以推测，因为正常和异常视功能表现都可以在这些婴儿中找到。

相反，视功能损害的存在和严重程度似乎与脑 MRI 上看到的病变模式有关，特别是与基底神经节和丘脑的受累有关。当基底神经节和丘脑未受累时，并非所有累及枕叶的病变都有视功能受损，提示大脑可能具有可塑性。而基底神经节和丘脑的受累更常与视觉障碍相关。更确切地说，有基底神经节严重受损的儿童从生后的前几个月视力即受到严重损害，并且随年龄的增长没有任何改善，通常仅显示出对光的反应。有中度基底神经节损伤的儿童在视功能的各个方面均表现出异常，例如视力、视野和注视转移，但是他们有较好的残存视力，可以应对日常生活。在学龄期进行测试时，即使测试更成熟的视功能（例如拥挤视力或立体视觉）时，这些患儿仍然表现出相似程度的损伤。

唯有那些有微小基底神经节损伤的患儿，在生后第一年和学龄期进行评估时显示了不同结果。一部分有微小基底神经节损伤的婴儿在生后的前几个月也可能有视功能异常，但在第一年结束时趋于恢复（Mercuri et al 1997c）。这些婴儿被描述为有"视觉成熟延迟"（delayed visual maturation，DVM），一个用于描述婴儿出生时视力低而在生后第一年末得到改善的术语（Tresidder et al 1990）。

基底神经节和丘脑在视觉成熟中所起的作用仍未完全了解，但一些研究报道了视皮质区域与基底神经节之间广泛的相互联系（Ungerleider et al 1984，Updyke

1993，Serizawa et al 1994）。一种假说是，这些连接的完整性不仅对于视觉功能的正常发育是必不可少的，而且对于发育中的大脑发生损伤时脑内进行信息交换也是必不可少的。这些连接的中断可能会妨碍功能重组的发生，从而降低其他皮质区域替代受损枕部区域功能的可能性。

结论

近几十年来，在早期脑损伤婴儿的临床处理和视觉障碍的诊断领域发生了重大改变。一方面，早期详细的神经影像可以从出生开始提供针对中枢来源视觉问题特定风险的重要信息。另一方面，可以在婴儿早期应用可靠的新方法来评估和监测存在视觉障碍风险的新生儿。这对于在认知发展中早期视觉功能的重要作用（Mercuri et al 1999，Cioni et al 2000），以及早期特定康复计划的重要治疗功能尤其重要。视觉损伤的早期识别应促进早期介入方案的实施，这已被证明对脑损伤婴儿的视功能预后具有有益影响（Sonksen et al 1991）。

（译者：李晓清　文　静）

参考文献

Allen D, Tyler CW, Norcia AM (1996) Development of grating acuity and contrast sensitivity on the central and peripheral visual field of the human infant. *Vision Res* 36: 1945–1953.

Atkinson J (1979) Development of optokinetic nystagmus in the human infant and monkey infant: an analogue to development in kittens. In: Freeman RD, editor. *Developmental Neurobiology of Vision*. New York: Plenum Pless.

Atkinson J, Braddick OJ (1981) Development of optokinetic nystagmus in infants: an indicator of cortical binocularity. In: Fisher DF, Monty RA, Sender JW, editors. *Eye Movements: Cognition and Visual Perception*. Hillsdale, NJ: Lawrence Erlbaum Associates, pp 53–64.

Atkinson J, Hood B, Wattam-Bell J, Braddick O (1992) Changes in infants' ability to switch visual attention in the first three months of life. *Perception* 21: 643–653.

Auestad N, Montalto BM, Hall RT, Fitzgerald KM, Wheeler RE, Connor E, Neuringer M, Connor SL, Taylor JA, Hartmann EE (1997) Visual acuity, erythrocyte fatty acid composition, and growth in term infants fed formulas with long chain polyunsaturated fatty acids for one year. *Pediatr Res* 41: 1–10.

Badawi N, Felix JF, Kurinczuk JJ, Dixon G, Watson L, Keogh LM, Valentine J, Stanley FJ (2005) Cerebral palsy following term newborn encephalopathy: a population-based study. *Dev Med Child Neurol* 47: 293–298.

Banker BQ, Larroche JC (1962) Periventricular leukomalacia of infancy. A form of neonatal anoxic encephalopathy. *Arch Neurol* 7: 386–410.

Banks MS, Aslin RN, Letson RD (1975) Sensitive period for the development of human binocular vision. *Science* 190: 675–677.

Birch EE, Hoffman DR, Uauy R, Birch DG, Prestidge C (1998) Visual acuity and the essentiality of docosahexaenoic acid and arachidonic acid in diet of term infants. *Pediatr Res* 44: 201–209.

Bornstein MH, Sigman MD (1986) Continuity in mental development from infancy. *Child Dev* 57, 251–274.

Braddick OJ, Wattam-Bell J, Atkinson J (1986) Orientation-specific cortical responses develop in early infancy. *Nature* 320: 617–619.

Brozynski ME, Nelson MN, Matalon TA, Genaze DR, Rosati-Skertich C, Naughton PM, Meier WA (1985) Cavitary periventricular leukomalacia: incidence and short-term outcome in infants weighing less than or equal to 1200 grams at birth. *Dev Med Child Neurol* 27: 572–577.

Cioni G, Fazzi B, Ipata AE, Canapicchi R, van Hof-van Duin J (1996) Correlation between cerebral visual impairment and magnetic resonance imaging in children with neonatal encephalopathy. *Dev Med Child Neurol* 38: 120–132.

Cioni G, Fazzi B, Coluccini M, Bartalena L, Boldrini A, van Hof-van Duin J (1997) Cerebral visual impairment in preterm infants with periventricular leukomalacia. *Pediatr Neurol* 17: 331–338.

Cioni G, Brizzolara D, Ferretti G, Bertuccelli B, Fazzi B (1998) Visual information processing in infants with focal brain lesions. *Exp Brain Res* 123, 95–101.

Cioni G, Bertuccelli B, Boldrini A, Canapicchi R, Fazzi B, Guzzetta A, Mercuri E (2000) Correlation between visual function, neurodevelopmental outcome, and magnetic resonance imaging findings in infants with periventricular leucomalacia. *Arch Dis Child Fetal Neonatal Ed* 82: F134–F140.

de Vries LS, Dubowitz LMS (1985) Cystic leukomalacia in the preterm infant: site of lesion in relation to prognosis. *Lancet* 2: 1075–1076.

de Vries LS, Connel JA, Dubowitz LMS, Oozeer RC, Dubowitz V, Pennock JM (1987) Neurological, electrophysiological and MRI abnormalities in infants with extensive cystic leukomalacia. *Neuropediatrics* 18: 61–66.

de Vries LS, Dubowitz LMS, Pennock JM, Dubowitz V (1990) *Brain Disorder in the Newborn*. London: Wolfe Medical Publications.

Drotar D, Mortimer J, Shepherd PA, Fagan JF (1989) Recognition memory as a method of assessing intelligence of an infant with quadriplegia. *Dev Med Child Neurol* 31: 391–394.

Dubowitz LMS, Mushin J, Morante A, Placzek M (1983) The maturation of visual acuity in neurologically normal and abnormal newborn infants. *Behav Brain Res* 10: 39–45.

Eken P, van Nieuwenhuizen O, van der Graaf Y, Schalij-Delfos NE, de Vries L (1994) Relation between neonatal cranial ultrasound abnormalities and cerebral visual impairment in infancy. *Dev Med Child Neurol* 36: 3–15.

Eken P, de Vries L, van der Graaf Y, Meiners LC, van Nieuwenhuizen O (1995) Haemorrhagic-ischaemic lesions of the neonatal brain: correlation between cerebral visual impairment, neurodevelopmental outcome and MRI in infancy. *Dev Med Child Neurol* 37: 41–55.

Eken P, de Vries LS, van Nieuwenhuizen O, Schalij-Delfos NE, Reits D, Spekreijse H (1996) Early predictors of cerebral visual impairment in infants with cystic leukomalacia. *Neuropediatrics* 27: 16–25.

Fagan JF, Singer LT (1983) Infant recognition memory as a measure of intelligence. In: Lisitt L, editor. *Advances in Infancy Research*, Vol 2. Norwood, NJ: Ablex, pp 31–78.

Fedrizzi E, Anderloni A, Bono R, Bova S, Farinotti M, Inverno M, Savoiardo S (1998) Eye-movement disorders and visual-perceptual impairment in diplegic children born preterm: a clinical evaluation. *Dev Med Child Neurol* 40: 682–688.

Gibson NA, Fielder AR, Trounce JQ, Levine MI (1990) Ophthalmic findings in infants of very low birthweight. *Dev Med Child Neurol* 32: 7–13.

Groenendaal F, van Hof-van Duin J, Baerts W, Fetter WP (1989) Effects of perinatal hypoxia on visual development during the first year of (corrected) age. *Early Hum Dev* 20: 267–279.

Gunn A, Cory E, Atkinson J, Braddick O, Wattam-Bell J, Guzzetta A, Cioni G (2002) Dorsal and ventral stream sensitivity in normal development and hemiplegia. *NeuroReport* 13(6): 843–847.

Guzzetta A, Morrone MC, Del Viva M, Montanaro D, Tosetti M, Tinelli F, Cioni G (2004) Perceiving the opposite direction of motion in children with congenital brain lesions. *Dev Med Child Neurol* 46: 17.

Guzzetta A, Mazzotti S, Tinelli F, Bancale A, Ferretti G, Battini R, Bartalena L, Boldrini A, Cioni G (2006) Early assessment of visual information processing and neurological outcome in preterm infants. *Neuropediatrics* 37: 278–285.

Hacke W, Schaar B, Schafer C (1981) Comparison of the blink-reflex obtained using needle electrodes and surface electrodes (author's transl). *EG EMG Z Elektroenzephalogr Elektromyogr Verwandte Geb* 12: 190–194.

Harvey EM, Dobson V, Luna B, Scher MS (1997) Grating acuity and visual-field development in children with intraventricular hemorrhage. *Dev Med Child Neurol* 39: 305–312.

Hrbek A, Karlberg P, Olsson T (1973) Development of visual and somatosensory evoked responses in pre-term newborn infants. *Electroencephalogr Clin Neurophysiol* 34: 225–232.

Jacobson L, Ygge J, Flodmark O, Ek U (2002) Visual and perceptual characteristics, ocular motility and strabismus in children with periventricular leukomalacia. *Strabismus* 10: 179–183.

Lanzi G, Fazzi E, Uggetti C (1998) Cerebral visual impairment in periventricular leukomalacia. *Neuropediatrics* 29: 145–150.

McCall RB, Carriger MS (1993) A meta-analysis of infant habituation and recognition memory performance as predictors of later IQ. *Child Dev* 64: 57–79.

Mercuri E, von Siebenthal K, Tutuncuoglu S, Guzzetta F, Casaer P (1995) The effect of behavioural states on visual evoked responses in preterm and full-term newborns. *Neuropediatrics* 26: 211–213.

Mercuri E, Atkinson J, Braddick O, Anker S, Nokes L, Cowan F, Rutherford M, Pennock J, Dubowitz L

(1996a) Visual function and perinatal focal cerebral infarction. *Arch Dis Child Fetal Neonatal Ed* 75: F76–F81.

Mercuri E, Spanò M, Bruccini G, Frisone MF, Trombetta JC, Blandino A, Longo M, Guzzetta F (1996b) Visual outcome in children with congenital hemiplegia: correlation with MRI findings. *Neuropediatrics* 27: 184–188.

Mercuri E, Atkinson J, Braddick O, Anker S, Cowan F, Rutherford M, Pennock J, Dubowitz L (1997a) Visual function in full-term infants with hypoxic-ischaemic encephalopathy. *Neuropediatrics* 28: 155–161.

Mercuri E, Atkinson J, Braddick O, Anker S, Cowan F, Rutherford M, Pennock J, Dubowitz L (1997b) Basal ganglia damage and impaired visual function in the newborn infant. *Arch Dis Child Fetal Neonatal Ed* 77: F111–F114.

Mercuri E, Atkinson J, Braddick O Anker S, Cowan F, Pennock J, Rutherford MA, Dubowitz LM (1997c) The aetiology of delayed visual maturation: short review and personal findings in relation to magnetic resonance imaging. *Eur J Paed Neurol* 1: 31–34.

Mercuri E, Haataja L, Guzzetta A, et al (1999) Visual function in full term infants with brain lesions: correlation with neurologic and developmental status at 2 years of age. *Arch Dis Child Fetal Neonatal Ed* 80: F99–F104.

Mohn G, van Hof-van Duin J (1986) Development of the binocular and monocular visual field during the first year of life. *Clin Vis Sci* 1: 51–64.

Morante A, Dubowitz LMS, Levene MI, Dubowitz V (1982) The development of visual function in normal and neurologically abnormal preterm and fullterm infants. *Dev Med Child Neurol* 24: 771–784.

Norcia AM, Tyler CW, Hamer RD (1990) Development of contrast sensitivity in the human infant. *Vision Res* 30: 1475–1486.

Papile LA, Munsick-Bruno G, Schaefer A (1983) Relationship of cerebral intraventricular hemorrhage and early childhood neurologic handicaps. *J Pediatr* 103: 273–277.

Pierrat V, Haouari N, Liska A, Thomas D, Subtil D, Truffert P, Groupe d'Etudes en Epidemiologie Perinatale (2005) Prevalence, causes, and outcome at 2 years of age of newborn encephalopathy: population based study. *Arch Dis Child Fetal Neonatal Ed* 90: F257–F261.

Sarnat HB, Sarnat MS (1976) Neonatal encephalopathy following neonatal distress. A clinical and electroencephalographic study. *Arch Neurol* 33: 696–705.

Scher MS, Dobson V, Carpenter NA, Guthrie RD (1989) Visual and neurological outcome of infants with periventricular leukomalacia. *Dev Med Child Neurol* 31: 353–365.

Serizawa M, Mc Haffie JG, Hoshino K, Norita M (1994) Corticostriatal and corticotectal projections from visual cortical areas 17, 18 and 18a in the pigmented rat. *Arch Histol Cytol* 57: 493–507.

Shevell MI, Majnemer A, Morin I (2003) Etiologic yield of cerebral palsy: a contemporary case series. *Pediatr Neurol* 28: 352–359.

Shimojo S, Held R (1987) Vernier acuity is less than grating acuity in 2- and 3-month-olds. *Vision Res* 27: 77–86.

Skoczenski AM, Norcia AM (2002) Late maturation of visual hyperacuity. *Psychol Sci* 13: 537–541.

Sonksen PM, Petrie A, Drew KJ (1991) Promotion of visual development of severally visual impaired babies: evaluation of a developmentally based program. *Dev Med Child Neurol* 22: 320–335.

Stiers P, De Cock P, Vandenbussche E (1998) Impaired visual perceptual performance on an object recognition task in children with cerebral visual impairment. *Neuropediatrics* 29(2): 80–88.

Stiers P, De Cock P, Vandenbussche E (1999) Separating visual perception and non-verbal intelligence in children with early brain injury. *Brain Dev* 21(6): 397–406.

Stiers P, van den Hout BM, Haers M, Vanderkelen R, de Vries LS, van Nieuwenhuizen O, Vandenbussche E (2001) The variety of visual perceptual impairments in pre-school children with perinatal brain damage. *Brain Dev* 23(5): 333–348.

Stiers P, Vanderkelen R, Vanneste G, Coene S, De Rammelaere M, Vandenbussche E (2002) Visual-perceptual impairment in a random sample of children with cerebral palsy. *Dev Med Child Neurol* 44(6): 370–382.

Taylor MJ, Keenan NK, Gallant T, Skarf B, Freedman MH, Logan WJ (1987) Subclinical VEP abnormalities in patients on chronic deferoxamine therapy: longitudinal studies. *Electroencephalogr Clin Neurophysiol* 68: 81–87.

Teller DY, McDonald MA, Preston K, Sebris SL, Dobson V (1986) Assessment of visual acuity in infants and children: the acuity card procedure. *Dev Med Child Neurol* 26: 779–789.

Tresidder J, Fielder AR, Nicholson J (1990) Delayed visual maturation: ophthalmic and neurodevelopmental aspects. *Dev Med Child Neurol* 32: 872–881.

Tsuneishi S, Casaer P (1997) Stepwise decrease in VEP latencies and the process of myelination in the human visual pathway. *Brain Dev* 19: 547–551.

Tsuneishi S, Casaer P (2000) Effects of preterm extrauterine visual experience on the development of the human visual system: a flash VEP study. *Dev Med Child Neurol* 42: 663–668.

Uggetti C, Egitto MG, Fazzi E, Bianchi PE, Bergamaschi R, Zappoli F, Sibilla L, Martelli A, Lanzi G (1996)

Cerebral visual impairment in periventricular leukomalacia: MR correlation. *Am J Neuroradiol* 17: 979–985.

Ungerleider LG, Desimone R, Galwin TW, Mishkin M (1984) Subcortical projections of area MT in the macaque. *J Comp Neurol* 223: 368–386.

Updyke BV (1993) Organisation of visual corticostriatal projections in the cat, with observations on visual projections to claustrum and amygdala. *J Comp Neurol* 327: 159–193.

van Hof-van Duin J, Heersema DJ, Groenendaal F, Baerts W, Fetter WPF (1992) Visual field and grating acuity development in low-risk preterm infants during the first 2½ years after term. *Behav Brain Res* 49: 115–122.

Westheimer G (1975) Visual acuity and hyperacuity. *Invest Ophthalmol* 14: 570–572.

第十三章　从观察到康复

Laura Zawacki · Suzann Campbell

　　姿势控制（postural control）的发育是婴儿期功能运动发育的基础，对存在不良预后的高危儿进行运动质量和姿势对线同步性的观察，是物理治疗师运动发育评估的基础。诊断运动发育迟缓的是为了量化患儿康复训练，需要尽可能地使用标准化的测试来将受试婴儿的能力与其年龄对应常模进行比较。最常用的两项测试为婴儿运动能力评估（Test of Infant Motor Performance，TIMP；Campbell 2001）和 Alberta婴儿运动量表（Albeta Infant Motor Scale，AIMS；Piper and Darrah 1994）。本章将介绍如何把 TIMP 和 AIMS 测试结果应用于以下几个方面：①建立小于 12 月龄婴儿（早产儿需矫正胎龄）运动发育迟缓的诊断标准；②识别脑瘫风险的特征性表现，与发育迟缓相鉴别；③根据测试结果制订康复计划；④评估康复计划实施后的效果。

　　在新生儿重症监护治疗病房（neonatal intensive care unit，NICU）以及后续的随访门诊中，物理治疗和作业治疗方式较多。近期，一项纳入了美国 13 个临床机构（均包括 Ⅱ 级或 Ⅲ 级 NICU）的多中心研究和它们对 NICU 的出院患儿随访方式研究发现，这些 NICU 以及随访门诊中，模式是高度不一致的。一些 NICU 中，治疗师对病房所有的患儿均进行评估和相应干预治疗；另一些 NICU 中，治疗师是否对患儿进一步评估和干预，更多地取决于可能导致运动障碍的医学诊断；也有部分 NICU 采取以症状导向的方式，如异常运动、肌张力异常、喂养困难等异常的患儿被进行评估和康复。总的来说，这些 NICU 中的治疗师在实践中并未采取任何形式的标准化测评并与同龄儿的能力比较，因此评估的结果主要取决于治疗师的经验或专业性。

　　随访的差异也普遍存在。这 13 个研究中心没有统一随访的年龄或随访计划，所采用的评估方法也不一致。一些研究中心提供的是治疗师对婴儿运动能力描述性评估的结果，该类评估结果同样会因治疗师的经验水平不同而有所不同；也有研究中心使用 Peabody 运动发育量表、Bayley 婴儿发育量表或 AIMS 做标准化测试。还有一些研究中心没有治疗师积极参与随访。

　　这篇研究提示在 NICU 和随访门诊的评估中使用标准化测试非常重要，此外，婴儿是否需要治疗应根据其表现是否落后于正常同龄儿作为参考。标准化评估的使用在一定程度上保证了不同机构之间的一致性。可用于决定是否需要干预的评估工

具包括 TIMP、AIMS、Bayley 婴儿发育量表 - 第 2 版（BSID-Ⅱ；Bayley 1993）和
Peabody 运动发育量表 - 第 2 版（PDMS-2；Folio and Fewell 2000）。这些评估工具
在第八章中有详细介绍。

物理治疗师最常使用的运动评估是 PDMS-2 和 BSID-Ⅱ，尽管最近的同行评
议对其有效性存在争议。这两种评估方法适用的年龄并未涵盖 NICU 患儿的范围，
并且对 6 月龄以下婴儿的临床实用性相当有限（Darrah et al 1998a，Provost et al
2000）。TIMP 和 AIMS 由治疗师研发并用于诊断婴儿期粗大运动发育迟缓，因此，
这些评估为物理治疗师和作业治疗师提供非常有价值的临床信息。这些方法中的测
试条目评估了姿势控制和运动质量，而不仅是粗大运动技能的获得。对于小年龄婴
儿来说，相对于传统使用的 Peabody 量表和 Bayley 量表，TIMP 和 AIMS 是更好的
评估选择。本章将回顾 TIMP 和 AIMS 的循证应用，以及基于这些测试的临床决策，
并通过案例说明。

婴儿运动能力评估（TIMP）文献综述

TIMP 是对婴儿早期运动发育所需的姿势控制和对线的一种常模参照评估方法
（Campbell 2001）。TIMP 可用于胎龄 34 周至矫正龄（adjusted age，AA）足月后 4
月龄（Campbell et al 1995）。13 个观察条目记录可发现是否存在各种自发性运动异
常，例如头保持中线位、下肢抗重力运动、踢腿、孤立的手指和脚踝运动。29 项
引出条目是在各种不同的体位下引出婴儿正常运动需要具有的能力，例如扶坐位抬
头、仰卧位转头追视红球或俯卧位抬头。**观察条目**的记分方式为未出现记"0"分
或出现记"1"分；根据条目的不同，**引出条目**记分等级为 4 到 7 级。

将 TIMP 每个条目分数相加得出一个总原始分数，然后将其与在使用手册
（Campbell 2005）中发表的年龄参照标准进行比较，通过原始分数可计算标准分数
或 Z 值、百分位数、相当年龄和迟缓百分比，报告中写出哪些具体指标取决于当
地机构对纳入康复服务条件的要求。虽然心理测量师反对使用相当年龄和迟缓百分
比，但是一些政府机构要求使用这些指标来确定是否满足康复服务条件。

根据美国 990 个不同种族婴儿的全国样本显示，正常发育中婴儿 TIMP 的分
数每两周将发生显著变化，并且可以从受孕龄（PCA）34 ~ 35 周到足月后矫正龄
16 ~ 17 周，间隔两周使用一个年龄标准（Campbell et al 2006）。事实证明 TIMP 的
这些测试条目具有生活实用性，例如婴儿被进行 TIMP 测试时的运动需求与他们的
母亲在为其穿衣、洗澡和玩耍时的运动需求相似（Murney and Campbell 1998）。同
时还证明了在婴儿矫正龄 3 月龄时 TIMP 分数低于平均值以下 0.5 个标准差（SD）
的预测效度（Campbell et al 2002，Kolobe et al 2004），对于预测 12 月龄时 AIMS 的
运动发育迟缓（Piper and Darrah 1994）的敏感性为 92%，特异性为 76%。相对较低

的特异性意味着一些在矫正龄 3 月龄时 TIMP 能力较差的婴儿有望在矫正龄 12 月龄时 AIMS 的能力恢复到高于第 5 百分位的分数。

婴儿期的 TIMP 分数与学龄期的 Bruininks-Oseretsky 运动能力测验分数相关（偏相关 = 0.36；Flegel and Kolobe 2002）。此外，TIMP 对学龄前期运动发育结局的预测，用 Peabody 运动发育量表（PDMS；Folio and Fewell 2000）低于平均值 2 个标准差（SD）验证，其敏感性为 72%，特异性为 91%，阳性预测效度为 75%（Kolobe et al 2004）。对后来被诊断为患有脑瘫的 10 例婴儿进行的纵向研究显示，有 6 例（60%）婴儿早在矫正足月后 7 天 TIMP 发现运动发育迟缓，而 8 例（80%）婴儿在矫正龄 3 月龄时表现出发育迟缓（Barbosa et al 2003）。10 名儿童中有 2 名直到矫正龄 6 月龄进行 AIMS 测试时才表现出发育迟缓。

两项临床对照试验表明，TIMP 对物理治疗效果敏感，可用于特殊护理单元的神经发育学治疗（Girolami and Campbell 1994）以及出院后的家庭干预计划（Lekskulchai and Cole 2001）。研究还显示了 TIMP 在婴儿出院时可识别发育迟缓，可通过物理治疗得到改善（Lekskulchai and Cole 2001）。

综上所述，TIMP 对评价早产儿和其他有运动障碍高危儿的运动能力每两周发生的变化很敏感，还可用于识别运动发育迟缓，并且物理治疗对运动功能发育速度的干预效果敏感。

Alberta 婴儿运动量表（AIMS）文献综述

Alberta 婴儿运动量表（AIMS）是一种粗大运动的常模参照评估方法，它由评估运动质量和运动合成组成，而不是孤立地评估获得的运动技能（Piper and Darrah 1994），适用于 0 ~ 18 月龄。在俯卧位、仰卧位、坐位和站立位下观察婴儿，测评者评估婴儿在这些体位下现有运动技能的集合成窗。由于 AIMS 是观察性的，因此降低了因孩子认生焦虑对测评结果的影响。测评者只需观察婴儿在各种体位下与母亲玩耍的情况，并记下呈现的技能。

AIMS 强调运动的质量，例如仰卧拉起时使用过度的颈部伸展和肩胛带缩进抬头的婴儿，其得分要比使用收拢下巴，手臂向前伸展，肘在肩前的婴儿低。量表共有 58 个可能的项目，以**观察到**或**未观察到**二分法评分，并且可以将原始分数与常模表进行比较，从而得出在同龄儿中的百分位数。百分位数的测试报告是一种家长容易理解的方法，就像他们习惯于听到的身高、体重和头围一样。

AIMS 的初衷是识别粗大运动延迟的婴儿，评估运动能力随时间的变化，以协助临床医师制订治疗计划和在婴儿运动发育方面指导家长（Piper and Darrah 1994）。AIMS 的常模是以来自加拿大 Alberta 省具有代表性的 2202 例婴儿为样本制作的。对于正常发育的婴儿，Bayley 婴儿发育量表（BSID；Bayley 1969）的运动量表和

Peabody 发育运动量表的粗大运动量表（PDMS；Folio and Fewell 1983）的同时效度分别为 0.99 和 0.97。当用来评估高风险和异常发育的婴儿时，AIMS 和 BSID 之间的同时效度为 0.93，与 PDMS 的同时效度为 0.95（Piper et al 1992，Piper and Darrah 1994）。与矫正 3 月龄时 TIMP 的同时效度为 0.64（Campbell and Kolobe 2000）。

当 AIMS 手册（Piper and Darrah 1994）出版时，该工具的预测能力尚未得到研究。但从那以后，有两项研究关于 AIMS 的预测能力的报告发表。测试研发人员将 AIMS 的预测能力与 MAI（Chandler et al 1980）和 PDMS 的粗大运动量表（Darrah et al 1998a）进行了比较。在该研究中，有 164 例婴儿纳入研究，分别在矫正 4 月龄和 8 月龄时进行以上三个测试，医师将这些婴儿在 18 月龄时的粗大运动分为正常、可疑或异常三个等级。

基于这项研究的结果，作者修订了临床医师使用 AIMS 的推荐临界值，在此临界值基础上产生了敏感性和特异性的最佳结合，可更好地预测预后。在 4 月龄时 AIMS 推荐的临界值是第 10 百分位数，其敏感性值为 77%，特异性为 82%。但是，在 8 个月时，推荐的临界值是第 5 百分位数，灵敏度为 86%，特异度值为 93%。作者建议在 4 月龄时使用 MAI，因其特异性更好；但 AIMS 在 8 月龄时则是很好的工具。此外，基于项目的目的和资源的可用性，作者对临界值的选择进行了详细的讨论。

另一组研究人员报道了一组可卡因接触的婴儿在 4 月龄和 7 月龄时 AIMS 的敏感性和特异性较低，并得出结论，在 7 月龄时第 2 百分位数是灵敏度和特异性最佳结合的临界值，用来预测 15 月龄时的运动能力，该研究是用 PDMS 的粗大运动量表（Fetters and Tronick 2000）进行验证。在这项研究中，尽管 AIMS 在识别正常发育的婴儿方面更准确，往往会遗漏一些的发育迟缓的婴儿。

一项研究回顾了 10 例后来被诊断为患有脑瘫（CP）婴儿的 AIMS 表现，其中有 7 例在矫正胎龄 3 月龄时仍未被 AIMS 识别，因为他们的评分高于第 20 百分位（Barbosa et al 2003）。然而，到 6 月龄时，除了一个脑瘫患儿以外，其他婴儿都被 AIMS 正确识别出发育迟缓。使用 AIMS 时应该重视对 AIMS 评分随时间推移进行个体稳定性分析，用 AIMS 反复测试的正常发育婴儿中，有 31% 的婴儿至少一次得分低于第 10 百分位（Darrah et al 1998b）。

尽管测试研发人员指出 AIMS 适用的年龄范围是 0 ~ 18 个月，但有两个作者提出了 AIMS 的天花板效应。对 AIMS 的条目进行 Rasch 分析显示适用于 3 月龄以下的婴儿以及站立位转换体位以后的条目都很少，因此 AIMS 提供了 3 ~ 9 月龄的最佳测量精度（Liao and Campbell 2004）。此外，一组在 10 月龄 AIMS 评分较差的婴儿在 15 月龄再次使用 AIMS 和 PDMS 进行了评估，并与在 10 月龄 AIMS 评分较高的一组婴儿进行比较（Bartlett 2000）。两组在 15 月龄时 AIMS 的得分均在正常范围内，但研究组（10 月龄婴儿低分组）在 PDMS 粗大运动量表的移动部分得分较低。作者得出的结论是，15 个月时仅靠 AIMS 不能对运动功能进行充分评估，因为届时大多数婴儿的能力都超越评估内容。

下面我们将介绍 TIMP 和 AIMS 测试结果应用于临床决策及制订干预计划和评估干预效果几方面的经验，包括以下几类患儿：①运动发育迟缓；②整体运动能力在平均水平范围内，但运动质量异常；③脑瘫（CP）高风险，其特征是一些条目上既有以伸展模式表现"超前"，又有抗重力活动和屈伸模式平衡性使用的缓慢或衰退。

婴儿 QA*：运动功能发育迟缓

病史

QA 是正常自然分娩（normal spontaneous vaginal delivery，NSVD）出生的，母亲患有精神分裂症，有酗酒史，无产前保健。他出生在酒店房间几个小时后被送到医院急诊室（emergency room，ER）。在到急诊室时，存在低体温、低血糖。出生体重 1519 g，通过查体估计的出生胎龄（estimated gestational age，EGA）为 33 ~ 35 周。他的新生儿病程包括双侧Ⅳ级脑室内出血（IVH）、脑积水、胃食管反流病（gastroesophageal reflux disease，GERD）以及手和脚的畸形（双侧马蹄足，近侧指间关节和远侧关节屈曲挛缩以及掌指关节过度伸展）。通过脑室 - 腹腔（VP）分流术进行脑积水治疗，随后感染导致脑膜炎。经口喂养导致反复误吸，需要通过胃造口管进行肠内喂养。由于存在多个复杂问题，QA 需要多学科专家合作随访。他在新生儿重症监护室（NICU）期间接受了物理治疗、作业治疗等，出院后被转介到寄养家庭接受早期干预（early intervention，EI）服务。

发育测试结果

在美国，提供早期干预服务的资格由每个州根据联邦指南而制定。在 Illinois 州，发育诊断必须使用已批准的，并被证明具有信度和效度的测试。使用 TIMP 和 AIMS 对 QA 进行了评估。通过 TIMP 年龄校正计算轮（www.thetimp.com）计算，QA 测试当天的矫正年龄（AA）为 14 周。他得到 TIMP 的原始分数为 62（可能的分数范围是 0 ~ 142），与同龄组相比，他的能力低于平均值以下 2 个标准差（图 13.1；Campbell 2001）。相当于 PMA 38 ~ 39 周龄孩子的水平，他的标准分或 Z 评分为 −2.3，远低于不良运动结果预测值均值以下 0.5 SD 的临界值。在这种情况下，

---

* QA 为婴儿姓名的缩写。

TIMP 使治疗师能够客观地量化 QA 缺乏自主运动和姿势控制，并记录他获得与同龄同伴相比粗大运动技能的缺乏情况。

QA 获得 AIMS 的原始分数为 8（图 13.2；AIMS 上的最高可能得分为 58，但在这个年龄段，最高得分约为 19）。按照被许多作者（包括 AIMS 的研发者）引用的传统的减法计算 AA，QA 在测试当天的矫正龄为 3 个月 4 天。AIMS 的研发者建议在 4 月龄时小于 10% 的临界值提示运动落后（Darrah et al 1998a）。QA 在 AIMS 上的原始分数为 8，与同龄儿相比，他的粗大运动能力发育处于第 10 个百分位（图 13.3），与 TIMP 测试结果相比，AIMS 并未发现他有运动落后。如果通过更精确的 TIMP 年龄校正计算轮，计算出他矫正龄为 14 周，并将他的 AIMS 原始评分 8 绘制在百分位数图上，那么他将被标记为落后。年龄轮是计算矫正年龄的更准确的方法，它的使用可能使接近临界值的儿童有资格获得康复服务。

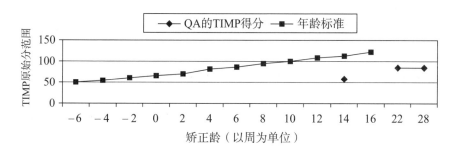

图 13.1 婴儿 QA 的 TIMP 评分与年龄之比

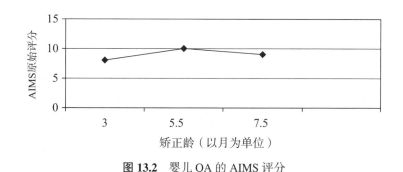

图 13.2 婴儿 QA 的 AIMS 评分

尽管 TIMP 和 AIMS 都评估了姿势控制、运动质量和运动技能的掌握，并且测试显示出一些共同点（在矫正 3 月龄时，同时性效度 0.64；Campbell and Kolobe 2000），这个案例中两者测试结果明显不同。作者认为，TIMP 应该是矫正 4 月龄以下婴儿首选的测评工具。AIMS 识别 5 ~ 6 月龄以上婴儿的运动迟缓更好，但是对

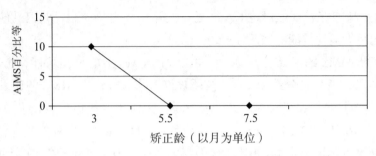

图 13.3 婴儿 QA 的 AIMS 百分比等级

于较低年龄范围的测试，条目太少难以在矫正龄 4 月龄以下婴儿获得高度精确的数据（Liao and Campbell 2004）。在 AIMS 中可用于年幼儿的少数条目中主要运动技能是颈部伸展，因此，最终呈现发育障碍的婴儿，如果早期通过过度的颈部伸展来进行头部的抗重力能力评估，他们将在 AIMS 上获得较高的评分（Barbosa et al 2005）。

这项讨论将解释 QA 为什么能够"通过"AIMS，却"未通过"TIMP。此外，QA 在 AIMS 上的表现仅由 8 个项目决定，而 TIMP 则为 42 个项目，TIMP 是生命初期的一项更敏感的测试。到 5 ~ 6 月龄时，AIMS 也可以很好地识别运动能力较差的儿童（Barbosa et al 2003）。

在矫正龄约 $5^{1/2}$ 和 $7^{1/2}$ 月龄时再次使用 AIMS 对 QA 进行了重新评估，结果显示原始分数略有提高（图 13.2）。将他的 AIMS 得分绘在同龄组百分位图表中得出有临床意义的结果。经过反复测试，QA 的分数从矫正 3 月龄的正常范围的下限直线下降至远低于平均值的水平（图 13.3）。

干预与预后

在 QA 的案例中，TIMP 被用于诊断粗大运动发育迟缓，并使其得到及时的干预。运动干预计划、家长教育和治疗计划也以 TIMP 结果为指导。在颈前肌能力、头部侧方矫正和下肢力量的 TIMP 项目上，QA 得分较差。他在颈部屈曲和伸展时表现出明显不平衡，伸展是他偏爱的运动模式。他的养母收到了 TIMP 评分表的图片版本，其中 17 项（头部控制 - 颈前肌肉）、18 项（头部控制 - 从坐位降低）和 32 项（拉起坐）被圈起来以改善颈前肌肉力量。他的家庭计划还规定了项目 28/29（翻身：从下肢诱导）和项目 40（站立），以改善头竖立和下肢负重。关于所有练习，都与他的养母进行了详细的演示及讨论。

TIMP 还用于评估 QA 运动能力随时间的变化。间隔六周后，QA 的 TIMP 得分没有提高，实际上，他的表现略有下降（图 13.1）。从研究中我们知道，年龄与 TIMP 得分之间存在线性关系，因此，随着年龄的增长，TIMP 得分也会提高，相关系数为 0.89（Campbell et al 1995）。尽管对于患有新生儿脑损伤的儿童，TIMP 评分的变化速度较慢，但他们的评分也随着时间的推移而有所提高（Campbell and Hedeker 2001）。

治疗师对 QA 的 TIMP 得分没有提高感到震惊。她建议他的养母带 QA 回到神经科门诊进一步检查病情。随着时间的推移，QA 开始失去他以前实现的运动里程碑，最终他在 1 周岁后不久就因呼吸系统疾病死亡。这个案例告诉我们，随着时间的推移缺乏进展和 TIMP 表现倒退可能是进行性神经肌肉疾病的早期预警信号。

婴儿 SG[*]：运动功能不对称

病史

SG 在孕 28 周时经剖宫产娩出，妈妈 34 岁，出生体重为 488 g，有严重的宫内发育迟缓（intrauterine growth retardation，IUGR）的证据，他的 1 分钟、5 分钟、10 分钟 Apgar 评分，分别为 6、7、7。其他新生儿病史包括呼吸窘迫综合征（respiratory distress syndrome，RDS），排除败血症，因贫血多次输血，呼吸暂停和心动过缓，早产相关的骨密度减少和经口喂养困难。他的主要医学诊断是支气管发育不良（bronchopulmonary dysplasia，BPD），并需要机械辅助通气约 10 周。他慢慢地脱离机械辅助通气接受持续气道正压通气（continuous positive airway pressure，CPAP），最终接受鼻导管吸氧。

发育测试结果

SG 在胎龄 38 周时转诊去接受物理治疗检查。由于他当时正在接受 CPAP，并且当时身体相当脆弱，因此最初的检查仅限于评估他的状态调节、姿势控制、摆位和对操作的耐受。最初，SG 表现出能达到并保持安静觉醒状态的能力不足，对操作和体位变化的耐受差，主动运动的紧张特性，以及自主神经不稳定频繁发生氧饱和降低事件。由于 SG 的自主神经不稳定，他的初始物理治疗和目标集中在对其父母进行 BPD 的教育以及对他行为信号的理解上。然而，一旦他在医学上更加稳定并且能够耐受操作和体位变化，他就是 TIMP 评估的合适人选。

在矫正至足月后 3 周，用 TIMP 评估 SG。他的原始分数为 80，与同龄同伴相比处于平均水平（图 13.4；Campbell 2001）。原始分数为 80 时，Z 分数或标准分数比平均值高 0.57 SD。TIMP 的研究文献表明，1 月龄时的测试结果对 12 月龄运动能力的阴性预测值为 91%，对学龄前运动能力的阴性预测值为 83%，因此在

---

[*] SG 为婴儿姓名的缩写。

TIMP 上得分高的婴儿极有可能具有良好的运动预后（Campbell et al 2002；Kolobe et al 2004）。像 SG 这样的高教育水平家庭，治疗师与 SG 父母共享信息，依据既往 TIMP 的研究表明，SG 粗大运动里程碑持续正常发展的可能性很高。

尽管 SG 总体得分在正常的能力范围内，但是 TIMP 项目的双侧能力上却表现出明显的不对称性。治疗师向 SG 的父母指出了不对称现象，其父母立即询问这是否可能提示脑瘫，治疗师表示正视了家长的关心，提出只有在 SG 继续发育过程中进行反复测试，才能进一步明确他是否能从不良病史中恢复到典型的运动发育，同时告诉父母，SG 在 TIMP 的**观察项目**中一些项目表现得较好，对好的预后有加分的作用，但也重申，随着时间的推移反复进行测试是最好的答案。

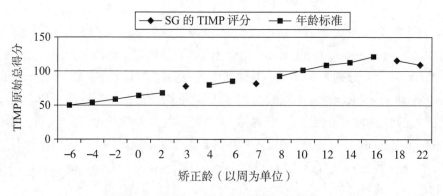

图 13.4 婴儿 SG 的 TIMP 评分与年龄之比

干预与预后

除了提供姿势控制发育的客观指标外，TIMP 还提供了其他有临床意义的信息，以帮助治疗师量化观察到的不对称和异常运动模式。治疗师发现，SG 的分数经常降低（根据测试评分说明），因为他的头不在中线位，并且在所有双侧项目上他的得分右侧都比左侧更好，在俯卧位项目上他表现出颈部过度伸展。以及自发运动的整体能力不足，而且他的耐受较差，不能耐受完整测试，经常需要暂停下来休息。

尽管 SG 在 TIMP 上的得分在平均范围内，但基于他的出生史和他在 TIMP 检查过程中观察到的不对称和异常的伸展模式，治疗师还是推荐以家庭为基础的早期干预服务以及医院内发育随访门诊的随访评估。基于 BPD 婴儿发育结局的研究，也促使治疗师转介 SG 进行干预（O' Shea et al 1996，Gregoire et al 1998）。SG 的父母在出院时接受了一份家庭训练计划（hone exercise programme，HEP），因为在一项临床对照试验中表明，该计划对出院后头四个月的早产儿的运动发育可以产生积极的影响（Lekskulchai and Cole 2001）。

TIMP 评分表的图片格式有助于对婴儿家长进行训练指导。例如，SG 需要加强他的颈前肌力量，以对抗 BPD 婴儿特有的过度伸展颈部表现（Georgieff and Bernbaum 1986）。将 TIMP 评分表上的第 17 项（头控 - 颈前肌；图 13.5a），第 18 项（头控 - 由坐位后倒放低；图 13.5b）和第 32 项（拉坐；图 13.5c）特别强调并示范给 SG 父母如何去操作。同时告诉父母在拉坐项目时，可以通过支持胸廓减少训练难度，因为 SG 太虚弱而无法从 TIMP 测试中使用手臂完成传统的拉坐。SG 父母也重复练习，以确保操作的正确性。

在 TIMP 的每个双向项目上，SG 的右侧的表现比左侧好。他的家庭训练计划也旨在解决这种不对称问题。项目 14（视觉跟踪到左侧；图 13.5d）、项目 24（仰卧颈部向左旋转；图 13.5e）、项目 29、项目 31（下肢和上肢诱导向左旋转 - 图 13.5f、图 13.5g）和项目 39（向左转向声源；图 13.5h）都提供了解决该问题的功能性方法。治疗师告知 SG 的父母让 SG 在安静觉醒时多俯卧，对 SG 的能力提高很重要（图 13.5i），因为文献研究显示，俯卧位玩耍减少会延迟婴儿运动能力的提高（Monson et al 2003）。

SG 在开始执行早期干预措施后，还另外进行了两次 TIMP 评估。矫正胎龄 7 周，他的 TIMP 原始分数为 84 分，与同龄同伴相比，仍在平均能力范围内（图 13.4）。在矫正年龄第 18 周时，他的原始分数为 118，能力依然在平均分范围内。随着时间的流逝和干预，左右两侧分数的差异逐渐减小。

该案例研究演示了 TIMP 的三种常见用途：①评估运动能力以确定是否存在落后；②制订治疗计划，包括家长教育和运动处方；③评估运动能力随时间的变化情况。尽管 SG 的总体 TIMP 评分与年龄相符，但该测试帮助治疗师识别 SG 的运动技能质量存在意义，并制订了解决这些问题的照顾计划。此外，图示分数表帮助他的家人直观理解他的不对称性运动及详尽且立即可用的家庭训练计划。鉴于专业医务人员的时间限制，这种临床实践的效率至关重要。最重要的是，TIMP 为重病婴儿焦虑的父母提供了基于证据的运动能力评估。

一旦 SG 超出了 TIMP 的年龄范围，他的治疗师便开始使用 AIMS 进行评估、制订治疗计划和父母教育。由于 AIMS 快速且易于操作和评分，并且为家长教育提供了出色的图画格式，因此每月都会用此工具对 SG 进行重新评估。他的原始分数和百分位等级以图的形式汇总在图 13.6 和图 13.7 中。

AIMS 的治疗计划非常直接。临床医师只需识别出在评估结果中被标记为"未观察到"的项目，并将干预重点放在需要实现那些所缺少的技能部分上就可以。例如，在矫正 6 月龄时，SG 在 AIMS 俯卧相关量表上被评定为"未观察到"伸展手臂支撑和由俯卧位翻身至仰卧位时无旋转倾向；在仰卧相关量表，SG"用手触脚"

加强颈部前肌和腹部的活动：

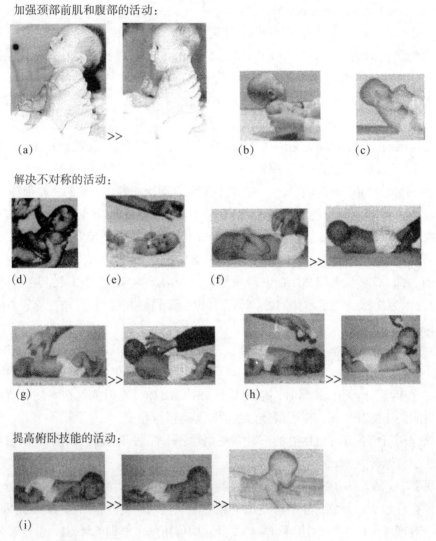

图 13.5 SG 的家庭训练方案是基于 TIMP 评估的发现。（a）= 颈部肌肉前群。（b）= 从坐位向后倾斜。（c）= 拉起（这个项目可以根据能力在双侧胸部两侧支持下完成）。（d）= 头转向左侧。（e）= 水平位头转向左侧。（f）= 辅助下肢向左侧翻身。（g）辅助上肢向左侧翻身。（h）俯卧头抬起转向左侧。（i）俯卧抬头

或"仰卧翻至俯卧"的评分未达到；在坐位相关量表中，SG "用手臂支撑坐"项目未观察到。这些未达到项目就是短期目标，干预包括通过辅助和目的性放置玩具来诱使 SG 进入或保持这些姿势，从而促进这些技能的发展。

通过 AIMS 制订家庭干预方案，针对在评分表上圈出的"未观察到"的项目教给父母帮助提高这些技能的活动。通过每月进行 AIMS 评估，父母可以清楚地看到他们的婴儿正在取得的进步，因为以前无法获得的技能得以实现，记录册上技能窗

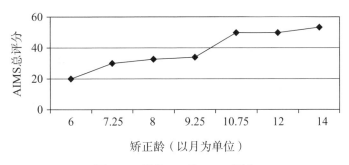

图 13.6 婴儿 SG 的 AIMS 评分

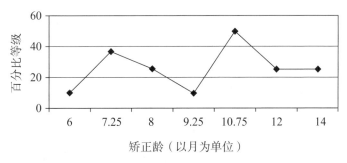

图 13.7 婴儿 SG 的 AIMS 百分比等级

右移而包含了更多高级运动技能。AIMS 的另一个特点是，项目评分格式（观察到、未观察到）较其他测试的格式（通过 / 失败）易于父母观察和理解。

预测脑瘫高风险的概况

通过研究正常发育的婴儿、运动发育迟缓婴儿和脑瘫婴儿的不同发育情况，TIMP 在预测预后和制订治疗方案方面的潜在价值近期得到了提高（Barbosa et al 2005）。

一项对 85 名不同因素导致运动功能障碍的婴儿进行每周 TIMP 测试的纵向研究中，后来被诊断为患有脑瘫的婴儿主要在以下几个方面与其他两组有所不同：第一个月，颈部伸展和头部侧向翻正的条目上表现得更好；但是在足月后约 20 天，仰卧位无法将头保持在中线位上；在矫正年龄 2 ~ 10 周表现出手臂的抗重力运动较差，侧卧位外侧髋关节外展反应较差，扶坐时头部竖直控制不佳，不能抑制颈翻正反应；在翻身至俯卧位或仰卧位拉坐时抬头能力差。最后一项特别有鉴别意义，因为患有脑瘫的婴儿在出生后的头几个月中，拉坐时几乎没有抬头能力的发育。发育迟缓的儿童与发育正常的儿童相比，表现出的差异较小，这证实了通常的观点，即这些儿童表现出的行为模式与发育正常的儿童相似，但速度较慢（Barbosa et al 2003）。

　　尽管本研究中仅有 10 例脑瘫患儿，但该研究的临床意义不容忽视。将发展为脑瘫的婴儿可能会在足月后的前几周出现超前的颈部伸展活动，但很快就会出现运动技能的延迟甚至衰退。确切地说，在 Barbosa et al 的研究中的 10 名脑瘫患儿中，有 5 名患儿在 20 天时无法保持头在中线位持续 2 s；在足月后的头四个月中，只有 8 名患儿在拉坐项目中身体从 15° 到竖直位时可以支撑头部；从仰卧位翻身至俯卧位时，7 名患儿没有抬头姿势；在仰卧位时，2 名患儿甚至未能从仰卧位髋诱导翻身到俯卧位，6 名患儿没有在空中抗重力将双腿抬起能力，因此以前获得的技能也出现了下降。

　　结合全身运动（general movement，GM）评估来确定运动质量的问题（请参阅第五章），GM 和 TIMP 的结合有利于详细地描述这些婴儿在很小的时候是如何进行功能的活动。因此，有助于临床医师更早地识别这类婴儿，而不是等到他们在婴儿晚期不能达到运动里程碑的时候。在准备好抗重力进行坐姿和其他直立活动的过程中，8 ～ 13 周这个阶段似乎尤为关键（Barbosa et al 2005）。

　　将这项研究纳入临床实践来识别那些患脑瘫风险的婴儿，并随着时间的推移对 TIMP 进行反复评估，同时要特别注意前述的重要脑瘫表现的条目。尽管 TIMP 是对运动功能技能发育的评估方法，而不是对脑瘫的诊断评估方法，但 TIMP 测试能捕获到早期预警信号，包括过度的颈部伸展和无法保持头部在中线上。未能在 TIMP 的拉坐和直立头部控制项目达到最好的能力水平，这对于临床医师来说也将成为一个预警信号。在诱导翻身过程中未出现侧位抬头应引起高度怀疑，并提醒临床医师需要密切关注患儿。

　　总而言之，TIMP 和 AIMS 都为临床医师提供了基于研究的婴儿运动能力心理测量学评估方法。两种工具在临床上都具有显著的实用性，因为单项评估可以帮助治疗师确定是否存在发育落后，就运动发育问题对父母进行家庭指导，提供现场家庭训练方案，并对未来的运动能力做出循证预测。TIMP 是矫正年龄 $4^{1/2}$ 月龄以下婴儿运动发育落后的很好评估工具，AIMS 是从 5 ～ 6 月龄直至获得独立行走阶段的首选评估工具。

　　尽管本章介绍了这些工具在患者案例研究中的临床循证应用，但仍需对干预效果进行进一步大规模临床试验以指导治疗服务。进一步研究的主题可能包括哪些类型的干预措施效果最佳、最适当的干预频率、强度和持续时间，以及是否存在最佳干预效果的关键期。TIMP 和 AIMS 都非常适合日常临床使用以及研究，以帮助解决高危新生儿的发育监测和治疗中的问题。

　　本章的重点是介绍在 NICU 和发育随访门诊工作的物理治疗师和作业治疗师对 TIMP 和 AIMS 的使用，用于诊断姿势控制和粗大运动发育的落后。然而，使用标准化评估来诊断任何发育领域的落后并基于所确定的落后来制订干预措施的概念，可以应用于早产儿发育随访中所涉及的所有专业领域。为了更好服务于该患者群体，一定水平的经验或专业知识必不可少，但标准化测试的客观性和科学性也同样至关重要。执行这些测试的测评者应充分理解每个分数的含义，并以一种易于理解的方式向父母解释分数。对高危新生儿进行成功的发育随访，需要经验丰富的临床医师，标准化的测试，以及对父母进行关于发育领域评估的指导。

致谢

　　我们感谢 QA 和 SG 的父母允许讲述他们孩子的故事。本章所述的未发表研究由美国国立卫生研究院（US National Institutes of Health）资助，R01 HD32567 和 HD38867 授予 Suzann K Campbell，PT，博士。Vanessa M Barbosa 博士，OTR / L，博士，获得巴西教育部 CAPES 研究生科研基金。

（译者：陈艳妮　湛恩梅　黄燕霞）

参考文献

Barbosa VM, Campbell SK, Sheftel D, Singh J, Beligere N (2003) Longitudinal performance of infants with cerebral palsy on the Test of Infant Motor Performance and on the Alberta Infant Motor Scale. *Phys Occup Ther Pediatr* 23(3): 7–20.

Barbosa VM, Campbell SK, Smith E, Berbaum M (2005) Comparison of Test of Infant Motor Performance (TIMP) item responses among children with cerebral palsy, children with developmental delay, and children with typical development. *Am J Occup Ther* 59: 446–456.

Bartlett DJ (2000) Comparison of 15 month motor and 18 month neurological outcomes of term infants with and without motor delays at 10 months of age. *Phys Occup Ther Pediatr* 19(3): 61–72.

Bayley N (1969) *Bayley Scales of Infant Development*. Berkeley, CA: Institute of Human Development, University of California.

Bayley N (1993) *Bayley II*. San Antonio, TX: Psychological Corporation.

Campbell SK (2001) *The Test of Infant Motor Performance. Test User's Manual Version 1.4*. Chicago: Infant Motor Performance Scales, LLC.

Campbell SK (2005) *The Test of Infant Motor Performance. Test User's Manual Version 2.0*. Chicago: Infant Motor Performance Scales, LLC.

Campbell SK, Hedeker D (2001) Validity of the Test of Infant Motor Performance for discriminating among infants with varying risk for poor motor outcome. *J Pediatr* 139: 546–551.

Campbell SK, Kolobe THA (2000) Concurrent validity of the Test of Infant Motor Performance with the Alberta Infant Motor Scale. *Pediatr Phys Ther* 12: 1–8.

Campbell SK, Kolobe THA, Osten ET, Lenke M, Girolami GL (1995) Construct validity of the Test of Infant Motor Performance. *Phys Ther* 75: 585–596.

Campbell SK, Kolobe THA, Wright BD, Linacre JM (2002) Validity of the Test of Infant Motor Performance for prediction of 6-, 9-, and 12-month scores on the Alberta Infant Motor Scale. *Dev Med Child Neurol* 44: 263–272.

Campbell SK, Levy P, Zawacki L, Liao P-J (2006) Population-based age standards for interpreting results on the Test of Infant Motor Performance. *Pediatr Phys Ther* 18: 119–125.

Chandler LS, Andrews MS, Swanson MW (1980) *Movement Assessment of Infants – A Manual*. Rolling Bay, WA: Movement Assessment of Infants.

Darrah J, Piper M, Watt MJ (1998a) Assessment of gross motor skills of at-risk infants: predictive validity of the Alberta Infant Motor Scale. *Dev Med Child Neurol* 40: 485–491.

Darrah J, Redfern L, Maguire TO, Beaulne AP, Watt J (1998b) Intra-individual stability of rate of gross motor development in full-term infants. *Early Hum Dev* 52: 169–179.

Fetters L, Tronick EZ (2000) Discriminate power of the Alberta Infant Motor Scale and the Movement Assessment of Infants for prediction of Peabody gross motor scale scores of infants exposed in utero to cocaine. *Pediatr Phys Ther* 12(1): 16–23

Flegel J, Kolobe THA (2002) Predictive validity of the Test of Infant Motor Performance as measured by the Bruininks-Oseretsky Test of Motor Proficiency at school age. *Phys Ther* 82: 762–771.

Folio MR, Fewell RR (1983) *Peabody Developmental Motor Scales and Activity Cards: A Manual.* Allen, TX: DLM Teaching Resources.

Folio MR, Fewell RR (2000) *Peabody Developmental Motor Scales Examiner's Manual.* Austin, TX: Pro-Ed.

Georgieff MK, Bernbaum JC (1986) Abnormal shoulder girdle muscle tone in premature infants during their first 18 months of life. *Pediatrics* 77: 664.

Girolami G, Campbell SK (1994) Efficacy of a Neuro-Developmental Treatment program to improve motor control of preterm infants. *Pediatr Phys Ther* 6: 175–184.

Gregoire MC, Lefebvre F, Glorieux J (1998) Health and developmental outcomes at 18 months in very preterm infants with bronchopulmonary dysplasia. *Pediatrics* 101: 856–860.

Kolobe THA, Bulanda M, Susman L (2004) Predicting motor outcome at preschool age for infants tested at 7, 30, 60, and 90 days after term age using the Test of Infant Motor Performance. *Phys Ther* 84: 1144–1156.

Lekskulchai R, Cole J (2001) Effect of a developmental program on motor performance in infants born preterm. *Aust J Physiother* 47: 169–176.

Liao P-JM, Campbell SK (2004) Examination of the item structure of the Alberta Infant Motor Scale (AIMS). *Pediatr Phys Ther* 16: 31–38.

Monson RM, Deitz, J, Kartin D (2003) The relationship between awake positioning and motor performance among infants who slept supine. *Pediatr Phys Ther* 15(4): 196–203.

Murney ME, Campbell SK (1998) The ecological relevance of the Test of Infant Motor Performance elicited scale items. *Phys Ther* 78: 479–489.

O'Shea TM, Goldstein DJ, de Regnier RA, Sheaffer CI, Roberts DD, Dillard RG (1996) Outcome at 4 to 5 years of age in children recovered from neonatal chronic lung disease. *Dev Med Child Neurol* 38: 830–839.

Piper MC, Darrah J (1994) *Motor Assessment of the Developing Infant.* Philadelphia: WB Saunders.

Piper MC, Pinnell LE, Darrah J, Maguire T, Byrne PJ (1992) Construction and validation of the Alberta Infant Motor Scale (AIMS). *Can J Public Health* 83(Suppl 2): S46–S50.

Provost B, Crowe TK, McClain C (2000) Concurrent validity of the Bayley Scales of Infant Development II Motor Scale and the Peabody Developmental Motor Scale in 2 year old children. *Phys Occup Ther Pediatr* 20(1): 5–18.

第十四章 高危新生儿纵向多中心随访：
现状与展望

Michael Msall

引言

在过去的 25 年里，随着母胎医学、新生儿学和转化发育生物学等学科取得重大的进步，在优秀的新生儿重症监护中心（Horbar et al 2002），出生时体重 1000 g（2.2 lbs）至 1499 g（3.5 lbs）之间的婴儿生存已超过 90%。此外，结合孕母转运到有先进的新生儿区域中心、产前使用皮质类固醇和加强产科和新生儿科医师之间的合作，出生体重在 751 ~ 999 g 之间新生儿的生存率超过 80%，出生时体重 500 ~ 750 g 的婴儿存活率超过 60%（Lemons et al 2001）。这些婴儿体重分组反映了大致体重和孕周的规律，如 28 ~ 30 周（1000 ~ 1499 g），26 ~ 27 周（751 ~ 999 g）和 23 ~ 25 周的妊娠（500 ~ 750 g）。

虽然在改善这些极低出生体重的婴儿的存活率方面已取得了成功，但对于这些高风险幸存者以及接受新技术的其他新生儿群体来说，预防儿童早期出现的神经发育不良后果仍然是一个重大的挑战（Marlow 2004）。然而，随着最近在脑组织结构与功能、免疫学、营养学、儿童早期学习和发育可塑性等方面的一系列发现，未来充满了希望。

本章目的是回顾来自欧洲、加拿大、澳大利亚、新西兰和美国多中心或国家模型的随访研究，以了解儿童早期风险、复原能力的发展和功能途径，特别是那些接受新的生物医学干预的新生儿。虽然我们的重点将是极低出生体重儿，我们也同样致力于探讨接受心脏、肺或神经干预的新生儿，需要类似的途径来检查新技术对生存、健康、生长、发育、功能残疾和家庭的影响。

了解儿童健康和福祉的模型

广义的儿童健康包括：①新生儿状况的测量（出生、胎龄、出生体重）；②新生儿期并发症（新生儿复苏，呼吸窘迫，慢性肺病，症状性动脉导管未闭，坏死性小肠炎，早、迟发脓毒血症）；③生后生长（身高、头围、体重）；④遗传性缺陷

[唇裂和（或）腭裂，先天性心脏病、脐膨出、先天性代谢障碍]；⑤神经和感觉障碍（癫痫、脑瘫、小头畸形、脑积水、盲、哑）；⑥发育性脑损伤（脑室旁白质软化、3～4级脑出血、脑室扩大）；⑦发育性残疾（发展性认知障碍、孤独症谱系障碍、交流障碍）；⑧需要医疗技术支持的复杂生理损伤（气管造口术、胃造口术、呼吸机支持、中心静脉置管）；⑨慢性健康损害（哮喘、胃食管反流、肥胖、生长不良）；⑩特殊学习和注意力障碍（阅读困难、书写困难、计算困难、冲动、多动、注意力不集中等）；⑪外伤（骨折、撕裂伤、溺水、车祸伤）；⑫行为和精神健康障碍（自我调节、攻击性、多动、冲动、注意力不集中、对立、恐惧、焦虑和抑郁）；⑬家庭影响；⑭健康、发展、教育和康复服务。

已有一些不同的框架体系用来描述儿童健康和福祉的复杂网络。第一个框架是"医学损伤模型"，主要研究损伤的医学诊断（影响器官、系统功能的病理生理过程）。这一临床／医学传统的目的是准确诊断，实验室指标的精细解析，使用基于紧密医学队列研究产生的最优管理策略。例如，如果一个早产儿有阈前视网膜病变，激光消融增生性视网膜区域与视网膜脱离以及所导致的失明的显著减少相关（Azad et al 2004）。这一框架最适用于处理影响儿童日常健康功能（如呼吸、体重增加、基本感觉和神经反应性）的损伤问题。

第二个框架，"发育障碍模型"，通过使用适当的心理测量工具，聚焦于个体表现与其同龄人之间的差异。这一传统对群体发育指标的延迟或行为状态集合的强度进行了量化，并建立了相应的诊断标准：①发育性运动、认知、社交情绪或适应性障碍；②交流障碍；③协调和知觉障碍；④孤独症谱系障碍；⑤特殊学习障碍；⑦注意缺陷与多动障碍。

发育障碍模型的优势在于，它依赖于对发育和行为过程的全面评估，通常涉及一系列标准化访谈和结构化观察。Gesell、Bayley、Illingworth、Griffiths 和 Capute et al 醇厚的观察传统，使得他们能够描述一个孩子的运动和手部技能、并运用激发孩子解决问题能力的工具：积木、玩具、拼图、蜡笔和玩偶等。所有的这些都有助于幼小儿童的评估（Neligan and Prudham 1969，Capute and Biehl 1973，Ilingworth 1984）。最近，MacArthur 沟通发展量表（MacArthur Communicative Development Inventories，M-CDI），婴幼儿沟通与象征性行为量表，发展剖面量表（Developmental Profile，DP）和 Capute 量表已经显示出姿势、非语言的交流和游戏作为交流和社会技能的前驱形式的价值（Capute and Accardo 1996，Fenson et al 2002，Wetherby and Prizant 2002）。

无论是发育障碍模型还是医学损伤模型都存在一个缺陷，就是儿童并不是在最佳表现状态时接受医学和发育学方面的评估。例如，承认一个痉挛性双瘫儿童在粗大运动功能测验（Gross Motor Function Measure，GMFM）中不能完成"跑"系列的评估，并不意味着他不可以执行其他许多重要的任务，比如行走、穿衣和在幼儿园门口保持自制力（Russell，2002）。同样，偏瘫儿童 Peabody 运动发育量表（PDMS）精细运动商低于 70 分，存在运动神经损伤是因为他不能执行双手协同和目标抓取任务，这可能掩盖了其优势功能，如用优势手进行自我进食、基本穿脱衣（无系扣 / 拉链），或用优势手绘画等（Folio and Fewell 2000）。

医学损伤模型和发育障碍模型共同的缺点是，大量儿童没有在最佳状态下接受整合的医学和发育学评估。通常，详细的自发运动、姿势控制、适应性和功能性技巧等检查并没有包括在内，导致一个脑瘫孩子仅仅被描述为与同龄儿童轻松表现相比所呈现出的运动障碍，而不是关于独立移动、姿势控制、手操作技能、交流理解以及在好奇心、毅力和解决问题的变通能力等方面的发育特点。

最重要的是，诊断出发育障碍并不意味着孩子将来在某些技能上不会取得进步。例如，大多数有发育性语言障碍的儿童［如学龄前语言量表（Preschool Language Scale）总分＜ 80 分，Bayley-Ⅱ心理发展指数＞80］可以学会用口语句子进行充分的交流（Bayley 1993，Zimmerman et al 2002）。然而，这些孩子在小学阶段出现混合性学习和行为障碍，这需要额外的资源和适合的安排，使他们能够跟上同龄人的知识要求。

第三个框架，"生物心理社会模型"，结合了生物学、心理学和社会视角看待儿童健康和福祉（Stein and Silver 1999）。该模型将儿童的躯体、行为和发育的状况一起考虑，并较同龄儿增加了下列服务的使用：医疗服务（眼镜、助听器、吸入治疗哮喘的药物、抗惊厥药物、营养支持），康复和辅助性设施（物理治疗、作业治疗、语言治疗、辅助移动系统、增强交流、机器人助手），教育支持（早期干预和特殊教育服务）和行为支持（咨询、兴奋性药物）。这个模型还可包含日常活动中的孩子发育优势以及面临挑战的描述。此外，它可以应用于患有复杂的医学、发育或行为障碍等不同的儿童群体。这种模式的弱点在于会将患有近视、季节性鼻炎和湿疹的人纳入到多重损害的范畴，因其症状虽易于控制，但仍需要反复使用药物和健康服务。

第四个框架是"国际功能分类模型"（International Classification of Functioning，ICF），它从四个方面描述了儿童的健康状况，包括：①身体结构、②身体功能、③活动和④参与。身体结构是身体的解剖部分，如器官和肢体，以及神经、感觉和肌肉骨骼系统（世界卫生组织 2001 年）。身体功能是身体系统的生理功能，也包括注意、记忆、思考等心理功能。活动是任务，包括学习、交流、行走、搬运、进食、穿衣、如厕、洗澡、阅读、做饭、购物和洗衣服。参与意味着参与社区生活，如人际、教育、工作，以及娱乐、宗教、公民和社会活动。

ICF 模型还考虑了儿童生活中的情境因素，包括环境和个人因素。环境因素如政策、社会和身体等方面的促进因素和阻碍因素，包括其他人的积极和消极态度、法律保护和歧视性行为。个人因素包括年龄、性别、兴趣和责任感。图 14.1 描述了如何将 ICF 模型应用到双瘫儿童。

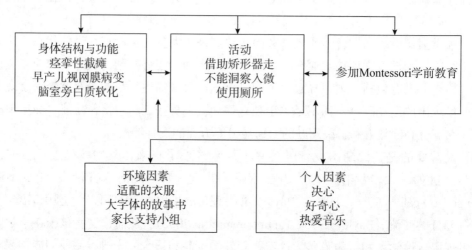

图 14.1　一个 2.5 岁的双瘫男孩的模型

ICF 模型的优点在于它描述了功能和能动性。其不足之处在于，它还没有被广泛应用于儿童，对模型所有领域也缺乏明晰的测量。然而，该模型确实展现出以更广阔视角看待儿童活动和参与的前景（Simeonson et al 2000）。为了说明这个模型的潜力，表 14.1 描述了各种场景。

医学研究所最近提出了一种"儿童健康发育万花筒模型"，其中包含了生物、行为、物理和社会环境以及政策和服务。图 14.2 中有举例说明，一名 2.5 岁的白人男婴，出生体重 750 g，还不会用语言交流（National Research Council and Institute of Medicine 2004）。

评测健康和发展状况

卫生专业人员可使用一些工具对儿童早期健康、发育和行为进行评估（见第八章系统综述）。这些工具已经被研究者（Aylward 1994，Meisels and Fenichel 1996 Vohr and Msall 1997，Bracken 2000，Lidz 2003，Vohr et al 2004）从几个方面进行了深入的描述。我将集中探讨主要运用在新生儿预后研究的评测工具。

儿童健康调查问卷（Child Health Questionnaires，CHQ）（Landgraf et al 1996）测量 5 岁及 5 岁以上儿童的身体功能、角色和社会限制、整体健康感、身体疼痛、自我尊重、父母在时间和感情上的投入、精神健康、一般行为、家庭活动、家庭凝

表14.1　ICF模型案例

分类	定义	女孩/2岁	男孩/2.5岁	女孩/3岁
病理生理学	功能干扰的分子/生化机制	出生体重475 g，妊娠26周，宫内发育迟缓，发育性肺损伤	出生体重750 g，妊娠26周，脑室周围白质损伤	出生体重900 g，妊娠27周，脑室内出血Ⅰ级
身体结构与功能	器官结构或器官功能的丧失	发育迟缓，慢性肺病，哮喘，小头畸形症	ROP临界值，PVL伴痉挛性截瘫，多动	近视，行为幼稚
活动（功能）的优势	能够完成基本的活动：吃饭，穿衣，上厕所，走路，说话	爬山，用吸管喝饮料，喜欢装扮游戏和洋娃娃玩	借助AFO走路，用卫生间，用短语说话	学习唱歌，与同伴在室内玩耍
活动（功能）的限制	难以进行必要的活动	难以咀嚼所有的食物，语言和社交延迟	手眼协调困难，看不清小的细节	语言、感知和注意力受限
参与	与同龄人一样参与社区	和同龄人一起在室内和室外玩耍	Montessori学前教育	参加YMCA的游泳课程
参与的限制	难以承担同龄人的典型角色	因哮喘发作而错过日托，使用G管营养，参加语言和同伴学习以早期干预	骑三轮车和在操场上爬滑梯有困难	需要学前教育的支持，包括语言、知觉和行为疗法
情景因素：环境有利因素	态度、法律、政策和建筑的便利素	良好的日间护理洗手政策，哮喘护理计划	改编服装以提高着装技巧，用大字印刷故事书	愿意了解她的优点并赞扬她好的行为
环境因素：环境障碍	态度、法律、政策和建筑上的障碍	优质儿科护理，暂缓日托和Hanen言语干预项目	提高游泳、骑马、滑冰的策略	创造性的、全面发展的课程，提高游戏、交流、适应能力和社交能力

聚力和健康变化。这个模型的优势在于它涵盖了儿童中期和青少年时期身体、行为和心理发展健康情况等多个领域，以及对家庭、学业和社会功能的影响。这个模型的另一个优点是它含有详细的父母访谈表格，且拥有一个清单来确认诸如焦虑、哮喘、注意力不集中、行为问题、慢性过敏和鼻窦疾病、慢性肌肉骨骼问题、慢性呼吸系统疾病、慢性风湿性疾病、抑郁、发育迟缓或学习障碍、糖尿病、癫痫、视觉障碍、学习问题、言语问题和睡眠障碍等的现状。这种模式的缺点是没有学前儿童版本。

为了弥补这一差距，Hogan 和 Msall 开发了学前儿童健康 - 损伤 - 功能 - 参与 - 支持调查表（Preschool Child Health，Impairement，Functioning，Participation and Supports Survey，Chi FPS）。这个多功能工具包包括医学损伤的描述、活动限制、功能优势

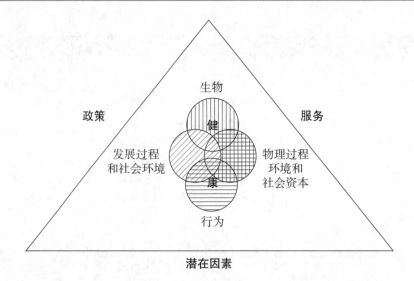

图 **14.2** 开发用于 750 g 出生体重后的沟通和认知延迟的万花筒模型

一个不能说话的 2 岁男孩。他 25 周早产，出生体重 750 g。

1. 生物学：超早产导致脑室旁白质软化损伤的脆弱性。
2. 生理环境：家访显示他居住在一个低居住标准的房子。没有幼儿玩具和儿童书籍。他母亲高中肄业，家庭支持和经济来源有限。
3. 行为：儿童有难以控制的坏脾气且倾向于自伤来获得注意。
4. 政策：在早期干预支持、儿童早期职业技能发展和他们参与家庭的能力方面有差距。优先干预和增强与医疗合作。
5. 设施：对贫困儿童而言，优质的早期干预资源是稀缺的。
6. 儿童健康：由于慢性肺病残留导致的哮喘，身材矮小导致家长总是认为他还小，尽管反复努力，评估的儿童照料和语言设施让儿科医师沮丧。Hanen 言语治疗小组的等待清单是 9 个月。
7. 潜能：若能给他相应的提高交流和适应能力的设施，他会获得提高和学会。

和受限情况，以及身体、心理和发展健康状况的评级。此外，还有关于 2 岁以上儿童健康服务、康复服务、安全和健康状况变化的描述。CHi FPS 的总体目标是获取儿童幸福的关键指标、儿童残疾非分类性要素，以及作为有效调研问题与更详细的临床评估之间的桥梁。学龄前儿童健康、障碍、功能、参与和支持系统调查领域列于表 4.2。这些领域的初步介绍出现在美国国立卫生研究院 - 凯西（NIH-Casey）基金会共识会议上（Msall and Tremont 2002，Hogan and Msall 2007）。Hogan 和 Park 也使用这种方法将调查人群、家庭因素和社会支持与极低体重、低体重和正常出生体重的幸存者发育结局联系起来（Hogan and Park 2000）。

　　另外还开发了三种测量方法，父母对婴儿、幼儿和学龄前儿童的健康状况和健康相关生活质量感受进行多属性维度评估。在荷兰预防办公室工作的 Fekkes 和他的同事开发了这种学前儿童生活质量量表（Preschool Children Quality of Life Instrument，TAPQOL；Fekkes et al 2000）。四个分量表涵盖了 12 个领域。身体机能

表14.2　学龄前儿童的健康、损伤、功能、参与和支持调查（Hogan and Msall 2007）

孕期

你第一次去医院检查，是在怀孕多久的时候？你在怀孕期间是否服用了维生素？你在怀孕期间是否抽烟？你是否患有高血压、糖尿病，或者在怀孕期间是否需要药物治疗？在怀孕期间，其他主要成员给你很多的支持吗？你在怀孕期间产生的压力，是否主要来自于以下几个方面，如食物、住所、安全、情感支持、家庭暴力、收入等。

出生

你的孩子是在孕周多大、体重多少的情况下出生的？孩子出生后的健康状况如何？你有多胞胎吗？孩子是母乳喂养吗？孩子出生后的住院时间是多长？孩子在住院期间是否有医学综合征，比如呼吸支持（需要呼吸机），是否有喂食困难需要胃管或手术进行辅助喂养、脓毒血症、癫痫、畸形、脑膜炎？

医学损伤

你的孩子是否有以下情况：哮喘、中耳管、进食管（胃造口术）、需要药物治疗或是手术治疗的心脏病、脑瘫、发育障碍、癫痫、睡眠障碍、镰状细胞贫血、缺铁性贫血、胃食管反流病。

参与

你的孩子接受过家庭护理吗？你的孩子接受过家庭访视吗？你的孩子接受过早期干预吗？

功能

你的孩子是否比其他同龄的孩子需要更多的辅助，或者由于身体的损伤，在完成以下活动较为困难：进食、抓取物体、穿衣、举过头顶、洗澡、举起重物、上厕所、弯腰、改变姿势、行走、爬楼梯、长时间站立。

多种状况

描述孩子的视力状况：①全盲；②即使戴上眼镜也看不清楚东西；③戴上眼镜后才能看得清楚；④不需要矫正

描述孩子听力的问题：①全聋；②使用助听器仍有学习困难；③使用助听器可以进行良好的沟通；④没有听力问题

描述孩子的沟通能力：①不能理解姿势或语言；②不能用句子或姿势言语进行沟通；③难以被人理解；④没有沟通障碍

描述孩子发育的状况：①发育存在一定延迟；②有持续3个月以上的情绪或行为问题；③存在学习障碍；④曾被医师诊断为情绪、发育或行为问题

健康状况

你如何评价孩子的身体健康、心理健康和发展状况？是否可以对以上状况用非常好、很好、好、一般和差进行评估？你如何评估自己的身心健康？

分量表包括睡眠、食欲（进食）、肺部、胃部和皮肤问题，以及运动功能（步行、跑步、平衡）。社交功能包括与同伴玩耍、自尊、社交舒适度，以及问题行为（愤怒、激惹、暴躁、攻击性、不安、制造需求）。认知功能包括理解他人所说的言语、口语以及用表达性语言进行阐述。情绪功能包括情绪、焦虑和活力（精力和活动水平）。

TAPQOL 曾用来评估 121 名早产儿，其中超过一半是早产儿（小于 32 周的妊娠期）（Theunissen et al 2001），还与从出生到 5 岁期间在正常儿童看护机构的362 名足月儿对照，进行长期观察。Cronbach 系数在早产儿中表现良好，在足月儿中同样表现优异。同时性效度验证包括 Stein 和 Jessop 功能状态第二版修正版

（FS-ⅡR），表观效度包括已知慢性疾病和健康与行为状态 Likert 家长评级。FS-ⅡR旨在测量从出生到 16 岁的慢性疾病儿童的健康状况、代偿模式和功能限制（Stein and Jessop 1990）。总的 TAPQOL 和 FS-ⅡR 之间的相关性在早产儿和对照组中均约为 0.5，但是在跨领域间是显著降低的。极早产、患有医学上慢性疾病的，父母亲对儿童健康状况评级较低以及缺乏快乐的儿童，其分数明显低于同龄对照组儿童（Fekkes et al 2000）。

建立在 Landgraf 的儿童健康调查问卷（CHQ）基础上，Klassen 和他的同事针对 2 个月至 5 岁的儿童设计并校验了一份含有 103 项的婴幼儿生活质量问卷（Infant and Toddler Quality of life Questionaire，ITQOL）。测试领域包括体能、生长和发育、疼痛和不适、气质、情绪、一般行为、相处、一般健康认知和健康变化（Klassen et al 2003）。还有五个父母分类选项，包括焦虑和对孩子健康的担忧，孩子健康所需父母照看时间受限，一般健康观念和家庭的凝聚力。

该量表用于评估 1140 名新生儿重症监护存活者和 393 名健康足月儿。NICU 的儿童在体能、生长、发育、气质、情绪、行为、一般健康认知和照顾者负担等方面与健康儿童不同。

健康分类系统学前版本（Health Classification System Preschool Version，HSCS-PS）——多维度评价听、说、移动、用手和手指、自我照顾、情感、学习和记忆、思考和问题解决、疼痛和不适、一般健康和行为——在不列颠哥伦比亚省的一个新生儿重症监护室存活者队列研究中发现：极低出生体重和超极低出生体重儿童在视力、言语、运动、操作技能、自我照顾、学习、记忆、思考、问题解决、疼痛、一般健康状况和行为上与足月健康新生儿相比存在更多问题（Klassen et al 2004）。Klassen和他的同事后续研究分别对 3 ～ 4 岁儿童进行，使用儿童行为检查表（CBCL/I.5-5；Achenbach 2000）。应用医学结局研究简表 36（MOS SF36）评估父母的身体和心理健康，同时评估家庭功能。这些研究证实该量表在新生儿重症监护存活高危儿和健康儿童中有良好的信度和结构效度（Klassen et al 2003）。

Capute 量表由临床适应性测试（CAT）和临床语言和听觉里程碑量表（CLAMS）组成，并建立了信度和效度（Accardo and Capute 2005）。这一评估工具适用于从出生到 36 个月的儿童，在视觉运动、问题解决技能、语言前及理解与表达性语言技能等，提供了相当年龄和发展商。Capute 量表和 CAT 以及 CLAMS 分量表被广泛应用于正常与运动落后儿童、早产儿、孕期药物暴露、慢性疾病、发育迟缓和那些接受早期干预服务的群体（Wachtel et al 1994，Capute and Accardo 1996，Belcher et al 1997 Voigt et al 2003）。Capute 量表最近重新标准化，现在有西班牙语和俄语版本（Accardo and Capute 2005）。

年龄与发育进程问卷（ASQ）是一项家长填写针对学龄前儿童的发育筛查监

测量表（Squires et al 1999）。维度包括粗大和精细运动、交流、解决问题和个人社交技能。效度研究涉及 7000 多名儿童，全部完成与父母之间知情同意和鉴定评估的占 83%。177 例早产幸存者分别在 12、18、24 和 48 个月进行 ASQ 评定，并与 Griffiths 精神发育量表、Bayley-Ⅱ 量表和 McCarthy 量表进行比较。以 ASQ 范围内低于平均值 2 个标准差为分界点，导致 20% 的儿童过度转诊，1% 被遗漏转诊，筛查和发育评估的一致性为 79%。ASQ 阴性预测值高达 98%，而阳性预测值为 40%，这使得此筛查工具不能单独用于儿童残疾状况的评估（Skellern et al 2001）。

儿童功能独立量表（WeeFIM-TM）由 18 个项目组成，由 3 个分量表组成。其中，日常生活和自理活动项目 8 项；体位转移、室内外活动和上下楼梯 5 项；认知功能 5 项，包括理解语言和非语言交流、口语和肢体语言的应用、社会交往、游戏和程序记忆。WeeFIM 工具已对超过 500 多名 1～7 岁的非残疾儿童进行了标准化，在生理年龄 18～48 个月显示很强的相关性（Msall et al 1994a，1994b）。最初的效度研究包括了极早产儿（n=200）、脑瘫（n=100）和遗传病（n=150）等共超过 700 名患有神经发育性残疾的儿童（Msall et al 1994a，1994b）。

在运动障碍、交流障碍和发育障碍的学龄前儿童中，WeeFIM 被证明具有良好的复测信度、面对面与电话访谈一样具有卓越的等效可靠性，与适应功能的心理和教育评测同时效度也很好（Ottenbacher et al 1996，1997，1999，2000a）。最重要的是，WeeFIM 在混合有运动、交流、健康和发展障碍的学龄前儿童队列中显示了随时间变化的反应（Ottenbacher et al 2000b）。

WeeFIM 被应用于针对严重的先天性心脏病患儿（Limperopoulos et al 2001）、儿童脊髓性肌萎缩（Chung 2004）、症状严重的 Rett 综合征女孩（Colvin et al 2003）以及在头部创伤幸存者的发育健康功能的纵向研究。WeeFIM 已被翻译成日语、汉语和泰国语，在这些不同文化背景中的残疾儿童中制订了常模并应用（Tsuji 1999，Jongjit et al 2002，Wong et al 2002）。

由于 WeeFIM 存在综合技能评定的问题，Msall 和同事开发了 Warner 适应性与功能技能发展初级评估（Warner Initial Developmental Evaluation of Adaptive and Functional Skills WIDEA-FS^{TM}）。WIDEA-FS 是一个含有 50 项内容的清单，包括自我照料（饮食、穿衣、小便意识）、运动任务、交流和社会认知。最初的标准化采纳了超过 300 名 2～30 个月大接受儿科初级保健服务的健康儿童。在 WIDEA-FS 和 Capute 量表之间以及儿童年龄与适应技能发展间呈现了强的结构效度（Msall et al 2001）。

儿童残疾评定量表（Pediatric Evaluation of Disability Inventory，PEDI）评估 6 个月至 7.5 岁儿童在自我照顾、行动能力和社会功能方面的技能、照顾者辅助、环境改造等（Feldman et al 1990）。社会功能包括交流、解决问题、玩耍、同伴和成人的互动、记忆、家务活、自我保护和社区安全。PEDI 已被用于儿童创伤性脑损伤、儿童脑瘫、儿童脊柱裂、生理性或发育性损伤的学龄前儿童（Kothari 2003，Haley et al 2004）。

PEDI 照顾者协助与改造量表包括 8 项自我照顾、7 项移动能力、5 项社会交流项目。这些类别与 WeeFIM 直接重叠。WeeFIM 项目和 PEDI 照料者辅助之间的相关性非常好（Ziviani et al 2001）。因此，人们可以选择使用 WeeFIM 或 PEDI 来测量幼儿和学龄前儿童的功能优势和受限。

WeeFIM 和 PEDI 的优势在于，它们反映了日常基本生活中活动丰富多彩的传统。PEDI 的另一个好处是，它有一种计算机辅助测试格式，已被广泛翻译成欧洲语言，并在医院和社区的儿科康复专业人员中广泛使用。WeeFIM 的缺点是，设计初衷并不是为门诊监测而设计，而其美国常模数据只来自美国的一个州。

在英国，Jones 和他的同事开发了评估新生儿预后的一种替代方法——健康状况问卷（Jones et al 2002）。关键维度的问题包括畸形、神经运动功能（走、坐、手功能、头控）、癫痫、听觉和视觉功能、交流（声音、词汇、语言理解）、认知功能的发育学评估以及身体残疾（呼吸、胃肠、肾和生长方面）。1994 年，Jones 和他的同事们对 297 名出生在威尔士的胎龄小于 31 周或出生体重小于 1500 g 的存活者进行了测试，他们将残疾的严重程度分级与澳大利亚的维多利亚州和英国的默西地区进行了比较。

这些量表在认知评定的切值通常不同。严重残疾可定义为如下发育商标准（DQ）：①小于 70，反映了标准分低于均值 2 个标准差以上；②低于 55 分，反映标准分低于均值 3 个标准差以上；或者③低于 50，反映平均发育速度低于正常速度的一半。切值用来区分轻度和重度智力障碍。损害非残疾可定义为 DQ 70 ~ 79 或 DQ 50 ~ 69。总的来说，如果把年龄变量剔除，严重残疾率在 8% ~ 9% 之间。与默西标准相比，健康状况调查问卷正确地确定了 88% 的正常发育儿童和 96% 的严重残疾儿童。本问卷有潜力作为检测系统随访指标应用到高危人群（Jones et al 2002）。

父母压力指数（第三版）（Parent Stress Index-3rd，PSI 3）是一种考察父母压力水平及其对子女影响之间关系的一种筛查工具（Abidin 1995）。PSI 3 量表含 101 项目，分为三个维度：儿童维度（47 个项目）、父母维度（54 个项目）和可选的生活压力量表（19 个项目）。PSI 3 对有情绪或行为问题风险的儿童，以及可能需要家长教育和支持的父母，表现出良好到优秀的同时性和区分效度。还有一个 36 项目的 PSI 简表（PSI-SF），涵盖 3 个重要因子：母亲自我尊重、亲子互动和儿童自我管理。它已经在斯堪的纳维亚得到应用，包括最近在挪威的早产幸存者队列中使用。

家庭影响量表（Impact on the Family Scale）包括 15 个项目，用于评估儿童残疾对社会和家庭的影响。作为评估父母感知儿童疾病对家庭生活影响，它评定心理学影响、社会学影响和健康设施应用。它还包括家庭生活的改变以及父母的作用（Stein and Jessop 2003）。

家庭资源测试量表（Family Resource Scale，FRS）衡量幼儿家庭中各种资源的充分性（Dunst and Leet 1987）。它包括 31 个项目，按照五分制评分，从根本不充分到完全充分。这样分级源自一种共识，即缺乏必要的资源来满足识别出的个体需要，不仅影响到个人的福祉，且影响父母采用专业性管理（与识别需求无关）的承诺。

家庭环境观察量表（Home Observation for Measurement of the Enviroment，HOME）是 Caldwell 和 Bradley 开发的，目的是将社会不利环境因素与促进幼儿发展的实践联系起来。针对从出生到 3 岁婴幼儿家庭的家庭调查有 6 个子量表：反应性、接受度、组织性、学习资源、参与性和丰富性。24 月龄的家庭得分与 3 岁时的 Binet 智商得分高度相关，并对 54 月龄的 Binet 智商差异有重要影响。在合适的游戏资源和母亲参与这一领域对认知表现具有非常高的预测价值，证实该时间识别出 3 岁龄时认知障碍超过 2/3，识别出 3 岁时智商超过 90 的超过 60%。它可以作为一种有效的工具应用在发育性认知障碍的环境高风险评估（Bradley et al 1995）。最近，它也被用于前瞻性随访研究孕期暴露于合法和违禁药物的母亲生活方式对婴儿影响（Messinger et al 2004）。

考虑到早产儿存在极高的生物学、发育和社会因素的多种风险，HOME 中联合详尽的家长支持（早产儿项目计划的转运项目、游戏学习在婴儿健康和发育项目）是必需的，由此达到早期积极支持而不是后期补救成为随访项目的重点（Avon Premature infant Project 1998，McCormic et al 1998）。

虽然文献中对极低出生体重（VLBW）和超极低出生体重（ELBW）采取全面预防性支持还是周期性筛查和选择性支持存在争议，Avon 项目，包括一个产妇和儿童护理健康随访、一个详细的儿童发育课程、家长培训，这些对出生时低于 1250 g 的孩子在 2 岁时的结局有积极的影响。这些儿童的 Griffiths 评分高 5 分，而那些颅脑超声异常的儿童得分比高 7 分（Avon Premature infant Project 1998）。

在 280 名极低出生体重儿和 80 名超极低出生体重儿的婴儿健康与发展项目中，接受儿童发展和以家长为中心的活动课程的小组，其 Stanford Binet 智商比对照组高 7 ~ 10 分。社会弱势程度最高的群体结合最佳的项目，获益最大。值得注意的是这两个项目提供了健康、发展和社会支持等全方位的干预。

模型的多中心研究

尽管生后应用表面活性剂替代的进步、多种生理性通气技术、营养改善和管理策略等降低了第三和第四脑室内出血，但是对体重 501 ~ 1000 g 的婴儿并没有降低在其出生后两年内主要神经系统的发育障碍发生。正如在 20 世纪 90 年代进行了多中心试验，人们开始关注生存率提高而致残率却不降低的问题。在本节中，我将回顾几项研究，针对干预措施对儿童残疾影响的问题，提出我们构建预后评估体系的方法。重点要指出是，了解儿童在日常活动和社区参与方面的功能是提供必要支持的重要依据。

Jocbs 等总结了 274 名在 23 ~ 26 周龄早产活婴儿的发育结果。这些新生儿于 1990—1994 年在多伦多两家最大的托儿所接受表面活性剂治疗。总的来说，18 ~ 24 月龄时 65% 的存活婴儿没有神经发育障碍，23% 的婴儿有轻微的神经发育障碍（如：步态异常）到中度（如：只会坐不会走）运动障碍，同时伴有认知障碍和 MDI 评分为 70 ~ 84 分。12% 的婴儿严重残疾，其特征是不能坐、失明、需要扩音设备的感音神经性听力丧失、认知障碍（MDI 评分 < 70）和（或）分流性脑积水（Jacobs et al 2000）。

Jacobs 和几个多中心的研究分析了极早产儿 18 ~ 24 个月的结局，见表 14.3。在三个最大的研究中，Schmidt、Vohr 和 Wood（Schmidt et al 2003，Vohr et al 2000，Wood et al 2000）发现脑瘫综合征发生率为 13% ~ 17%，发育性认知障碍（Baley 婴儿发育量表-II 评分，按照矫正年龄低于平均值超过 2 个标准差）为 26% ~ 37%，需要助听设备的感音性听力障碍为 2%，视力损害严重低于 20/200 大致占比为 2% ~ 3%。大体上看，足月儿损伤脑瘫发生率大致为 0.2%，发育性认知障碍 2% ~ 3%，听力损失 0.1% ~ 0.3%。严重视力障碍 0.1%（Msall et al 2001）。

Doyel 采用了一种不同的策略，他对维多利亚婴儿合作组中 1997 年出生的超低出生体重儿在 2 岁时的结局进行了检查。总的来说，1979—1980 组的存活婴儿与 1985—1987 组、1991—1992 组和 1997 组的存活婴儿相比，儿童早期致残率从最初的 61% 下降到 45%，但随后稳定在 45% ~ 49%（Doyle 2001a，2001b，2004）。

Tommiska 等对 1996—1997 年在芬兰出生的 21 名存活的超低出生体重婴儿进行了研究。在研究人群中，脑瘫发生率为 11%，失明为 0.5%，3% 的婴儿听力受损，6% 存在严重发育迟缓。此外，36% 有轻微的沟通认知发育迟缓，13% 有轻微的运动迟缓，3% 存在反复癫痫发作。总的来说，18% 被认为是伴有重度神经发育障碍的严重残疾（Tommiska et al 2003）。

Leiden 对 1996—1997 年出生 18 ~ 24 个月的极早产儿进行随访，Stoelhorst 等随访了 168 名（71%）18 月龄的存活者（$n = 235$）、151 名（64%）24 月龄的婴儿。18 ~ 24 月龄时 6% ~ 7% 有严重的神经发育障碍，33% ~ 34% 有轻度至中度神经发育障碍。对于那些因支气管肺发育不良（bronchopulmonary dysplasi，BPD）而在出生后服用地塞米松的婴儿，Bayley-II 操作发育指数均值在 18 月龄时低于正常 1 个标准差。总体而言，BPD、种族、出生体重和性别是发育结局的预测因素（Stoelhorst et al 2003）。

表14.3　超低体重出生儿多中心模型短期效果研究

研究	样本	脑瘫患病率（%）	发育障碍（%）	听力损伤（%）	视觉损伤（%）
Schmidt 1996-1998	$n = 910$ 500 ~ 999 g	13	26	2	2
Jacobs 1990-1994	$n = 274$ 23 ~ 26 周	15	26	4	4
Vohr 1993-1994	$n = 1151$ 400 ~ 999 g	17	37	2	3
Wood 1995	$n = 283$ 22 ~ 25 周	16	30	2	2
Dolye 1997	$n = 233$ 500 ~ 999 g	11	22	2.4	1.5
Finnstrom 1998	$n = 362$ 500 ~ 999 g	7	15	1	4
Stoll（A）1993-2001	$n = 2161$ 400 ~ 999 g 无感染	8	22	1	5
Stoll（B）1993-2001	$n = 2161$ 400 ~ 999 g 败血症	16	35	2.5	15
Stoll（C）1993-2001	$n = 392$ 400 ~ 999 g 坏死性小肠结肠炎/脑膜炎	20	40	3.2	16

　　已经使用了几种策略来检查功能残疾。Elbourne 等评估了乙胺嘧啶预防 33 周以下出生的极低出生体重婴儿 IVH 的疗效。2 岁时出现严重功能障碍的比例为 8.3%，包括坐、看、用手、操作等 1 岁龄婴儿典型发育能力的障碍（Elbourne et al 2001）。Vohr 在 1993—1994 的一项 12 家中心的新生儿网研究中，7% 不能坐，17% 不能走，14% 不能用手指喂食（Vohr et al 2000）。在 Epicure 研究中，30 月龄功能评估显示：10% 不能独走，3% 不能独坐，4% 不会自喂饼干吃，6% 不会用语言交流。总的来说，50% 无残疾，26% 有轻度至中度残疾，24% 有严重残疾（Wood et al 2000）。表 14.4 提供了额外的指标，可以帮助精简接受新技术的儿童功能能力维度。

利用大型多中心研究了解多重残疾的发病过程

　　最新 Stoll 及其同事（Stoll et al 2004）的一项研究，检查了出生后新生儿可干

表14.4 关键的移动性、操纵性和认知功能指标

移动和操纵物体

孩子是否：①独自行走；②堆叠两块积木；③用蜡笔或铅笔在纸上做标记；④上楼时双脚各踩一级台阶；⑤下楼时双脚各踩一级台阶；⑥踢球；⑦顺利奔跑，控制方向；⑧通过转动和拉动门把手或把手来开门；⑨不溅出液体而拧开瓶盖；⑩跳过一个小物体；⑪ 把球扔多远；⑫ 解开衣服上的纽扣；⑬ 接住从多远外扔出的球。

自我照顾

孩子是否：①用敞开的瓶子或杯子喝水；②用吸管喝水；③了解热的东西是危险的；④自己用勺子吃饭；⑤脱衣服；⑥要求使用洗手间；⑦在马桶或便盆椅上小便；⑧在厕所或便盆里排便；⑨会穿内裤、短裤、松紧带裤；⑩洗手。

获取和使用信息

孩子是否：①遵循简单的指示（到这里来，"坐下"）；②说出 1 ～ 10 的单字；③使用手势，例如挥手"嗨"和"拜"或摇头"否"；④会拒绝我们提出的"给我"这种要求；⑤指向某人命名的一些图片；⑥命名一些图片；⑦指向或命名自己或玩偶的一些身体部位；⑧将两个词放在一起；⑨用自己的名字谈论自己；⑩使用以 'ing'（'sleeping'，'eating'）结尾的动词；⑪ 在回答问题时，正确地回答"是"和"不是"；⑫ 理解并使用具有多个含义的词（"猫""玩具"）。

参加并完成任务

孩子是否：①看着和他 / 她说话的人；②听并注意正在读的一个简单的故事；③玩儿分钟玩具；④会因改变活动而不感到不安。

与他人互动

孩子是否：①向他人展示给或指向某物；②至少称呼两个人的名字；③当别人说些有趣或好听的话时，微笑或大笑（"做得好""这顶帽子真漂亮"）；④设法取悦他人；⑤与他人玩一个简单的游戏（躲藏、追逐）；⑥玩"装扮游戏"（喂娃娃、哄娃娃睡觉、假装逛街）。

预的病程。这些研究人员对 6093 名出生在 1993 年至 2001 年间、体重在 401 g 至 1000 g 之间的存活婴儿，进行了出生后感染对神经发育障碍的影响调查。本研究确定了五组婴儿：①住院期间未发生感染的婴儿（$n=2161$）；②临床感染患儿母亲接受抗生素治疗 5 天以上（$n=1538$）；③脓毒症患儿（$n=1922$）；④脓毒症及坏死性小肠结肠炎患儿（$n=279$）；⑤脑膜炎患儿（$n=193$）。在表 14.3 中，我们将第 2 类和第 3 类以及第 4 类和第 5 类合并在一起。

几乎 2/3 的存活婴儿有出生后感染，其中绝大多数是晚发性感染。在那些没有感染的婴儿中，29% 患有神经发育障碍。败血症、败血症和坏死性小肠结肠炎和脑膜炎婴儿中约有 50% 患有神经发育障碍。Stoll 研究中一个令人不安的结果是：认知发育障碍的发生率很高。22% 的未感染婴儿和 35% ～ 40% 的感染婴儿出现认知发育障碍。PMA36 周大脑发育是这种效应的一个标志。在感染的儿童中，41% ～ 60% 有获得性小头畸形（如在早产儿标准值表中头围小于 10%）。相比之下，无感染的儿童 25% 有获得性小头畸形。当以支气管肺发育不良、产后类固醇应用和超声提示脑实质损伤（超极低出生体重早产儿不良结局的三个主要决定因素）等矫正后，感染状态和神经发育障碍之间的关系保持不变（Ment et al 2000，Schmidt et al 2003）。

迄今为止，还没有多中心介入研究能够将极低出生体重儿的脑瘫、耳聋、失明和多种神经发育障碍的发生率降低到 5% 以下。降低 BPD 的尝试在极低出生体重儿队列研究中没有成功。TIPP 研究和新英格兰 IVH 预防研究表明，即使降低了 IVH 3 级和 4 级，神经发育障碍并没有减少，组间认知障碍的发生率也相似（Ment et al 2000，Schmidt et al 2003）。这表明除了 IVH 外，还有不同的机制决定认知功能障碍的发生。

一项多中心研究探讨了早期标志物对长期预后的影响，从中得到一个重要的教训。在早产儿的视网膜病变的冷冻手术治疗中，对体重 < 1250 g 的婴儿进行了连续的眼科检查。在 5.5 岁时采用 WeeFIM 和测试视觉认知的 Teller 视力检查卡（Msall et al 2000）进行评估。该队列包括来自 5 个中心扩展的自然历史队列中 1063 名存活婴儿，以及来自所有 23 个中心的 223 名达到阈值早产视网膜病变（ROP）的存活婴儿。在后一组中，婴儿被纳入一项随机冷冻手术的临床试验。87% 儿童中呈正常功能性技能，即 WeeFIM 评分处于无残疾同龄人评分标准的 2 个标准差以内。严重功能障碍定义为低于 WeeFIM 评分 4 个标准差以上，相当于 2 岁左右无残疾儿童功能水平。在阈值 ROP 的患者中，26% 有严重的功能障碍；而阈前 ROP（早产儿视网膜病变）组只有 11%；无 ROP 组只有 3.7% 有严重的功能障碍。

在分析 5.5 岁时阈值 ROP（早产儿视网膜病变）且视觉状态良好的儿童随访结局时，发现了以下功能障碍：自理（25%）、运动（5%）、自制（5%）和交流 - 认知（22%）。相反，阈值 ROP 且有不良视觉的儿童，其功能性残疾的患病率较高：自理（77%）、运动（43%）、自制（50%）以及交流 - 认知（66%）。导致更严重的 ROP（早产儿视网膜病变）的过程和 ROP 后儿童视觉功能保护的过程，都被认为与这些儿童幼儿园入学时残疾严重度有关。

在评估减少脑实质损伤和脑瘫严重程度的干预措施时，也需要作出类似的努力。最重要的是，为了优化生长、降低 BPD 的严重程度以及降低产后感染的发生率，应该考虑它们对降低认知发育和交流障碍程度 [即标准评分（SS）≥ 80、65 ~ 79、50 ~ 64 和 < 50] 的影响。这需要 2 岁以上的发育学评估，重点是 30 月龄、42 月龄和 54 月龄。

如果我们要超越生存提高的策略，而发展出来优化健康、发展和家庭支持的策略，那么必须解决 5 个重要的挑战。

第一，我们需要对炎症介质、血脑屏障的破坏、影响颅骨生长的机制以及它们对感觉、手功能、移动能力、交流和解决问题技能的初始发展过程影响等提出明确的假设（Dammann and Leviton 2004）。

第二，我们需要预先定义发育变量、严重程度和功能结局，以便能够一致地衡量新干预措施对严重多重残疾的影响。与视力正常却不能走路、不能说话、不能吃饭的人相比，符合失明诊断却能阅读大字印刷物、与同龄人一起在操场上跑步、完全自我照顾者是非常不同的。

第三，我们需要分析新生儿干预措施对降低 BPD、脑室内出血 3～4 级、PVL（脑室旁白质软化）和阈值 ROP（早产儿视网膜病变）的影响，并评估它们对神经发育障碍和自我护理、移动、交流、学习和行为调节功能障碍的程度的影响。后两者都是生物学和环境的高风险，提示我们需要创造性地评估这些影响因素，以避免我们在学习、注意力和感知方面的轻微损害不会导致学术和职业生涯的竞争力下降。

第四，我们需要将调查数据与全面发展过程评估相联系，这样我们可以更好地了解相比同龄人和其他不同体重组早产儿组（如婴儿出生体重 1001～1500 g，2001～2500 g 和 2001～2500 g，和接受心肺技术出生体重 ＞ 2500 g），特定新生儿群体的发育进程。

第五，通过了解短期新生儿疾病增加发育性认知障碍的机制，可以促进出院后更多的发育支持和家庭干预。长期的结局往往受到不利的家庭和社区因素的影响，如父母贫困、居住面积不足、父母受教育程度低和家庭压力过大等。通过结合降低生物医学风险的策略，详实地设计、优先考虑和评估我们的生物心理社会干预措施，可以在提高生存率和优化发展结果上取得进一步的进展。

在早产被杜绝之前，我们的任务和挑战是对当前实践对学龄前期健康、发育、行为和家庭情况的影响建立系统分析的机制。18～24 月龄的儿童正处于为将来的发育、交流和感知能力打下基础的关键阶段。新生儿学有着系统地评估过去和新的干预措施无害化的悠久传统。今后十年的挑战是开始致力于全面地为所有早产和生物医学、社会学存在高风险的儿童，尤其是容易受伤害的儿童建立二级和三级预防措施而努力。

致谢

本研究由 1U0I HD37614 支持，题目为"NICHD 家庭和儿童健康网络：儿童残疾"。本章献给 Irving Harris，感谢他终身致力于增进弱势群体健康和发展。Herb Abelson、Paula Jaudes 和 Steve Goldstein 为处于医疗或社会风险中的儿童提供了持续的支持和生物心理社会承诺的共同愿景。感谢 Shelly Field 在编辑和技术方面的宝贵援助。

（译者：吴　德　唐久来）

参考文献

Accardo PJ, Capute AJ (2005) *The Capute Scales: Cognitive Adaptive Test/Clinical Linguistic and Auditory Milestone Scale*. Baltimore, MD: Paul H Brookes Publishing Co.

Abidin RR, editor (1995) *Parenting Stress Index, 3rd edn*. Odessa, FL: Psychological Assessment Resources.

Achenbach TM, Rescorla MA, editors (2000) *Manual for the ASEBA Preschool Forms and Profiles*. Burlington, VT: University of Vermont Department of Psychiatry.

Avon Premature Infant Project (1998) Randomized trial of parental support for families with very preterm children. *Arch Dis Child Fetal Neonatal Ed* 79: F4–F11.

Aylward GP, editor (1994) *Practitioner's Guide to Developmental and Psychological Testing*. New York: Plenum.

Azad RV, Pasumala L, Kumar H, Talwar D, Pal R, Paul VK, Chandra P (2004) Prospective randomized evaluation of diode-laser and cryotherapy in prethreshold retinopathy of prematurity. *Clin Exp Ophthalmol* 32(3): 251–254.

Bayley N (1993) *Bayley Scales of Infant Development-II*. San Antonio, TX: Psychological Corporation.

Belcher HM, Gittelsohn A, Capute AJ, Allen MC (1997) Using the clinical linguistic and auditory milestone scale for developmental screening in high-risk preterm infants *Clin Pediatr* (Phila) 36(11): 635–642.

Bracken BA, editor (2000) *The Psychoeducational Assessment of Preschool Children, 3rd edition*. Needham Heights, MA: Allyn & Bacon.

Bradley RH, Whiteside L, Mundfrom DJ, Blevins-Knabe B, Casey PH, Caldwell BM, Kelleher KH, Pope S, Barrett K (1995) Home environment and adaptive social behavior among premature, low birth weight children: alternative models of environmental action. *J Pediatr Psychol* 20(3): 347–362.

Capute AJ, Accardo PJ (1996) The infant neurodevelopmental assessment: a clinical interpretive manual for CAT-CLAMS in the first two years of life. *Curr Probl Pediatr* 26: 238–257(part 1); 279–306 (part 2).

Capute AJ, Biehl RF (1973) Functional developmental evaluation: prerequisite to habilitation. *Pediatr Clin N Am* 20: 3–26.

Chung BH, Wong VC, Ip P (2004) Spinal muscular atrophy: survival pattern and functional status. *Pediatrics* 114(5): e548–e553. Epub 18 Oct.

Colvin L, Fyfe S, Leonard S, Schiavello T, Ellaway C, De Klerk N, Christodoulou J, Msall M, Leonard H (2003) Describing the phenotype in Rett Syndrome using a population database. *Arch Dis Child* 88(1): 38–43.

Dammann O, Leviton A (2004) Inflammatory brain damage in preterm newborns – dry numbers, wet lab, and causal inferences. *Early Hum Dev* 79(1): 1–15.

Doyle LW (2001a) Outcome at 14 years of extremely low birthweight infants: a regional study. *Arch Dis Child Fetal Neonatal Ed* 85: F159–F164.

Doyle LW (2001b) Outcome at 5 years of age of children 23 to 27 weeks gestation: refining the prognosis. *Pediatrics* 108(1): 134–141.

Doyle LW (2004) Evaluation of neonatal intensive care for extremely low birthweight infants in Victoria over two decades: I. effectiveness. *Pediatrics* 113: 505–509.

Dunst CJ, Leet HE (1987) Measuring the adequacy of resources in households with young children. *Child Care Health Dev* 13(2): 111–125.

Elbourne D, Ayers S, Dellagrammaticas H, Johnson A, Leloup M, Lenoir-Piat S, EC Ethamsylate Trial Group (2001) Randomised controlled trial of prophylactic ethamsylate: follow up at 2 years of age. *Arch Dis Child Fetal Neonatal Ed* 84(3): F183–F187.

Fekkes M, Theunissen NC, Brugman E, Veen S, Verrips EG, Koopman HM, Vogels T, Wit JM, Verloove-Vanhorick SP (2000) Development and psychometric evaluation of the TAPQOL: a health-related quality of life instrument for 1-5-year-old children. *Qual Life Res* 9(8): 961–972.

Feldman AB, Haley SM, Coryell J (1990) Concurrent and construct validity of the Pediatric Evaluation of Disability Inventory. *Phys Ther* 70(10): 602–610.

Fenson L, Dale PS, Reznick JS, Thal D, Bates E, Hartung JP, Pethick S, Reilly JS, editors (2002) *MacArthur Communicative Development Inventories: User's Guide and Technical Manual*. Baltimore, MD: Paul H Brookes Publishing Co.

Finnstrom O, Otterblad Olausson P, Sedin G, Serenius F, Svenningsen N, Thiringer K, Tunnell R, Wesstrom G (1998) Neurosensory outcome and growth at three years in extremely low birthweight infants: follow-up results from the Swedish national prospective study. *Acta Paediiatr* 87(10): 1055–1060.

Folio MR, Fewell RR, editors (2000) *Peabody Developmental Motor Scale, 2nd edition*. Austin, TX: ProEd.

Haley SM, Fragala-Pinkham MA, Ni PS, Skrinar AM, Kaye EM (2004) Pediatric physical functioning reference curves. *Pediatr Neurol* 31(5): 333–341.

Hogan DP, Msall ME (2007) Key indicators of health and safety: infancy, preschool and middle childhood. In: Brown B, editor. *Indicators of Child and Youth Well-being: Completing the Picture*. New York: Lawrence Erlbaum Associates.

Hogan DP, Park JM (2000) Family factors and social support in the developmental outcomes of very low-birth weight children *Clin Perinatol* 27: 433–459.

Horbar JD, Badger GJ, Carpenter JH, Fanaroff AA, Kilpatrick S, LaCorte M, Phibbs R, Sol RF, for the Members of the Vermont Oxford Network (2002) Trends in mortality and morbidity for very low birth weight infants, 1991–1999. *Pediatrics* 110: 143–151.

Illingworth RS (1984) *The Development of the Infant and Young Child: Normal and Abnormal, 8th edition*. London: Churchill Livingstone.

Jacobs SE, O'Brien KO, Inwood S, Kelly EN, Whyte HE (2000) Outcome of infants 23–26 weeks' gestation pre and post surfactant. *Acta Paediatr* 89: 959–965.

Jones HP, Guildea ZES, Stewart JH, Cartlidge PHT (2002) The Health Status Questionnaire: achieving concordance with published disability criteria. *Arch Dis Child* 86: 15–20.

Jongjit J, Komsopapong L, Chira-Adisai W (2002) Measuring functional status in Thai children with disabilities. *J Med Assoc Thai* 85: 446–454.

Klassen, AF, Landgraf JM, Lee SK, Barer M, Raina P, Chan HP, Matthew D, Brabyn D (2003) Health related quality of life in 3 and 4 year old children and their parents: preliminary findings about a new questionnaire. *Health Qual Life Outcomes* 1: 1–12.

Klassen AF, Lee SK, Raina P, Chan HWP, Matthew D, Brabyn D (2004) Health status and health-related quality of life in a population-based sample of neonatal intensive care unit graduates. *Pediatrics* 113: 594–600.

Kothari DH, Haley SM, Gill-Body KM, Dumas HM (2003) Measuring functional change in children with acquired brain injury (ABI): comparison of generic and ABI-specific scales using the Pediatric Evaluation of Disability Inventory (PEDI). *Phys Ther* 83(9): 776–785.

Landgraf JM, Abetz L, Ware JE, editors (1996) *Child Health Questionnaire (CHQ): A User's Manual, 1st edition*. Boston, MA: Health Institute, New England Medical Center.

Lemons JA, Bauer CR, Oh W, Korones SB, Papile LA, Stoll BJ, Verter J, Temprosa M, Wright LL, Ehrenkranz RA, Fanaroff AA, Stark A, Carlo W, Tyson JE, Donovan EF, Shankaran S, Stevenson DK (2001) Very low birth weight outcomes of the national institute of child health and human development neonatal research network. January 1995 through December 1996. *Pediatrics* 107(1): e1.

Lidz CS, editor (2003) *Early Childhood Assessment*. Hoboken, NJ: John Wiley.

Limperopoulos C, Majnemer A, Shevell MI, Rosenblatt B, Rohlicek C, Tchervenkov C, Darwish HZ (2001) Functional limitations in young children with congenital heart defects after cardiac surgery. *Pediatrics* 108(6): 1325–1331.

McCormick MC, McCarton C, Brooks-Gunn J, Belt P, Gross RT (1998) The Infant Health and Development Program: interim summary. *J Dev Behav Pediatr* 19: 359–370.

Marlow N (2004) Neurocognitive outcome after very preterm birth. *Arch Dis Child Fetal Neonatal Ed* 89: F224–F228.

Meisels SJ, Fenichel ES, editors (1996) *New Visions for the Developmental Assessment of Infants and Young Children. Zero to Three*. Herndon, VA: National Center for Infants.

Ment L, Vohr B, Allan W (2000) Outcome of children in the indomethacin intraventricular hemorrhage prevention trial. *Pediatrics* 105(3 Pt 1): 485–491.

Messinger DS, Bauer CR, Das A (2004) The Maternal Lifestyle Study: cognitive, motor, and behavioral outcomes of cocaine-exposed and opiate-exposed infants through three years of age. *Pediatrics* 113: 1677–1685.

Msall ME, Tremont MR (2002) Measuring functional outcomes after prematurity: developmental impact of very low birth weight and extremely low birth weight status on childhood disability. *Ment Retard Dev Disabil Res Rev* 8: 258–272.

Msall ME, DiGaudio K, Rogers BT, LaForest S, Lyon N, Campbell J, Wilczenski F, Duffy L (1994a) The Functional Independence Measure for Children (WeeFIM): conceptual basis and pilot use in children with developmental disabilities. *Clin Pediatr* 33: 421–430.

Msall ME, Di Gaudio K, Duffy LC, La Forest S, Braun, S, Granger CV (1994b) WeeFIM: normative sample of an instrument for tracking functional independence in children. *Clin Pediatr* 33: 431–438.

Msall M, Phelps DL, DiGaudio KM, Dobson V, Tung B, McClead RE, Quinn GE, Reynolds JD, Hardy RJ, Palmer EA (2000) Severity of neonatal retinopathy of prematurity is predictive of neurodevelopmental functional outcome at age 5.5 years. *Pediatrics* 106(5): 998–1005.

Msall M, Tremont MR, Ottenbacher KJ (2001) Functional assessment of preschool children: optimizing developmental and family supports in early intervention. *Infants Young Child* 14(1): 46–66.

National Research Council and Institute of Medicine (2004) *Children's Health, the Nation's Wealth: Assessing and Improving Child Health*. Committee on Evaluation of Children's Health. Board on Children, Youth, and Families, Division of Behavioral and Social Sciences and Education. Washington, DC: National Academies Press.

Neligan G, Prudham D (1969) Norms for four standard developmental milestones by sex, social class and place in family. *Dev Med Child Neurol* 11: 413–422.

Ottenbacher KJ, Taylor ET, Msall ME, Braun S, Lane SJ, Granger CV, Lyons N, Duffy LC (1996) The stability and equivalence reliability of the Functional Independence Measure for Children (WeeFIM·). *Dev Med Child Neurol* 38: 907–916.

Ottenbacher KJ, Msall ME, Lyon NR, Duffy LC, Granger CV, Braun S (1997). Interrater agreement and stability of the Functional Independence Measure for Children (WeeFIM): use in children with developmental disabilities. *Arch Phys Med Rehabil* 78: 1309–1315.

Ottenbacher KJ, Msall ME, Lyon N, Duffy LC, Granger CV, Braun S (1999) Measuring developmental and functional status in children with disabilities. *Dev Med Child Neurol* 41:186–194.

Ottenbacher KJ, Msall ME, Lyon N, Duffy LC, Ziviani J, Granger CV, Braun S (2000a) Functional assessment and care of children with neurodevelopmental disabilities. *Am J Phys Med Rehabil* 79:114–123.

Ottenbacher KJ, Msall ME, Lyon NR, Duffy LC, Ziviani J, Granger CV, Braun S, Feidler RC (2000b) The WeeFIM instrument: its utility in detecting change in children with developmental disabilities. *Arch Phys Med Rehabil* 81: 1317–1326.

Russell DJ, Rosenbaum PL, Avery LM, Lane M, editors (2002) *Gross Motor Function Measure (6MFM-66 and 6MFM-88) User's Manual*. London: Mac Keith Press.

Schmidt B, Asztalos EV, Roberts RS, Robertson CM, Sauve RS, Whitfield MF, Trial of Indomethacin Prophylaxis in Preterms (TIPP) Investigators (2003) Impact of bronchopulmonary dysplasia, brain injury, and severe retinopathy on the outcome of extremely low-birth-weight infants at 18 months: results from the trail of indomethacin prophylaxis in preterms. *JAMA* 289(9): 1124–1129.

Simeonson RJ, Lollar DJ, Hollowell J, Adams M (2000) Revision of the international classification of impairments, disabilities and handicaps: developmental issues. *J Clin Exp* 53: 113–124.

Skellern CY, Rogers Y, O'Callaghan MJ (2001) A parent-completed developmental questionnaire: follow up of ex-premature infants. *J Paediatr Child Health* 37: 125–129.

Squires J, Bricker D, Potter L (1997) Revision of a parent-completed development screening tool: Ages and Stages Questionnaires. *J Pediatr Psychol* 22(3): 313–328.

Stein RE, Jessop DJ (1990) Functional Status IIR: a measure of child health status. *Med Care* 28: 1041–1055.

Stein RE, Jessop DJ (2003) The impact on family scale revisited: further psychometric data. *J Dev Behav Pediatr* 24(1): 9–16.

Stein RE, Silver EJ (1999) Operationalizing a conceptually based noncategorical definition: a first look at US children with chronic conditions. *Arch Pediatr Adolesc Med* 153: 68–74.

Stoelhorst GM, Rijken M, Martens SE, van Zwieten PH, Feenstra J, Zwinderman AH, Wit JM, Veen S, Leiden Follow-Up Project on Prematurity (2003) Developmental outcome at 18 and 24 months of age in very preterm children: a cohort study from 1996 to 1997. *Early Hum Dev* 72(2): 83–95.

Stoll BJ, Hansen NI, Adams-Chapman I, Fanaroff AA, Hintz SR, Vohr B, Higgins RD, for the National Institute of Child Health and Human Development Neonatal Research Network (2004) Neurodevelopmental and growth impairment among extremely low-birth-weight infants with neonatal infection. *JAMA* 292(19): 2357–2365.

Theunissen NC, Veen S, Fekkes M, Koopman HM, Zwinderman KA, Brugman E, Wit JM (2001) Quality of life in preschool children born preterm. *Dev Med Child Neurol* 43(7): 460–465.

Tommiska V, Heinonen K, Kero P, Pokela M-L, Tammela O, Jarvenpaa AL, Salokorpi T, Virtanen M, Fellman V (2003) A national two year follow up study of extremely low birthweight infants born in 1996–1997. *Arch Dis Child Fetal Neonatal Ed* 88: F29–F35.

Tsuji T, Liu M, Toikawa H, Hanayama K, Sonoda S, Chino N (1999) ADL structure for nondisabled Japanese children based on the Functional Independence Measure for Children (WeeFIM). *Am J Phys Med Rehabil* 78(3): 208–212.

Vohr B, Msall M (1997) Neuropsychological and functional outcomes of very low birth weight infants. *Semin Perinatol* 21: 202–220.

Vohr BR, Wright LL, Dusick AM, Mele L, Verter J, Steichen JJ, Simon NP, Wilson DC, Broyles S, Bauer CR, Delaney-Black V, Yolton KA, Fleisher BE, Papile LA, Kaplan MD (2000) Neurodevelopmental and functional outcome of extremely low birth weight (ELBW) infants in the National Institute of Child Health and Human Development Neonatal Research Network 1993–94. *Pediatrics* 105: 1216–1226.

Vohr B, Wright LL, Hack M, Aylward G, Hirtz D (2004) Follow-up care of high-risk infants. *Pediatrics* 114: 1377–1397.

Voigt RG, Brown FR, Fraley JK, Llorente AM, Rozelle J, Turcich, M, Jensen CL, Heird WC (2003) Cognitive adaptive test/clinical linguistic and auditory milestone scale (CAT/CLAMS) and the mental developmental index of the Bayley scale of infant development. *Clin Pediatr* 42: 427–432.

Wachtel RC, Shapiro BK, Palmer FB, Allen MC, Capute AJ (1994) CAT/CLAMS: a tool for the pediatric evaluation of infants and young children with developmental delay *Clin Pediatr* (Phila) 33(7): 410–415.

Wetherby AM, Prizant BM, editors (2002) *Communication and Symbolic Behavior Scales Developmental Profile-TM*. Baltimore, MD: Paul H Brookes Publishing Co.

Wong V, Wong S, Chan K, Wong W (2002) Functional Independence Measure (WeeFIM) for Chinese children: Hong Kong cohort. *Pediatrics* 109(2): E36.

Wood NS, Marlow N, Costeloe K, Gibson AT, Wilkinson AR (2000) Neurologic and developmental disability after extreme preterm birth. *New Engl J Med* 343: 378–384.

World Health Organization, editor (2001) *International Classification of Functioning Disability and Health*. Geneva: WHO.

Zimmerman IL, Steiner VG, Pond NE, editors (2002) *Preschool Language Scale-4*. San Antonio, TX: Harcourt Assessment.

Ziviani J, Ottenbacher KJ, Shephard K, Foreman S, Astbury W, Ireland P, et al (2001) Concurrent validity of the Functional Independence Measure for Children (WeeFIM) and the Pediatric Evaluation of Disabilities Inventory in children with developmental disabilities and acquired brain injuries. *Phys Occup Ther Pediatr* 21: 91–101.